U0382032

　　本书是国家社科基金项目"华北抗日根据地的医疗卫生事业研究"（项目编号：16BDJ001）及河南省哲学社会科学规划项目"近代河南医疗史研究"（项目编号：2017BLS013）的阶段性成果。

Doctor

病痛河南
近代河南的医生、医疗与百姓
（1912—1949）

郗万富　著

Medical
care

Common
people

中国社会科学出版社

图书在版编目（CIP）数据

病痛河南：近代河南的医生、医疗与百姓：1912—1949/郗万富著.
—北京：中国社会科学出版社，2017.12
ISBN 978 - 7 - 5203 - 1301 - 8

Ⅰ.①病…　Ⅱ.①郗…　Ⅲ.①医疗保健事业—史料—河南—
1912 - 1949　Ⅳ.①R199.2

中国版本图书馆 CIP 数据核字（2017）第 267034 号

出 版 人	赵剑英
责任编辑	王 琪
责任校对	张爱华
责任印制	王 超

出　　版	中国社会科学出版社
社　　址	北京鼓楼西大街甲 158 号
邮　　编	100720
网　　址	http://www.csspw.cn
发 行 部	010 - 84083685
门 市 部	010 - 84029450
经　　销	新华书店及其他书店

印　　刷	北京明恒达印务有限公司
装　　订	廊坊市广阳区广增装订厂
版　　次	2017 年 12 月第 1 版
印　　次	2017 年 12 月第 1 次印刷

开　　本	710 × 1000　1/16
印　　张	18
插　　页	2
字　　数	286 千字
定　　价	76.00 元

凡购买中国社会科学出版社图书,如有质量问题请与本社营销中心联系调换
电话:010 - 84083683

序

当初万富提出，以中国近代河南地方民众的疾病与医疗问题作为其博士论文的内容，我有些犹豫。

20 世纪的西方学界，社会史的兴起构成新史学运动的核心内容，医学/医疗社会史研究是其中一个重要的分支。医学/医疗社会史的研究关注人类的身体状况、疾病及医疗这些民众日常生活中切身问题，在研究方法上则涉及社会学、医学、历史学、人类学等多学科，日益成为研究者关注的热点，形成历史学研究一个新的领域。近年来，国内学界对西方医疗社会史研究状况有所介绍，有关中国医学/医疗社会史的研究已经起步，相关论著陆续问世。但相关资料的查找、搜集不易，尚缺乏可资遵循、借鉴的方法及论著，笔者作为指导教师对近代中国基层社会的医疗问题更是一无所知。我们对应否及可否以此为题，进行了交流探讨。

万富在河南一医学院校任职，民众的疾病与医疗问题是其梦绕魂牵、难以摆脱的情结。近年来，随着我国经济社会的发展，人们生活水平的提高和环境的变化，一些新型传染病不断发生，一些旧的传染病则有死灰复燃的趋势。2003 年"非典"疫情的冲击，让穿梭于经济大潮中的人们突然感受到了生命的脆弱，新一轮医疗卫生体制改革虽已渐次拉开了序幕，但行进路径、具体措施都还处于探索之中。在社会生活中，传统的"衣、食、住、行"已被人们形象地表述为"医、食、住、行"，医疗、保健在百姓生活中的重要性越来越凸显。作为历史学人，万富非常希望能通过回顾近代国人的"医、食、住、行"，通过对历史时空中的"类似"事件的研究，对我国当前的医疗体制改革与公共卫生建设提供一些思考和借鉴，而成败利钝，在所不计。

　　再者,河南地处中原内陆地区,人口众多且以农业为主,在近代中国社会转型过程中比较迟滞。在医疗领域,当地民众受中医文化影响较深,西医在河南地方的传播比较晚,但在民国时期构建以西医为主的医疗秩序中,河南地方政府推进比较积极,其建设成效似乎并不落后。但是,由于经济竭蹶、医疗技术人才匮乏,以及社会动荡不安等原因,河南在现代医疗体系建立过程中所存在的弊端也是非常明显的,因而,从其处境和结局探讨国民时期地方卫生政策及医疗体系建设的成败得失,具有一定的代表性。

　　正是本着上述理念与认识,作者对民国时期河南民众的健康状况、疾病与医疗的种种面向进行了较为全面深入的考察、探究,提出了富有启发的见解,做出了中国近代医学/医疗社会史研究领域这一具有开创性的研究成果。此著具有值得充分肯定的学术价值与社会意义,笔者深信,此著的出版将有助于推进中国近代医学/医疗社会史的研究。

　　博士论文写作过程中所经历的困难、困惑与艰辛自不待言。而此著在某些问题的资料上尚存不甚翔实完备之处,个别时段如抗日战争时期河南医疗机构及活动状况的论述亦有进一步深化的余地。这些均有待作者在这一领域坚韧不懈地继续耕耘。

李学智

2017 年 8 月

前　　言

　　清末民初，在近代中国社会转型的大背景下，百姓求医疗病问题开始由自在自为状态向政府民生工程转变。民国初年，改善百姓健康状况更被赋予了"强种强国"的政治意义，因而，民国时期是中国医疗卫生体制近代化转型的重要阶段。北洋政府建立了初步的中央卫生行政机构，南京国民政府时期，蒋介石政权开始构建从中央到地方的以西医为主的医疗卫生体系，并一度在它的统治范围内推行所谓的公医制度，以促进西医医疗在中国的全面推进。但是，这场关乎百姓身体健康的卫生体制改革，在基层的实际运作效果并不理想，国民政府的公医制度也未能缓解民众就医难的局面。

　　本书以人口众多且以农业为主、民困省穷又战乱频仍的河南省为研究对象，在辩证唯物主义和历史唯物主义的指导下，主要运用文献研究法、对比研究法等研究方法，采用自下而上看历史的视角，通过对民国时期各类医疗机构的建设过程、运作状况、百姓求医问药处境的具体考察，研究政府医疗卫生体制改革在基层推进的历史真实，揭示其中的成败得失，具有一定的代表性。

　　本书主要论述了四方面内容。

　　第一，乱世求生的百姓。

　　在近代帝国主义对中国的军事、政治、经济、文化侵略所造成的灾难与社会剧变大背景下，聚焦近代河南百姓的经济状况、遭罹的天灾人祸以及瘟疫肆虐等历史境况，凸显河南百姓面临的现实生存环境，揭示其乱世求生的艰难。这些多面长镜头反映的社会现实是本书研究的基础与起点。

第二，近代河南的医生群体。

首先，考察在封建传统色彩浓厚的中原乡土社会中，河南省中医的主要来源，分析晚清科举制废除后地处中原的儒学群体的分化、社会转折时期这些乡村中医的存在样态，揭示晚清以来河南医者与患者之间、医生与药铺之间既相互依存又有竞争的多重关系，以及中医在近代中国传染病肆虐、卫生行政制度化这一医疗格局变革面前的努力与无奈。

其次，在西学东渐、西医借传教士之力入华的历史场景中，具体考察外国医学传教士在河南民间的医疗活动，指出它客观上带动了西医在河南的早期传播。而国民政府时期，政府对教会医院的借力与管理，则推动了西医在基层百姓中的本土化转向。教会医院集聚和培养了河南最早的一批西医人才，吸引一些地方人士开办西医院和诊所，一定程度上缓解了百姓看病难的局面。

第三，社会转型时期政府医疗卫生政策在河南的推进。

首先，以时间为顺序，简要回溯清末民初至南京国民政府时期各政府开展的卫生行政与医疗机构建设活动，透视政策制定者无视国情、民情而造成的卫生系统中西医结构性失衡现象。

其次，以河南省为具体研究目标，在充分挖掘地方史料的基础上，考察抗日战争爆发前河南省各级各类公立、私立医疗机构的建立过程，各自的医疗特点、实际运作状况及原因；分析在政府公立医院医疗服务框架下，百姓就医的可及性与可能性，揭示百姓实际很难享受"优遇"这一实质。

最后，研究抗日战争时期及战后河南省公立医院艰难求存的现实状况；分析战乱不已、社会动荡中私立医院的发展与乱象，揭示其中的缘由。

第四，求医无路的百姓。

研究穷困无助的河南百姓面对教会医院、中医药店铺、公立西医院、私立西医院与诊所等多种医疗机构，却无力治病、无医可就的痛苦与无奈。

窥一斑而见全豹，近代河南的"病痛"是旧中国的缩影。问题的根源在于，在社会转型发展的关键时期，政府无视中国当时中医在民间的普遍存在、西医技术人才极度短缺、政府经济困顿的现实，忽视地方民众生存实际和就医可能性，一味移植外国成规，以至于尽管设计了从中央到地方的现代医疗卫生体系，但实际运作过程中困难重重，再加上社会动荡不安、监督与管理制度缺失，益民效果甚微。这是百姓的病痛，也是影响社会健康发展的机制之痛。

目　　录

绪　论

一　选题的缘由

（一）学术的跟进与超越

"人类无论何种文明，皆须求根柢于历史；治一学而不深观其历史演进之迹，是全然蔑视时间关系，而兹学系统终未有明了。"① 这是梁启超对治各专门学之人提出的一种觉悟。众所周知，疾病对人类生活的影响是多维度的。它既可被视为单纯的生物学问题，导致人躯体损伤和病痛，也可被视为复合的心身事件，即因疾病而给病者添加躯体和精神上的痛楚，还可作为复杂的社会性事件，小到演绎成家庭悲剧，大至引发社会秩序动乱、民众情绪恐慌，并进而改变人类文明历史的进程。然而，在相当长的时段里，史学研究者总是将自己置于医学社会史问题的彼岸。对医疗疾病史问题的研究多由医务工作者承担，其成果也因而多体现人类对疾病的认识、诊断，以及治疗技术的进步，较少探究疾病的其他方面，尤其是它引发的社会文化变迁、百姓就医理念与形式的变化等。20世纪60年代，在"新史学""新社会史学"研究带动的历史研究范式渐变背景下，在历史研究中"人及其生活"（包括疾病）的主体地位日益显现的过程中，国际史学研究界逐渐意识到自身在疾病与医疗史研究领域中的责任，相关的研究和学术研讨相继展开。中国国内的史学研究者开始关注该领域的历史进展，则起于20世纪八九十年代，但相比于历史学的其他分支，它零落、稀疏，缺少系统。进入21世纪以后，尤其是2003

---

① 陈邦贤：《中国医学史·序言》，上海书店1984年版（根据商务印书馆1937年复印），第2页。

年"非典"疫情给中国社会、经济发展带来的冲荡与一度混乱,直接催发了中国史学工作者对疾病史研究的兴趣,研究者对医学社会史的研究,可用"方兴未艾"这个词来形容。但是,从研究对象来看,既有研究以传染病问题以及由此带动的公共卫生问题的研究居多;从研究区域上来看,多集中在大城市或沿海经济较发达的地区,而对内地的研究相对较少,对社会转型期内地百姓医疗状况的体察与观照性研究更少。因此,笔者希望在学界前人研究的基础上,以地处内地、人口众多、缺医少药且又经济困窘的河南省为研究对象,考察在近代中国社会转型的大背景下,该省医疗卫生建设的具体情况、病痛中的普通百姓寻医问药的艰难,研究他们对政府医疗政策、制度改革等的反应,揭示当时社会的"病痛",以期丰富医学社会史的研究内容,扩大其研究视角。

(二) 国家建设的现实需要

以人为鉴,可以知得失;以史为鉴,可以知兴替。历史研究的魅力在于,它不仅要透过历史规律说明过去如何,而且要警示未来应该怎样。当前,我国医疗卫生体制改革已进入深水区、攻坚期;"健康中国"也正处于全面建设阶段,如何全面、有效地实现这一指标任务,加快实现"中国梦",同样是历史学人的使命与担当。如何结合中国国情,改革与完善我国的医疗卫生事业,让基层百姓不仅能够生有所养、老有所依,还能病有所医,看得起病,过上有尊严的生活?我们到底该如何筹谋和布局这场关系民生大事的医疗卫生改革?是移植国外的现成规则,还是沿着既有老路慢慢摸索?如何做到守成与创新的兼具、借鉴与超越的结合?这些都需要政策的制定者具有相当的魄力与胆识,更需要他们具有历史的眼光。那么,历史上有无可供借鉴的经验、可资汲取的教训?本书研究的目的也正在于此。笔者拟在近代中国社会转型、西医东渐背景下,具体研究北洋政府时期、南京国民政府时期统治者在医疗卫生方面的政策导向与行动,考察民众对西医建制、政府医疗改革的具体感受,通过他们的态度和反映,分析政府政策的得失与成败,以为我国当前的医疗改革提供历史鉴戒之资。当然,怎样结合民情、走一条符合中国医疗卫生实际的道路,还需要各界的共同努力。

(三) 发展自我的人生目标

笔者自本科毕业后,一直在一所医学专门院校——新乡医学院——

工作与生活。她是一所有着曲折发展历史的百年老校，在西医东渐、医学服务百姓、三甲医院扎根基层的过程中始终有自身独特的贡献。笔者钟爱着这所医科院校，也热爱所学的历史学专业。近年来，结合学校专业特色、自身学科背景，本着一位历史研究者的社会责任感，笔者一直从事着医学社会史（特别是中原河南地区）的资料收集与整理，希望对自己多年的研究做一个总结，并祈抛砖引玉，与大方之家切磋共进。

二　学术史的回顾

（一）国外研究状况

国外关于医学史的研究，原来主要是由医学界人士担任，其任务是讲述伟大医生的主要贡献、医学发展的进程、某种新药的作用等。20 世纪 60 年代以后，英国一些历史学家首先注意到，这种研究模式使医疗行业脱离社会批评。[①] 在这种问题意识引导下，英、美等国的学者们开始探索 19 世纪末期以来越来越尖锐的问题：在医疗领域什么对社会的影响最深刻？医疗照顾是否深刻影响过社会政策、经济生活及个人生命？目前在公众及主张医疗改革的改革家眼里什么是最紧迫的问题？什么样的人不应该得到医疗照顾？[②] 而且，最为有意义的是，历史学和社会学开始走向融合发展，历史学家们把专业研究与广泛的社会史研究结合在一起，同时也把社会史的所有方面与医疗史研究结合，这就是我们今天所说的医学社会史。与传统史学相比，这种多方面的结合使得研究成果更加丰富和有趣。

国外史学界对中国疾病史的研究，并不多见。邓海伦（Helen Dunstan）的《明末时疫初探》（"The Late Ming Epidemics: A Preliminary Survey", *Chingshih Wen-ti*, Vol. 3, 1975）是该领域的早期文章。该文探讨了明末发生在山西、直隶、山东和浙江的疫情及其对社会产生的影响。此后，西方史学界对中国医疗史问题的研究渐趋增多，但研究方向主要集中在以下两个方面：

一是卫生领域的研究。如程恺礼（Kerrie MacPherson）的 *A Wilderness*

---

① 赵秀荣：《英美医疗史研究综述》，《史学月刊》2007 年第 6 期。

② 同上。

of Marshes: *The Origins of Public Health in Shanghai*, *1843 – 1893* 应该是最早专门研究近代中国公共卫生的专著。① 该著作以上海租界公共卫生为研究对象，揭示了卫生与民族发展的关系。美国学者罗芙云（Ruth Rogaski）著，向磊译 *Hygienic Modernity*: *Meanings of Health and Disease in Treaty-port China*（原版为 University of California Press，2004，译本为《卫生的现代性——中国通商口岸卫生与疾病的含义》，江苏人民出版社 2007年版），揭示了卫生如何在 19、20 世纪成为中国现代性表述中的紧要因素。她集中于一个中文概念"卫生"，将其作为贯穿时空和多样性的线索，并将其置于天津复杂的通商口岸环境中，围绕天津的卫生变迁，论述各自为政的帝国主义势力如何应对忽然而至的传染性疾病。另外，叶嘉炽（Ka-che Yip）依靠丰富的中英文档案、报刊以及民国期间的诸多著述，较为细致地呈现了南京国民政府十年在医疗卫生建设上所取得的成就，她认为，国民政府卫生与医疗保障制度的建设卓有成效，基本建成了由政府主导、覆盖全国的县级医疗卫生体系。②

　　二是传染病问题研究。外国学者对近代中国传染病问题的研究也相对较多。如美国学者 Carol Benedict 的著作 *Bubonic Plague in Nineteenth-Century China*（Stanford: Stanford University Press，1996），从历史、地理和传染病等角度来观察晚清中国的鼠疫。作者认为，19 世纪末中国有关鼠疫的历史图像不单是生物学现象，也是文化现象，她强调国家权力全面介入公共卫生事业的必要性。日本学者饭岛涉的《霍乱流行与东亚的防疫体系——香港、上海、横滨，1919 年》（载上海市档案馆编《上海和横滨：近代亚洲两个开放城市》，华东师范大学出版社 1997 年版）研究了霍乱与城市防疫体系的建立。福士由纪的《日中战争时期上海的公共卫生与社会管理——以霍乱预防运动为例》（《现代中国》）、《国际联盟保健机关与上海的卫生——1930 年霍乱的预防》（《社会经济史学》2005年第 70 卷第 2 期）、《战后上海公共卫生事业的重振——以防疫设施的接

---

　　① Kerrie MacPherson, *A Wilderness of Marshes*: *The Origins of Public Health in Shanghai*, *1843 – 1893*, Hong Kong: Oxford University Press, 1987.

　　② Ka-che Yip, *Health and National Reconstruction in Nationalist China*: *The Development of Modern Health Services*, *1928 – 1937*, Ann Arbor: Association for Asian Studies, 1995.

收管理问题为例》(《一桥研究》2005 年第 29 卷第 4 期) 等文, 也是对近代上海应对瘟疫问题内外因素的研究。另外, 美国学者 N. H. Van Straten、John Z. Bowers、Elizabeth F. Purcell, 以及陈秀芬 (Hsiu-fen Chen) 等人也探讨了疾病尤其是传染病给传统中国所带来的社会问题。

(二) 国内研究状况

国内学术界对医学史的研究, 最早也多是医界学人。史学界的研究成果, 仅见陈垣、陈寅恪、罗尔纲、胡厚宣的较少论述, 但其后, 在很长一段时间内, 史学界对此问题的关注几乎处于空白。作为自然科学领域中医学研究的一个分支, 医史学经过近百年的探索与积累, 虽然成果丰硕,[①] 但由于学术理念与研究价值取向有别, 这些研究成果较少引起史学研究者的注意。20 世纪 80 年代以来, 在国际史学界医疗社会史研究氛围的影响下, 我国史学界也开始对以往过多侧重于政治、经济、军事、外交以及阶级斗争等方面的研究进行了反思, 社会史研究之潮渐趋兴起。随着社会史研究界域的逐步开阔, 学者的关注层面也逐渐丰富, 医学社会史就是这一发展的重要分支。1987 年, 中国台湾学者梁其姿推出《明清预防天花措施之演变》和《明清医疗组织: 长江下游地区国家和民间医疗机构》两篇论文, 她因此成为中国当代史学界第一位真正涉足医学社会史领域的学者。其后, 李尚仁、李建民、杜正胜等一批中国台湾学者先后投入医学社会史研究领域。随着海峡两岸学者学术交流活动的逐渐增多, 大陆学者也逐渐关注疾病医疗社会史问题, 但研究队伍的发展速度缓慢, 成果也较少。梅莉、晏昌贵的《关于明代传染病的初步考察》[《湖北大学学报》(哲学社会科学版) 1996 年第 5 期]、彭益军的《近代西方医学的传入及其意义》[《山东医科大学学报》(社会科学版) 1998 年第 3 期]、杨素芹的《清同治初年苏浙皖的瘟疫》(《中学历史教学参考》1996 年第 9 期) 3 篇文章是历史学人较早涉及该领域的成果。其他如田涛、毛光骅、梁碧莹、李传斌、陈建明等的论文是在教会医疗史框

---

①　这方面的研究可参阅李经纬、张志斌《中国医学史研究 60 年》,《中华医史杂志》1996 年第 3 期; 傅芳《中国古代医学史研究 60 年》,《中华医史杂志》1996 年第 3 期; 靳士英《疾病史研究 60 年》,《中华医史杂志》1996 年第 3 期; 赖义、李永宸等《近 50 年的中国古代疫情研究》,《中华医史杂志》2002 年第 2 期。

架下展开的论述。

　　21 世纪后，伴随着社会经济在改革开放中的快速发展，始于 20 世纪七八十年代的中国医疗卫生体制改革中的问题逐渐暴露，健康问题在人民生活域中的重要性越来越突出，传统的"衣、食、住、行"四大生活要素已被百姓描述成"医、食、住、行"。与此同时，在我国的一些地区，随着经济的发展、气候与环境的变化，一些已经灭绝的传染病有死灰复燃之势，而且还出现了一些新发传染病。尤其是，2003 年 SARS 疫情给中国社会、经济带了巨大的震荡，给中国的医疗卫生体制机制也带来了冲击与考验。传染病带来的社会问题凸显。强烈的社会责任感迅速催发一批史学工作者注目于医疗社会史研究。而且，这一时期，医史学界的张大庆、朱建平等人也对医学史研究提出了新的要求，认为医学史研究要与历史研究相结合，关注医学的人文精神。① 总之，历史研究圈无论内外，英雄所见略同。医学社会史的研究队伍开始渐趋壮大，研究者的选题角度、研究的层次、思考的深度等都呈多样化发展趋势。具体而言，主要集中在以下几个方面:

　　其一，近代中国传染病史研究是这一时期的主要方向之一。著作方面，余新忠的《清代江南的瘟疫与社会———一项医疗社会史的探索》(中国人民大学出版社 2003 年版)一书以江南地区为例，研究了瘟疫流行带来的社会变革。赖文、李永宸的著作《岭南瘟疫史》(广东人民出版社 2004 年版)以岭南地区为例，最早研究了瘟疫流行带来的社会问题。张泰山的《民国时期的传染病与社会》(社会科学文献出版社 2008 年版)，针对 2003 年 SARS 的肆虐，研究了民国时期的防疫政策和采取的相关措施。论文方面，谭晓燕的《民国时期的防疫政策 (1911—1937)》(硕士学位论文，山东大学，2006 年)和孙语圣的《民国时期的疫灾与防治述论》(《民国档案》2005 年第 2 期)研究了民国政府围绕灾疫所展开的各项活动，同时也分析了民间防疫的一些措施。

　　曹树基的著作《鼠疫：战争与和平———中国的环境与社会变迁

---

① 张大庆:《论医学的人文精神》,《科学技术哲学》2003 年第 11 期;张大庆:《医学的社会视角》,《科学时报》2003 年 5 月 16 日;朱建平:《开拓我国医学史研究的新视野》,《中华医史杂志》2005 年第 1 期。

（1230—1960）》（山东画报出版社 2006 年版）以及他的论文《鼠疫流行与华北社会的变迁（1580—1644）》（《历史研究》1997 年第 1 期）和李玉尚的《近代中国的鼠疫应对机制——以云南、广东和福建为例》（《历史研究》2002 年第 1 期）、《近代民众和医生对鼠疫的观察与命名》（《中华医史杂志》2002 年第 3 期）、杨明新的《近代福建鼠疫研究》（硕士学位论文，福建师范大学，2006 年）、苏新华的《清末穗港鼠疫与社会应对措施（1894—1911）》（硕士学位论文，暨南大学，2006 年）、胡成的《检疫、种族与租界政治——1910 年上海鼠疫病例发现后的华洋冲突》（《近代史研究》2007 年第 4 期）和《东北地区肺鼠疫蔓延期间的主权之争（1910.11—1911.4）》（载《中国社会历史评论》第 9 卷，天津古籍出版社 2008 年版）等都围绕烈性传染病鼠疫所带来的社会问题进行了各方面的研究。

余新忠的《清代江南种痘事业探论》（《清史研究》2003 年第 2 期），高勇、乌云毕力格的《清代天花的预防治疗及其社会影响》[《内蒙古大学学报》（人文·社会科学版）2003 年第 4 期]，杜家骥的《清初天花对行政的影响及清王朝的相应措施》（《求是学刊》2004 年第 6 期）则以近代中国另一烈性传染病天花为研究对象，考察了江南民间、清朝政府对这一疫病的应对措施。

梁其姿的《麻风隔离与近代中国历史研究》（《历史研究》2003 年第 5 期）、李尚仁的《19 世纪后期英国医学界对中国麻风病情的调查研究》（台湾"中央研究院"历史语言研究所集刊，2003 年第 74 本第三分册）、刘家峰的《福音、医学与政治：近代中国的麻风救治》[《中山大学学报》（社会科学版）2008 年第 4 期]则以麻风病为例，考察了传染病救治活动体现的各政治权力之间的互动关系。

这一阶段，围绕传染病进行的区域史研究成果也成绩斐然。如闵宗殿的《明清时期东南地区疫情研究》（《学术研究》2003 年第 10 期）、余新忠的《清代江南瘟疫对人口之影响初探》（《中国人口科学》2001 年第 2 期）、倪虹的《民国时期上海防疫介绍》（《档案与史学》2003 年第 3 期）、刘岸冰的《民国时期上海传染病的流行与防治》（硕士学位论文，东华大学，2006 年）、胡勇的《传染病与近代上海社会（1910—1949）》（博士学位论文，浙江大学，2005 年）、马长林和刘岸冰的《民国时期上

海传染病防治的社会环境》（《民国档案》2006 年第 1 期）、钟丽的《民
国时期山东疫病传播与卫生防疫》 （硕士学位论文，山东大学，2007
年）等。

另外，龚胜生的《湖北瘟疫灾害的时空分布规律：770BC～AD1911》
[《华中师范大学学报》（自然科学版）2003 年第 3 期]、孙关龙的《中国
历史大疫的时空分布及其规律研究》（《地域研究与开发》2004 年第 6
期）从时空分布规律角度进行的研究，也别具特色。

其二，教会医疗事业的研究以及由此而带来的国人西医观念的变化
也取得了不小的进展。如董少新的《形神之间——早期西洋医学入华史
稿》（上海古籍出版社 2008 年版）、高晞的《德贞传：一个英国传教士与
晚清医学近代化》（复旦大学出版社 2009 年版）研究了传教士对晚清医
学近代化的作用。

李传斌的博士论文《基督教在华医疗事业与近代中国社会（1835—
1937）》（博士学位论文，苏州大学，2001 年）以及他的一系列论文《近
代苏州的教会医疗事业》[《苏州大学学报》（哲学社会科学版）2002 年
第 2 期]、《晚清政府对待教会医疗事业的态度和政策》（《史学月刊》
2002 年第 10 期）、《晚清中国人西医观的演变》（《光明日报》2005 年 3
月 1 日）详细考察了传教士的医学传教活动对近代中国社会、中国医学
近代化产生的影响以及国人西医观念的变革。

另外，何小莲的《来华新教传教士的早期医学活动》（《档案与史
学》2003 年第 1 期）、《论中国公共卫生事业近代化之滥觞》（《学术月
刊》2003 年第 2 期）、《晚清新教"医学传教"的空间透视》（《中国历史
地理论丛》2003 年第 2 期），雷翔麟的《负责任的医生　有信仰的病
人——中西医争论与医病关系在全国时期的转变》（台湾《新史学》2003
年第 1 期），王欣瑞《基督教与近代陕西社会》（硕士学位论文，西北大
学，2001 年），刘春华的《基督新教传教士与近代山东西医科学
（1860—1937）》（硕士学位论文，山东师范大学，2004 年），刘鹏的《20
世纪初期美国基督新教在华医疗事业——以公理会汾阳医院为中心》
（《山西师大学报》2016 年第 5 期）或从全局或从局部，对传教士的医疗
活动进行了研究，考证了医病关系、社会相关方面在其中产生的变化。

其三，卫生、公共卫生及民众观念变革方面的研究。如梁其姿的

《面对疾病：传统中国社会的医疗观念与组织》（中国人民大学出版社2012年版），彭善民的《公共卫生与上海都市文明（1898—1949）》（上海人民出版社2007年版），胡成的《"不卫生"的华人形象：中外间的不同讲述——以上海公共卫生为中心的观察（1860—1911）》（《近代史研究所集刊》2007年第56期）。谷永清的《中国近代防疫述论》（硕士学位论文，山东大学，2005年）以上海为例，考察了近代政府各界、外国势力及国人围绕公共卫生发生的变化。

余新忠主编的《清以来的疾病、医疗和卫生——以社会文化史为视角的探索》（生活·读书·新知三联书店2009年版）以及他的一系列论文《清代江南的卫生观念与行为及其近代变迁初探》（《清史研究》2006年第2期）、《从避疫到防疫：晚清因应疫病观念的演变》（《华中师范大学学报》2008年第2期）、《防疫·卫生·身体控制——晚清清洁观念和行为的演变》（载黄兴涛主编《新史学》第3卷，中华书局2009年版），都集中而有力地考察了社会中的个体——民众在疫病面前形成的观念变迁。另外，郝先中的《晚清中国对西洋医学的社会认同》（《学术月刊》2005年第5期）、胡勇的《清末瘟疫与民众心态》（《史学月刊》2003年第10期）、李传斌的《晚清中国人西医观的演变》（《光明日报》2005年3月1日）、张泰山的《民国时期国人对公共卫生建设的认识》（《安徽史学》2008年第5期）、文庠的《试从中西医论争看近代知识界的价值取向》[《南京中医药大学学报》（社会科学版）2005年第6卷第3期]详细考察了清末至民国时期国人对瘟疫、西医及公共卫生的认识，指出其中的历史局限性。而林富士的《医者或病人——童乩在台湾社会中的角色与形象》（台湾"中央研究院"语言研究所集刊，2005年第76本第三分册）则研究了另类的医病关系。

其四，近代医疗卫生制度的变革、文化调适方面的研究也逐步展开。如何小莲的《西医东渐与文化调适》（上海古籍出版社2006年版）、《西医东传：晚清医疗制度变革的人文意义》（《史林》2002年第4期）、《略论晚期西医的文化穿透力》（《社会科学》2003年第3期）从文化调适的角度阐述了西医在中国的传播；刘雪芹、曹礼龙的《瘟疫与风俗关系之初探》（《和田师范专科学校学报》2004年第2期）则考证了瘟疫与风俗习惯之间的关系；周春燕的《女体与国族：强国强种与近代中国的妇女卫生（1895—1949）》（台湾丽文文化事业股份有限公司 2010 年版）从另一个视角研究了民众卫生观念的变革。

在制度变革的研究方面，余新忠的最新力作《清代卫生防疫机制及其近代演变》（北京师范大学出版社 2016 年版）集中研究了近代以来随着政府卫生防疫机制的建立，国家、社会、群体、家庭及个人对"卫生"的理解。鲁萍的《晚清西医来华及中西医学体系的确立》（博士学位论文，四川大学，2003 年）、路彩霞的《清末京津公共卫生机制演进研究（1900—1911）》（博士学位论文，南开大学，2007 年）、朱慧颖的《近代天津公共卫生建设研究（1900—1937）》（博士学位论文，南开大学，2008 年）是这方面的主要代表性论著。另外，郭锋的《南京国民政府初期的医疗卫生事业》（硕士学位论文，广西师范大学，2007 年）以1912—1937 年为限，从国民政府卫生机构设立、医事教育、医疗卫生工作的开展及评价等几个方面，具体论述了国民政府时期国家制定的医疗卫生法规、防疫政策及其实际运作情况。具有一定的学术价值，但他在考察制度的运作情况时，主要以城市为主体进行研究；就制度的研究而言，也专门指西医，而对中医的抗争、建制与变化没有述及。

其五，关于医疗社会研究的综述性论文，以及研究方法、理论探讨等方面的研究也逐步丰富。余新忠的《中国疾病、医疗史探索的过去、现实与可能》（《历史研究》2003 年第 4 期）、《卫生何为——中国近世的卫生史研究》（《史学理论研究》2011 年第 3 期）先后对我国的医疗社会史研究进行了综述性研究，并分析了其中存在的问题和今后可能性的研究路径；林富士的《中国疾病史研究刍议》[《四川大学学报》（哲学社会科学版）2004 年第 1 期]、李尚仁的《医学、帝国主义与现代性：专题导言》（《台湾社会研究季刊》2004 年第 54 期）将西医入华与帝国主义的医学扩张相结合进行思考，缕析了近年来中国台湾学者关注的方面；杜志章的《关于医学社会史的理论思考》（《史学月刊》2006 年第 2 期）对医学社会的定义、学科定位、研究对象、研究方法、价值判断等进行了思考；李化成的《西方医学社会史发展述论》（《四川大学学报》2006 年第 3 期）认为医学史和历史学之间融合的不断加强，使得医学社会史的理论体系和学科领域逐渐完善起来；赵秀荣的《英美医疗史研究综述》（《史学月刊》2007 年第 6 期）对欧美学者的研究进行了综述和简单的介绍；王小军的《中国史学界疾病史研究的回顾与反思》（《史学月刊》2011 年第 8 期）论述了近年来疾病史研究范式的变化，也提出了一些思考；李忠萍的《"新史学"视野中的中国城市公共卫生研究综述》（《史林》2009 年第 2 期）对 20 世纪八九十年代以来国内外学者关于公共卫生的研究进行了综述性研究；苏全有、邹宝刚的《近年来中国近代防疫史研究综述》[《辽宁医学院学报》（社科版）2012 年第 10 卷第 1 期] 则对防疫史的研究进行了全面梳理。

（三）既有研究的不足

国内外学术界在医疗社会史研究方面的努力，使这一时期的史学研究显得生动而丰富，也更加贴近生活与百姓。医学社会史研究作为历史领域的一后起之秀正在从史学研究的外围向中心转移。但整体而言，它仍是一个年轻的研究领域，距离成熟还有一定距离。主要是因为：

其一，研究的切入点具有不均衡性。目前国内学者的研究，主要集中在传染病、公共卫生、教会医疗事业与西医在中国的传播，以及文化调适和制度变迁等领域，但无论是烈性传染病的种类，还是研究关注的群体目标上，都还有许多空白。在研究的区域上，学者对各地的研究力度并不均衡，比较而言，多集中在东北地区、岭南江南一带，以及上海、北京、天津等大城市，而内陆地区、相对偏远的地区研究者较少。

其二，研究范式具有单一性。就笔者所知，目前研究者的研究范式，多数仍是站在西方文化的立场上，观察与解释近代中国医疗卫生领域的许多变革，属于西医冲击、中土回应的传统模式，如近代中国国家医疗卫生体制的构建、西医的传播、民众疾病认知的变化、公共卫生理念的变革、西医观念的变化，都以西方的标准为衡量尺度，而忽视了中国的具体医疗卫生实际——中医的长期存在与作用，也对中医在中国医疗卫生体制建制中的作用缺乏专门的实事求是的审视与检讨。这种研究范式的单一性，势必直接带来话语表达的单调性、求证目标的非多元化倾向，也偏离了史学求真求实的价值目标。

其三，研究视角具有片面性。由于史料丰歉、搜集难易的区别，现有的研究成果多集中在大城市、沿海沿江地区、中央层面以及其中的精英阶层、重要人物等，缺少向下深度挖掘的勇气。尽管多数研究者在论述疾病与社会的变革中，也都论述到了民众观念的变化，但缺少对基层群体的具体而微观的研究，从研究的视角上讲，多数研究者缺少向下看的意识，对更广大的基层、历史发展真正的体现者、疾病灾难最直接的打击者——基层民众少有专门的审视与考察。吴郁琴的《现代化进程中的民国江西农村公共卫生事业（1928—1941）》（硕士学位论文，江西师范大学，2005年）、刘纪荣的《试论民国时期农村合作医疗实验》[《聊城大学学报》（社会科学版）2005年第2期]、贾晓燕的《民国乡村建设运动之卫生事业》（《时代人物》2008年第4期）虽然进行了这方面的尝试性研究，但着眼点较小，无法系统地反映基层百姓求医问药的真实状况。尤其是对制度在基层民众中的落实情况、民众的反应及其原因等缺乏客观分析。实际上，对于关乎每一存在个体的健康与生命的医疗卫生这类大事，大城市、重要人物因具有更强的话语优势及政治资源，其表达更易显现与突出，他们的意愿更容易被上层或制度的安排者采纳。但对基层百姓而言，向上反馈途径不通畅、表达音不强不等于没有意愿与要求！相反，医疗卫生政策或制度是否真的适合于国情民意，拥有政治或经济利益关系的权贵阶层、欧风吹过的精英人士的意见并不具有普适性，而只能是政策指向的具体对象——患者、百姓说了算。遗憾的是，在近代中国社会转型的背景下，当政府各派人员、知识分子精英、中西医两界人士基于种种利益或目标而绞尽脑汁、争执谁更重要时，却少有人倾下身来听一听普通百姓的声音——建立在缺乏民意充分表达基础上的社会制度是不适宜的，违背民意的制度是难以顺畅运行的，它将对社会发展产生或远或近的影响：因为精英知识阶层拥有优势的话语权和政治权力，近代中国医疗卫生政策的制定与运行出现了偏颇，中医的生存受到巨大的挑战，发展受到很大的影响。审视今天，当我们举国上下都在惊呼看病贵时，许多人意识到了中医的价值，"挽救民族医学"的声音开始泛出。因此，作为一名史学研究者，具体研究中央政策制定中的种种因素、政策在基层的落实情况，考察近代中国医疗卫生体制建制、中西竞存、制度改革在百姓中的回声，以及政策制定者对民意忽略的历史后果，对我们今天的新医改将能提供一些历史借鉴之资。

三　本书的思路及结构

（一）本书的基本思路

以时间为经，以不同时期中央对医疗卫生的设计、建构以及民众的反映为纬，论证政府政策目标指向的合理性，同时也分析其一些具体措施与基层实际需求的错位与不适宜之处，揭示政府忽视基层民意对制度健全、改善民生的危害。

（二）相关概念界定

1. 时间界定

本书将研究时限放在界定民国这一特殊时段，主要是因为1912年中华民国的建立是近代中国政治体制转型的标志，也是我国现代医疗卫生体制建立的开端，但因缺乏具体可行的基层落实政策和行动，这一时期医疗卫生政策在民众中少有反映。到南京国民政府时期，全国性的卫生行政体制、医疗保健制度和卫生服务制度的各级框架才开始搭建，并在国民政府统治区初步实施，以西医为主的卫生政策通过省、县、乡等政府组织机构而逐级贯彻，百姓因而开始接触到政府"改革"带来的"新"医学。而且，这一时期正是中西医碰撞、对抗、交融与发展的最为典型的时间段，选取这一时间段为研究对象，具体考察卫生制度在社会基层的落实、回应与结果，具有一定的代表性。

2. 范围界定

本书主要是研究政府政策对基层百姓的影响，所以这里所研究与讨论的政策、考察的范围与对象，仅指民国北洋政府和蒋介石国民党政权所制定的政策和推行的制度，中国共产党领导下的边区政权、根据地的医疗卫生政策及采取的有效推进策略、汪伪政权在各地开展的医疗活动等，暂不在讨论之列。

（三）研究方法

在辩证唯物主义和历史唯物主义的指导下，主要采用从下而上看历史的研究方法，注重考证推动医药事业发展的广大民众的感受，关注人民大众的康乐、需求与疾苦，从患者与百姓的眼光审视近代中国医疗卫生体制构建的成功与失败、激进与偏颇，以期为我国当前的医疗卫生体制改革提供历史鉴戒。同时，也将综合运用其他研究方法。如考据法，即搜集与考订材料的方法，考察所采集到的核心资料的真伪，问题提出的背景及有无局限性等；比较研究法，从制度变化的比对、百姓内心的比对中分析西医与中医的长短优劣；历史分析法，根据笔者占据的既有资料，分析所遇到的各种具体问题，揭示它产生的原因、背景、发展及后果。

（四）创新之处

1. 研究视角的创新

本书力图扩大学界前人过多着眼于大城市、沿海地区、社会精英人士等的研究视角，转向基层民众，以内陆地区的河南为例，具体审视基层民众在社会制度转型背景下，对政府医疗卫生制度、政策的看法以及他们内心的需求，并以此为出发点，触摸历史运行的脉搏。

2. 研究方法的创新

本书将在从上到下看历史以梳理政策内容与导向的前提下，主要运用从下到上看历史的方法，具体研究百姓求医问病的艰辛，政府医疗政策在地方的运行情况，百姓对政府政策的认知、认同与要求等。

第 一 章

20 世纪早期河南百姓
生存状况考察

疾病与人类相伴始终。人的求生本能使人类为自我生存而进行的各种奋斗，也必然包含有求医问药、解除疾病痛苦的内容。医学是一门抵御疾病、保障人类自身生产和健康生活的基本生存技术，它离不开人类自身生存环境的影响和百姓生活的改进，因而也有自身发展的规律。不同时期，人类文明进化程度不同、统治者寻求的政治发展目标不同，医学发展的方向与快慢就会不一样，它为统治者及民众服务的方式、百姓利用的便利度也自将各异。"环境决定着人们的语言、宗教、修养、习惯、意识形态和行为性质"（英国空想社会主义者欧文语），百姓的生存环境，同样深刻地影响着他们医疗需求的多少、可及性的高低，甚至有时会左右着百姓寻医问药的形式与结局，因而，笔者的研究，从考察近代河南百姓的生存状况入手，以便能在更为接近历史真实的场景中理解近代河南百姓的医疗需求，进而理解国民政府时期，百姓为什么面对着公立医院、私立诊所、中医士、西医师等而求治无门。

河南省地处中原，缩毂南北，是中华文明的发源地。在古代漫长的农耕文明时期，这里适宜的气候、肥沃的土壤、繁荣的文化养育了一代又一代的英杰之士，他们与其他各民族一道，创造了中国古代辉煌的文明；河南省又横穿东西南北，军事位置非常重要，自古就有"得中原者得天下"之说。各派军事势力也深明逐鹿中原，方可鼎立天下之理，因而这里也是历代统治者鏖战争夺的地方，社会秩序容易遭受破坏。特别是到了近代，由于帝国主义的野蛮侵略，更兼国内军阀混战，这里成为各方争夺之区、战争与匪患蹂躏之域，始终动荡不定，生态环境遭到严重破坏，农业凋敝，再加上近代以来这里每年或旱魃为虐，或水涝遍地，还有风雹冰霜等自然灾害不时侵袭，因而经济凋敝，百姓民不聊生，疫疬随之，生存异常艰难。

第一节　河南百姓的经济状况

近代的河南，由于天灾人祸交相逼迫，饥馑与战乱造成百姓大量死亡、人口流失，原本肥沃的土壤沙化严重，以自耕农业为生的广大劳动农民粮食产量减少，土地收入不高；大部分肥沃的土地又集中在少数地主手中；在战争与赔款的压力下，地方税收日增，且名目繁多，地方政府官员趁机欺上瞒下、肆意摊派、鱼肉百姓，农民生活更加艰难。因地处内陆，在半殖民地半封建的社会，这里封建经济虽遭受外来商品冲击，但工商业尚未形成发展态势，在整个近代都发展不够充分，百姓多半以耕种农业为生，工商业工人数量少、工资待遇低。总之，这里百姓普遍生活穷困，入不敷出。

一　河南农民的生活情况

民国以后，在近代国家权力重构过程中，中国基层社会发生了较大的变化，县成为最重要的下级地方政权，在行政事务中处于连接上下级的中枢地位。河南省的县级单位在不同时期虽有所变化，但总体而言，大致为112县的行政区划。① 全省除豫南的信阳、罗山、光山、固始、商城和息县六县属于南方的水田区外，其余属于黄土区，主要是旱田经济，小农土地所有制是其主要特征。豫北地区土地面积较大，但黄河沿岸的滑县、封丘、延津、原武、阳武等县土质多沙，产量微薄；中部许昌、禹县、襄城、郏县、临颍等县是著名的产烟区。

（一）河南农民的土地收入

河南是一个以农业为主的省份，近代农民占河南人口总数的95％左

---

①　1931年11月，河南省民政厅将全省划定为112个县，并分为一等县、二等县、三等县。

右。由于小农经济、农耕技术等自然特点，再加上各种灾害频发，多数农民经营乏力，农村土地产量普遍不高。尽管由于土地富饶与贫瘠程度不同，各地收成也会有高低差异，但农业收成少是一个共同现象。如豫东南地区的新蔡县正常年份的收成，"土地过去及现在岁收：上等五斗，中等二斗五升，下等一斗九升，过去与现在（指1933年——笔者注）同"①。当时县城内每斗小麦约25公斤，这样算来，新蔡县的上等田收成是250斤，中等田收成是120多斤，下等田收成则不足100斤。豫北地区土地较肥沃的修武县，每亩岁收，上等地也仅约收粮200斤，中等地为100斤，下等地为30斤。② 豫南驻马店市的泌阳县因土地贫瘠，农民收入则更低，小麦和谷物的亩产量：上等地收70斤以上，中等地收50斤以上，下等地收40斤以下；豆类每亩产量：上等地收70斤以上，中等地收60斤以上，下等地收40斤以上；棉花每亩产量：上等地收15斤以上，中等地每亩收10斤以上，下等地每亩收8斤以下。③ 在同样贫瘠的豫中临颖县，丰年时"上地每亩可收麦子3斗，谷子6斗，中地可收麦子2斗，谷子4斗。下地不能播麦，每年每亩仅收秋粮2斗有余"④；一遇灾害（如春旱秋淹、虫灾风灾），"上地每亩大约能收麦2斗，谷4斗，中地每亩麦不盈斗，谷仅2斗。下地仅够原种，故农民一遇荒灾，即饥殍载道"⑤。如果合计临颖农民的收入，"每年每亩普通之农产量，可收麦子2斗，谷子4斗；按市价麦子每斗值1元2角，谷子每斗可值8角，共计合洋5元6角，如凭租于佃农，每亩仅得租粮麦子1斗，小米1斗2升，值洋二元六七角"⑥。所以这里的农民，丰岁仅可糊口，凶荒不免饥饿。由于贫穷，他们"衣皆土布，食皆高粱、小米，杂以糠菜，所住房屋，

---

① 王治民搜集：《新蔡县社会调查》，《新蔡县文史资料》第三辑，1991年，第115—116、121页。

② 《各县社会调查》，《修武文史资料》第四辑，1988年，第78—79页。

③ 《民国二十三年泌阳县社会调查》，《泌阳县文史资料》第一辑，1989年，第92页。

④ 阎理之：《民国时期临颖县田赋与摊派散记》，《临颖文史资料》第六辑，1989年，第134页。

⑤ 同上。

⑥ 同上书，第136页。

全系草房泥栅,而小康以上之户数,才有土楼住房"①。

可见,各地收成虽有差异,但普遍不高,一遇灾害,糊口都变得困难。为了了解各地农民的生活状况,国民政府行政院也曾专门成立农村复兴委员会,并于1933年夏派出农村调查组到各地进行大规模农村调查。调查组经过调查也发现,河南农民的土地收入普遍不高:甲等田亩产量2.95公斗、乙等田亩产量2.48公斗、丙等田亩产量1.85公斗、丁等田亩产量1.42公斗、戊等田亩产量1.15公斗、己等田亩产量1.01公斗、庚等田亩产量0.61公斗。② 也就是说,正常年份农民的收入亩产最高不过二三百斤,最低的则仅收五六十斤;遇到灾荒年月,上面政府无暇顾及,下面小农又无自救能力,因而极易形成灾患。

可见,这里的土地产量普遍不高。农民要想有足够的收入,过上安定的生活,必须多耕种田地,增加收入。但实际情况是,近代的河南,由于土地集中现象严重,大多数农民无地或少有田地。

(二) 河南农村的土地集中现象

百姓生活的前提是须有相对稳定的经济收入做基础,否则不免陷于饥馑与困顿。在工商业尚不发展的近代河南,农民生活几乎全赖土地多少、收成几何而定。那里的农民如何才能维持最低生活标准,时人也有粗略的估计:据白克尔核算,北方农村农民要维持最低生活标准,须拥有21亩土地;③ 华洋义赈会调查农村经济结果后,认为农民维持最低生活的标准要拥有的土地为25亩;北平医校的教授则经过研究认为农民需拥有近30亩土地。④ 出现三个不同数字的原因大概是两方面的:一是调查者对"最低"的认定;二是取证调查对象不同,结论自然会有所差异。无论原因在哪方,对于近代一向经济落后的河南,我们不妨将最低数定为"21亩"。但即便如此,河南人平均也难以达到。"假定以白克尔最低

---

① 阎理之:《民国时期临颍县田赋与摊派散记》,《临颍文史资料》第六辑,1989年,第136页。

② 殷梦霞、李强选编:《民国统计资料四种》第11册,国家图书馆出版社2012年版,第624—625页。

③ 李树青:《中国农民的贫穷程度》,《东方杂志》1935年第19期,第74页。

④ 张镜予:《中国农民经济的困难和补救》,《东方杂志》1929年第9期,第18—19页。

的估计为准，据 1933 年春夏间对平汉沿线农村的统计调查所得，河南人均耕地数：总体平均自耕农为 3.4 亩、半自耕农为 3.6 亩、佃农为 3.32 亩；每户平均以 5 人计算，则每户农民平均耕地均不足 21 亩。"① 从生活保障上讲，农民要维持最低生活程度，一年总计衣食住三项，每人需四五十元。② 如果按照上文临颍县的粮食价格，"麦子 1 斗，小米 1 斗 2 升，值洋二元六七角"的话，每户最低限度也需要拥有上等地 20 多亩。但实际则不可能。可见，即便以最低标准衡量，河南农民的生活也难以达到维持温饱的最低水平。

河南广袤的土地，大量集中在地主手里。这是造成普通农民土地少的最根本原因。"一般说来，豫中多中小地主，大地主绝少；豫北中小地主亦占优势；豫西和豫南大地主较多。"③ 这些大大小小的地主，霸占了农村最好的田地，经营着大量的农田。河南北部，以辉县为例，土地有差不多 1/2 被不到 1/8 的地主和富农所占有，贫农以下的村户几乎有 2/3，所占田亩仅有 1/6 上下。④ 豫西南的镇平六村，6.44% 的地主所占有的田亩高达到了 67.15%，即 2/3 以上；占村户总数 58% 的贫农所有田亩仅有 12.69%，连中农算在一起，也不过 22% 左右。⑤ 大地主集中的豫南，农民所占土地更少。农村调查组的一位同志感慨河南南部土地集中的情况时说，他有一天早上坐车出去，从一个地方到另一个地方，走了一天，还没有走出一家地主的领地。⑥ 可见土地集中情况的严重程度。

无地或少地的农民，为求生存，只能受雇于人。但因为土地集中严重，农民的劳动力价值也很低廉。在修武县，农忙时期每日工资可得 1 元以上，平常则一月可得 2 元。⑦ 在临颍县，农忙时期与寻常时期雇农工资，相差很大：该县雇农，寻常每年每人除管饭外，可得薪金大洋 30 余

---

① 武艳敏：《国民政府时期（1927—1937）河南省自然灾害特点及原因研究》，《华北水利水电学院学报》（社会科学版）2010 年第 26 卷第 4 期，第 103 页。

② 《民国二十三年泌阳县社会调查》，《泌阳县文史资料》第一辑，1989 年，第 95 页。

③ 冯和法编：《中国农村经济资料》，上海黎明书局 1935 年版，第 176 页。

④ 同上。

⑤ 同上。

⑥ 《孙晓村与三十年代农村调查》，《南阳文史资料》第七辑，1991 年，第 120—122 页。

⑦ 《各县社会调查》，《修武文史资料》第四辑，1988 年，第 78—79 页。

元,平均每日可得洋 1 角。农忙时期,每人每日除管饭外,可得洋 2 角 5 分。① 在土地更加贫瘠的泌阳县,雇农的工资更少得可怜——"寻常时期雇农工资,一年最多不过十八元,其余五、六、七、八元不等,农忙时期雇农工资,每天除伙食外,可得洋五角"②。总之,无论忙闲,无地或少地的农民单纯依靠出卖自己的劳动力受雇于人,根本无法过上安定的生活。

(三) 河南农村的土地价格

一般来讲,土地的价格与当地经济、土地质量、自然条件等相关,但在近代动荡的社会局面下,百姓经济承受能力和社会稳定状况也直接构成了影响农村土地价格的因素。近代的河南,由于百姓生活穷困,又兼社会动荡、战乱不已,农村土地价格普遍不高。以许昌五村、辉县四村、镇平六村为例,1928 年、1933 年这些地方每亩上等地抵押价格如下(见表1—1、表1—2、表1—3)。

表1—1　　　许昌五村 1928 年、1933 年每亩上等地抵押价格　　单位:元

村　名		许庄	窪孙庄	水口张	李庄	邢庄	平均
最高	1928 年	14	25	—	15	—	18.0
	1933 年	28	25	25	15	—	23.3
最低	1928 年	10	15	—	8	—	11.0
	1933 年	20	15	15	8	—	14.5
普通	1928 年	13	20	—	10	—	14.3
	1933 年	25	20	20	10	—	18.8

表1—2　　　辉县四村 1928 年、1933 年每亩上等地抵押价格　　单位:元

村　名		稻田乡	安庄	大史庄	杨家庄	平均
最高	1928 年	70	15	25	10	30.0
	1933 年	70	15	25	10	30.0

---

① 阎理之:《民国时期临颍县田赋与摊派散记》,《临颍文史资料》第六辑,1989 年,第 136 页。

② 《民国二十三年泌阳县社会调查》,《泌阳县文史资料》第一辑,1989 年,第 95 页。

续表

村　名		稻田乡	安庄	大史庄	杨家庄	平均
最低	1928 年	40	10	15	6	17.8
	1933 年	40	10	15	6	17.8
普通	1928 年	50	10	20	8	22.0
	1933 年	50	10	20	8	22.0

表 1—3　　　　镇平六村 1928 年、1933 年每亩上等地抵押价格　　单位：元

村　名		腰庄	王庄	大榆树	大和营	谢庄	老毕庄	平均
最高	1928 年	15	30	—	20	17	50	26.4
	1933 年	30	30	12	10	15	35	22.0
最低	1928 年	6	20	—	14		30	17.5
	1933 年	10	20	8	6		20	12.8
普通	1928 年	10	25	—	16	15	40	21.2
	1933 年	20	25	10	8	10	30	17.2

注：上述三表数字均源于实业部中国经济年鉴编纂委员会编《中国经济年鉴（1934—1936）》第 11 册，国家图书馆出版社 2011 年版，第 336—338 页。

　　土地买卖的价格，也因土地的好坏，差异很大，豫北平原地区的修武县因土地比较肥沃，价格最高，农耕田田亩最高价格为每亩 200 元左右，普通价格为八九十元，最低价格为 20 元左右。[1] 许昌因战乱较少，比较平靖，所以土地价格也高涨，上等地每亩价值 60 元，中等地每亩 40 元，下等地每亩只有 20 元。[2] 而新蔡县的土地价格："各种田亩（农耕田）价格最高二十元，普通十五元，最低十元（银元）。"[3] 汤阴县的土地价格，农耕田最高价格每亩约值洋 70 元；最低价格每亩约值洋 5 元多，普通价格每亩约值洋 15 元至 20 元多。[4] 而在土地贫瘠的泌阳县，水田每

　　① 《各县社会调查》，《修武文史资料》第四辑，1988 年，第 81 页。
　　② 实业部中国经济年鉴编纂委员会编：《中国经济年鉴（1934—1936）》第 11 册，国家图书馆出版社 2011 年版，第 340 页。
　　③ 王治民搜集：《新蔡县社会调查》，《新蔡县文史资料》第三辑，1991 年，第 115 页。
　　④ 《民国二十五年汤阴社会调查》，《汤阴文史资料》第一辑，1988 年，第 133 页。

亩最高 30 元以上，普通价格每亩 20 元以上；最低价格每亩 15 元以下。
旱地每亩最高价格也不过 25 元，普通价格每亩 13 元 8 角。①

　　在半殖民地半封建的中国，在仍以农耕经济为主的河南，土地是农民的命根，拥有能够保障衣食无忧的田地数量是农户共同的追求，但通过上述土地买卖价格可以看出，近代的河南农民生活普遍贫困，社会购买力低下。

二　河南工商业工人的工资水平

　　由于地处内地，河南省在京广铁路、陇海铁路开通以前，除南方的周口地区和豫北的安阳、卫辉等地因水路交通比较便利外，绝大多数地方交通落后，因而工商业发展缓慢。19 世纪末 20 世纪初，随着外国资本主义经济侵略由沿海深入内地，英国福公私加快了对豫北地区焦作的煤炭资源的掠夺。在豫中，选定许昌一带作为其烟叶基地。外国资本主义经济的渗透和侵略，加快了这些地区的自然经济开始解体，大量无地或少地的农民被迫走进资本主义工厂，成为靠出卖劳动力维生的工人。京汉铁路在河南穿境而过、支线汴洛铁路的修通，也加快了当地自然经济的解体和工商业的发展，如郑州、安阳、新乡、信阳、许昌等城市，都是近代随着铁路的发展而逐渐兴起来的地方。但总体而言，与我国沿海、沿江发达地区相比，河南工商业在近代起步晚，发展缓慢。

　　进入民国以后，在国内一度兴起的"实业救国"思潮影响下，河南工商业也曾一度出现较快发展的局面。但是，由于河南财政困难，企业一般规模小，独资很少，大多是集股经营，且一部分仍以手工业生产为主，机器生产较少，与沿海地区及大城市相比，这里的工商业发展仍然非常缓慢，全省每人平均占有工业资本不足 0.1 银元，工人工资水平普遍不高。就笔者查阅的既有资料来看，1917 年，河南省劳工工资均低于周围省份；② 到 1934 年，这一状况仍未能改变：据实业部该年 7 月造送的材料统计，河南省工人工资额在全国仍属于最低水平。以许昌、安阳、

① 《民国二十三年泌阳县社会调查》，《泌阳县文史资料》第一辑，1989 年，第 91—92 页。
② 数字来源于殷梦霞、李强选编《民国统计资料四种》第 7 册，国家图书馆出版社 2010 年版，第 23 页。

新乡、洛阳四地区工人工资为例，可以得到最明晰的证明（详见表1—4、表1—5、表1—6）。①

表1—4　　　　1934年河南省许昌、安阳、新乡、洛阳男工工资　　　单位：银元

地区＼工资	长工（年）			月工			日工		
	最高	最低	平均	最高	最低	平均	最高	最低	平均
许昌	50	12	30	3	1	2	0.1	0.05	0.07
安阳	96	48	72	8	4	6	0.4	0.15	0.28
新乡	25	15	20	5	3	4	0.20	0.15	0.17
洛阳	75	27	48	7	3	4	0.6	0.25	0.41

注：其中许昌、新乡、洛阳供给膳宿，安阳仅供住宿。

表1—5　　　　1934年河南省许昌、新乡、洛阳女工工资　　　单位：银元

地区＼工资	长工（年）			月工			日工		
	最高	最低	平均	最高	最低	平均	最高	最低	平均
许昌	24	8	14	2	0.7	1.2	—	—	—
新乡	12	6	9	2	1	1.5	0.1	0.05	0.07
洛阳	60	25	35	5	2	3	0.5	0.2	0.3

注：其中许昌、新乡供给膳宿，洛阳膳宿不详，安阳信息缺。

表1—6　　　　1934年河南省许昌、安阳、新乡、洛阳童工工资　　　单位：银元

地区＼工资	长工（年）			月工			日工		
	最高	最低	平均	最高	最低	平均	最高	最低	平均
许昌	12	6	8	1	0.6	0.8	—	—	—
安阳	12	8	10	1.5	1	1.2	0.3	0.1	0.2

---

① 数字来源于殷梦霞、李强选编《民国统计资料四种》第11册，国家图书馆出版社2010年版，第580—589页。

续表

工资 地区	长工（年）			月工			日工		
	最高	最低	平均	最高	最低	平均	最高	最低	平均
新乡	12	6	8	1.5	0.8	1.1	0.1	0.05	0.07
洛阳	30	15	22	4	2	3	0.3	0.1	0.16

注：许昌日工膳宿不详，其余均供给膳宿。

由以上三表可见，在许昌、安阳、新乡、洛阳四个地区，一个男性长工的工资每年最高96银元，最低25银元；他们辛勤工作一个月所获，工资水平最高的安阳地区，只有4—8银元，而工资水平最低的许昌地区，月工资最高3银元，最低仅1银元。还有一点不可忽视的是，安阳地区的工资虽然较高，但雇主对工人仅提供住宿，膳食费必须自理。可想而知，这些工人在维持吃饭之后，也是所剩无几。所以，安阳地区男性长工的工资实际也并不高。

许昌、新乡女工的工资只是男工工资的一半左右。许昌地区女工工资每年最高24银元，最低8银元；洛阳地区稍高一些，年工资最高60银元，最低25银元；而女工工资最低的新乡，长工年工资最高12银元，最低仅6银元；每天所挣得的糊口钱，最高不过0.1银元，最低竟只有0.05银元。

童工的待遇更惨。长工每年工资收入仅12银元；洛阳略高，为每年30银元。这些孩子辛苦干活一天后，最多仅挣得0.3银元的工资，而待遇最低的新乡地区，童工每天只能拿到0.1—0.05银元不等的辛苦钱。

20世纪二三十年代，河南工商业工人劳动力价格之低廉，在全国都比较突出。如抗战爆发前，上海工人的工资年有所长，到1933年，上海工人的月工资一般为20银元。开滦煤矿工人罢工后，工人日工资由原来的0.90银元增至1.26银元，即月薪从27银元涨到37银元以上。又据《青岛党史资料》第二辑记载，1925年，中国女工平均日工资0.45银元；1928年，青岛纱厂女工日工资最高0.73银元，最低0.18银元，平均0.455银元。[①] 可见，上述地方的工人尽管受剥削深重，但其待遇均远高

---

① 作者不详：《民国时期中国工人的工资到底有多少》，2015年1月27日，新浪博客网（http://blog.sina.com.cn/s/blog_d761eefc0102vh27.html）。

于河南。

需要一提的是，在河南，由于农业产量过低、农民收入微薄，这些从农业中分离出来的人口，尽管所拿到的工资非常低廉，但在他们看来，这些收入仍可补救家庭农业收入的不足，以协助维持一家人的生存。

三 民国税捐与河南百姓的生活负担

在中国封建社会里，农民所负担的税捐，主要是田赋和临时摊派。但晚清以后，由于帝国主义的侵略与殖民剥削，清政府为偿还各种条约债款，不断增加赋税税率，添派税种。民国以后，在前清赋税增收的基础上，因军阀混战，社会动荡，社会秩序在重组与破坏中变换频繁，政府对农民正税征收的数额与晚清相比，有过之而无不及，临时摊派更是五花八门、层出不穷，中国的税收进入最为恶化、最为持久化的历史时期。①

民国年间，有学者曾对晚清时的田赋收税与民国时期作过比较：光绪二十八年（1902 年），"全国最好的稻田每亩税不过四角"，而 1929 年亩税竟达 1.196 元，是 1902 年的 2.99 倍。② 但更可怕的是临时摊派。1934 年，河南省附加税的名目竟高达 42 种，居全国前列。③ 而且，在项目繁多的征收与摊派中，各地各级官员趁机浮收勒索，百姓苦不堪言。临颍县的一份记载最经典地勾勒了地方官员搜刮民财时的贪婪与不择手段：

从清朝到民国二十六年（1937 年）抗日战争以前，农民完粮一直是缴铜钱，俗称封银子，32 亩完银子一两，县官把钱换成银子往省里缴，在银子作价上县官是有好处的。比如他拿钱买银子是一千文一两，征粮时定为一千二百文一两。民国初年，完粮仍然缴钱，由县官换成银元上缴，他仍然把银子价定的高一些从中

① 顾则徐：《日益恶化的奇葩税收》，2015 年 7 月 25 日，腾讯网（http：//dajia.qq.com/blog/1910570029 24314.html）。

② 李作周：《中国的田赋与农民》，《新创造》1933 年第 2 卷第 1 期，转引自李风华《民国时期河南灾荒频繁的社会因素》，《江汉论坛》2011 年第 9 期，第 124 页。

③ 邹枋：《中国田赋附加的种类》，《东方杂志》1934 年第 31 卷第 14 号，转引自李风华《民国时期河南灾荒频繁的社会因素》，《江汉论坛》2011 年第 9 期，第 124 页。

渔利。粮册分为十四保，由十房分别负责征收，他们的好处是毫厘捐分多收农民的钱，比如某户有地二十四亩八分六厘，应征银七钱九分五厘五毫，实际按八钱征收，积少成多就是一大笔收入。

到了20世纪30年代，纸币代替了银元，中央、中国、交通、农民四大银行的纸币定为法币，银元逐渐稀少，通货膨胀，物价飞涨，法币贬值。到1937年抗日战争以后，完粮就不让农民完钱了，改为缴公粮，也叫"征实"，主要是为了军需，其次是公务员，教职员的生活。除了缴公粮，还有出军麦一项，叫"征购"。1942年秋，第一战区司令长官部向临颍县派购军麦12000包（每包200市斤），第五战区司令长官部向临颍县派购军粮5000包，因旱灾吁请减为4700包。按照司令长官部的命令军麦须送到洛阳。送到取回收据才算交了差，这叫出军麦。当时全县牛马车运送，每辆车规定运25包。战乱年代，仅运送一事也是对农民的盘剥。另外还有名目繁多的摊派。如地方驻军、过队伍，车马麸料柴草都得由地方上供给。民国十四年（1925年）樊钟秀的建国军在临颍驻扎，扩充队伍，还办有军官学校、学兵团，一切饷项全由地方负担，只好在田赋上打主意，每亩加征差徭一百二十文，一次不够，再征，一而再、再而三，一直加征到民国二十三年（1934年），这就是说，提前征收了九年的田赋。① 到民国二十三年（1934年）实行保甲制度之后，各种摊派如雪片飞来，户家差不多天天接到保长的摊派条子，有时甚至一天送几张，名目之多出人意外。②

地方的许多乡镇保长，也采用这种手段，借着摊派，贪污发财。层层加派的结果，自然都摊到穷苦的百姓身上。

临颍县如此，其他地区也一样。如1924年军阀吴佩孚与张作霖进行第二次直奉战争时，吴佩孚一年收了三年的土地税，竟占农民总收获量

① 阎理之：《民国时期临颍县田赋与摊派散记》，《临颍文史资料》第六辑，1989年，第132—136页。

② 同上。

的73%。① 还有为支撑军阀混战而搜刮用于军费开支的民间钱财，河南一地被剥削的数量之大，令人吃惊，连军阀吴佩孚都感觉过多。他在民国十四年（1925年）十二月十八日在汉口商会演讲时说，当年河南军费竟超过民国十三年（1924年）直、鲁、豫三省的总数。② 可见军阀混战给河南百姓带来的直接危害。直到1933年，农村复兴调查委员会的调查结果还在批评说：河南一地，"……农民之痛苦，最普通者为谷价贱，杂差又重，加以土匪扰乱，民不堪其苦"③。这是近代河南正常年份的写照，如遇自然灾害，恐怕连此种生活也难保证。农民用自己生产的粮食和其他农产品所换回的那点钱，要缴地租、缴捐税、要供军需，还要买生活必需的"洋油""洋布""洋火"……结算下来总是入不敷出。

第二节　乱世求生的河南百姓

自然灾害多发、社会动乱是近代中国的普遍特征，但地处中原内地的河南尤甚。民国时期，河南的各种自然灾害之多，战争波及之繁，为各省之首。它们交相逼迫，共同形成了民国时期河南百姓生活艰难的另一个主要影响因素。

一　民国时期河南省频繁的自然灾害

民国时期是我国历史上灾荒最频繁、灾情最严重的时期，夏明方曾在他的研究中说："如果说一部二十四史几无异于一部中国灾荒史，那么，一部中国近代史，特别是38年的民国史，就是中国历史上最频繁、最严重的一段灾荒史。"④而在各省中，河南省所遭受的自然灾害，又高居全国之冠。有学者总结说："民国短短的三十多年，至少有二十年时间里

---

① 刘守森整理：《甘露村解放前情况调查》，《滑县文史资料》第八辑，1995年，第154页。

② 李凤华：《民国时期河南灾荒频繁的社会因素》，《江汉论坛》2011年第9期，第124—127页。

③ 王治民搜集：《新蔡县社会调查》，《新蔡县文史资料》第三辑，1991年，第117页。

④ 夏明方：《民国时期的自然灾害与乡村社会》，中华书局2000年版，第5页。

河南水旱灾害受灾县数的总数居华北之首；如果将灾害种类全部相加，其受灾县数总和也是位于河北、山东、山西等省前列的。"① 这句话是对近代河南灾情的真实总结和概括。

河南农村大部分地方是旱田经济，沙土土质较多，但因为常年战乱，政治腐败，许多地方排水沟渠常年失修，无人管理，造成无雨旱魃为虐，一雨便又水涝成灾的现象。② 有学者研究称，整个民国时期，河南省累计有 681 个县遭受水灾的侵袭，位居全国之首。③ 其实，更多灾情因北洋政府时期缺少统计和上报制度而被湮没。水荒无情，旱灾也同样会将百姓逼入绝境，如 1920 年华北大旱灾：1919 年，华北旱灾，滴雨不落，1920 年仍未降雨。河南各地土地龟裂，庄稼秋禾无收，春天也无法播种，被灾县数达 57 个，占全省一半以上的县份。④ 百姓饿死、逃亡过半。民国十年（1921 年），各地灾情明显缓解，但该年被灾县数也达 36 个。⑤

国民政府定都南京之后，河南省的各种自然灾害无论从次数还是从危害程度上都没有减少。有学者对 1927—1937 年河南省的灾害情况做过专门统计（见表 1—7）。

表 1—7　　　　　　　河南省 1927—1937 年灾害状况⑥

灾种	1927 年	1928 年	1929 年	1930 年	1931 年	1932 年	1933 年	1934 年	1935 年	1936 年	1937 年
水	11	2	18		85	81	44	31	60	4	
旱	9	104	111	104			11	11	7	89	20

---

① 武艳敏：《民国时期社会救灾研究——以 1927—1937 年河南为中心的考察》，博士学位论文，复旦大学，2007 年，第 4 页。

② 如 1937 年和 1949 年的沁阳县，都是先旱后涝，旱时庄稼无收，涝时又暴雨成灾，河流泛滥。

③ 王鑫宏：《民国时期河南省水灾概述》，《安徽农业科学》2010 年第 34 期。

④ 殷梦霞、李强选编：《民国统计资料四种》第 10 册，国家图书馆出版社 2010 年版，第 125—128 页。

⑤ 数字来源于殷梦霞、李强选编《民国统计资料四种》第 10 册，国家图书馆出版社 2010 年版，第 125—128 页。

⑥ 武艳敏：《民国时期社会救灾研究——以 1927—1937 年河南为中心的考察》，博士学位论文，复旦大学，2007 年，第 20 页。

续表

灾种	1927 年	1928 年	1929 年	1930 年	1931 年	1932 年	1933 年	1934 年	1935 年	1936 年	1937 年
风		3	21			3	6		1		
雹	2	13	4	25	5				3	5	
虫	2	66	25				18			6	
冷害		4					40				
地震							1				
疫灾						30			8		
其他					1						
总计（县）	21	112	111	112	85	114	68	42	79	110	20

资料来源：夏明方《民国时期的自然灾害与乡村社会》，中华书局 2000 年版，附表一。

可见，1927—1937 年，十年之内，河南省灾害种类繁多，灾情复杂，且往往水旱交乘、风雹相夹，疾疫趁之。而且，这一时期河南灾区面积大，1928 年、1929 年、1930 年、1932 年、1936 年受灾面积几遍及全省。十年之中，如果按当时河南有 112 县来看，"每年受灾区域平均占全省区域的 55% 以上。据此可见河南省灾荒之严重"[①]。这种状况在全国各地都是少见的。

笔者认为，表 1—7 的统计也仅是对河南灾荒状况提供了一个概貌，"因为一年之内，各县报灾的时间可能会有差异，灾荒本身也在变化之中，导致汇总时总数与实际灾情有一定出入，而且有时汇总机关不同，提供的灾情数字可能也会不尽相同"[②]，河南"实际灾情范围之广，应在上表所列之上"[③]。以下几则材料可为佐证：

1930 年从表 1—7 中看河南遭到各种灾害的县数是 112 县，但这一统计仅为自然灾害，另外还有匪灾 106 县尚未在这里显示。[④]

1931 年从表 1—7 中看并无疫灾的记载，好似当年除了水灾其他灾种

---

① 武艳敏：《民国时期社会救灾研究——以 1927—1937 年河南为中心的考察》，博士学位论文，复旦大学，2007 年，第 4 页。

② 同上。

③ 同上。

④ 申报年鉴社编：《申报年鉴》，上海 1933 年铅印本，第 507 页。

皆无或极少，这既不符合常理，也不符合实情。水灾之后，疾疫必然乘之，像这样大范围的水灾，在当时的政治治理下，不发生疾疫是不可能的——据振务委员会统计，该年河南发生疫灾 30 次，而该委员会统计的次数是以一种灾害在一县区域内成灾并据呈报者为一次，换句话说，该年应有 30 县发生疫灾。①

据振务委员会的统计，1932 年，河南发生灾荒次数旱灾为 62、水灾为 26、雹灾为 10，其数字都大于上表所列数字。另外，除三灾之外，还有风灾 16 次、霜灾 4 次等其他灾种的记录，而表 1—7 也未曾显示。

1934 年国民政府振务委员会统计该年河南水灾县数为 37，表 1—7 中仅为 31，② 世界红十字会中华总会据河南各分会及振务会的报告统计，水患造成的河南灾异，最重 31 县、次重 32 县，共计 63 县，③ 比表 1—7 中的总数 42 县也高出许多。

1936 年 1 月 6 日《中央日报》（南京）载 1935 年河南省水灾县数为 65 县、旱灾 35 县，其数字均较表 1—7 中数字 60 和 7 为高，等等。

有心人罗掘出的无情灾难数字，提供了近代河南百姓生存环境的概貌。但具体的场景要比简单的数字更让人寒心。以 1933—1937 年豫北一地为例，先是 1933 年黄河从长垣县石头庄决口，数县顿成泽国；1934 年，黄河又从长垣县贯台决口；1935 年入秋以后，豫北一带秋雨连绵，遍地又成泽国；1936 年旱魃为虐，早秋枯槁，晚秋又遭蝗虫蛀蚀；1937 年狂风打死麦苗，暴雨淹没秋禾，地震甚烈，房多倒塌，40 余天几无一日放晴。俗话说："不怕灾年怕连年"，五年连续灾害，空前未有，百姓流亡塞途，饿殍遍野，十室十空。

在豫南地区的信阳县，从 1914 年到 1945 年，严重的水旱灾害就有 11 次之多，④ 以至于这里的百姓"田禾腐烂，苗圃树木亦皆烂死"；"户少盖藏，人无宿饱，居民转徙流漓，死亡相继"；"人畜漂流死亡，房屋倒塌压数……家有绝户"。

---

① 振务委员会编：《赈务统计图表：民国二十年》，1931 年 1—12 月，见《灾情统计》。
② 《本年水旱灾况的调查》，《东方杂志》第 31 卷第 21 号，1934 年 11 月，第 45 页。
③ 上海市档案馆藏：Q120—4.224，《世界红十字会中华总会录集各地水旱灾患概况总册和各省县灾况分表》，1934 年，第 2—4 页。
④ 《信阳县卫生志》，1985 年，第 463—464 页。

南阳市新野县，民国元年（1912年）春天大旱，到7月时又大雨滂沱，唐、白河下游无处泻，沿河所属尽成泽国。"人畜淹死，田庐漂没。民国三年（1914年）6月雨水泛滥，水量特大，势急，受害农田达545000亩。民国八年（1919年）7月水灾，为百年所未有。民国二十年（1931年）暴雨连日，各河水漫溢，河堤决口，沿河村庄无幸免，淹没者，平均水深二米，瘟疫流行，死者甚众。民国二十四年（1935年）5月大雨一月，沟满河平，白、唐、湍河交汇处，平地撑船。民国三十三年（1944年）10月芝麻虫成灾，红薯秧只剩光杆。"① 同一个地区，每隔几年就有一次因暴雨带来的自然灾害，而且，程度之严重，有时"为百年所未有"、历史上少见，而像新野这样频率的水旱灾害，在河南各地却不少。漯河市，民国时期也是旱涝交加，郾城县大旱成灾5次，涝灾更多，因这里是三河并注地带，"民国历时三十八年间决口五十五次"②，一遇水涝，马路、街道水深数尺，房屋倒塌，工业破产，工人失业，人民流离失所。

苦难中的河南百姓，用歌谣或顺口溜来描述他们的艰难。信阳地区曾流传过"千年愁，万年愁，千万河水向东流，水流东海不回头，人们遭乱到处走；穷恶山，一连串，十年庄稼九年旱，要是一年不受旱，庄稼就将被水淹"③。豫北鹤壁一带百姓说那里是"淹三年，旱三年，蝗虫蚰子吃三年，群众生活苦黄连"④。"鹤壁一溜十八荒，一年四季喝清汤，遇到灾年更难过，逃荒山西黑龙江。"⑤ 无奈的百姓用顺口溜描述了他们生活的艰辛与穷困。

总之，近代的河南省几乎无年不灾。这些自然灾害给本来土地不算肥沃的河南百姓带来了无穷的灾难，河南成为全国有名的"灾省""穷省"。贫穷而无助的百姓有时连每市斤售价一角一分四厘的食盐也买不

---

① 《新野县卫生志》，1985年，第36—37页。

② 《郾城县卫生志》，1985年，第17页。

③ 《信阳县卫生志》，1985年，第463—464页。

④ 刘守森整理：《甘露村解放前情况调查》，《滑县文史资料》第八辑，1995年，第144页。

⑤ 孙绳武：《旧社会鹤壁一带农村经济生活见闻》，《鹤壁文史资料》第六辑，1992年，第119页。

起，滑县的农民有一个不成文的规矩，就是"三十亩地不买盐"，即使买盐也是买价钱便宜的苦硝盐，更多的人家只好"取碱土煮淋小盐以自食"①。

二　战乱给河南人民带来的灾难

河南位居中原，地势平衍，自古为龙争虎斗之场。民国以后，风云变化，军阀混战。在军阀间扩充地盘、争夺中央政权的连年征战中，河南因其战略位置的重要性而深受其害，几乎每次全国性的战争均波及河南，区域性的兵变和骚乱更屡有发生，百姓备遭战争蹂躏。有学者统计，北洋政府统治时期，较大战争和兵变发生或主战场位于河南的达8次之多，省内派系错综复杂的驻军最多年份达到30万人；从1927年6月到1930年10月，河南发生重大战争10次，其中包括中国近代史上最大规模的一次军阀混战——中原大战（见表1—8）。② 频繁的自然灾害，交织着大大小小的战乱，人民困苦达于极点，社会经济始终没有苏息的机会。

表1—8　　　　　　　　民国初年发生在河南境内的战乱情况

时　间	战　争	主要波及区域	备　注
1920年4月	皖系吴光新部兵变	信阳	
1920年7月	直皖战争	豫南、豫西一带	
1921年1月	陆军第三旅兵变	许昌	
1921年4月	成慎兵变	豫北	
1922年4月	第一次直奉战争	豫中	主战场在郑州一带
1925年2—3月	胡（景翼）憨（玉琨）之战	豫中、豫南、豫西	
1926年2—3月	吴（佩孚）岳（维峻）之战	豫南、豫中、豫西	
1926年11—12月	鲁豫战争	豫东	

---

① 刘守森整理：《甘露村解放前情况调查》，《滑县文史资料》第八辑，1995年，第144页。

② 徐有礼：《动荡与嬗变——民国时期河南社会研究》，大象出版社2013年版，序言。

续表

时 间	战 争	主要波及区域	备 注
1927 年 2—3 月	奉（系）靳（云鹏）之战	豫中	战场位于郑州、开封一带
1930 年 5—11 月	中原大战	河南、山东、安徽、河北、湖北	双方兵力达到 140 万人

战乱之中，除兵员大量死伤外，百姓是最大的受害者。为求一己之利，各路军阀完全无视河南百姓死活，所到之处，肆意征收各种钱粮，毁坏农民的庄稼。如上文已述，1920 年中国华北五省发生了空前大旱灾，河南更是受灾最严重的省份之一，而该年 6 月发生的直皖战争波及河南大片区域。战乱所及之田地，麦田被毁，人死无数。1930 年中原大战，战争把河南农民辛勤种植、即将成熟的麦子践踏得犹如车轧，枯黄萎死，颗粒难收，农业衰竭不可避免。交战双方的军阀非但不顾及嗷嗷待哺的灾民，而且乘势抢掠、任意征发。"河南西部 19 县则西北军（时与皖军联盟）蹂躏于前，各军（直、奉军）复防堵于后，此往彼来将近两月，致使各县支应浩繁，洛阳、偃师等县正粮以外，杂差等项每两银子竟派至十余串或十八串，民间被搜刮一空。"① 总之，每一军兴，所及之地就有若干百姓破产。天灾人祸，交相降临，河南农村中的贫困程度日益加深，贫农普遍增加。1928 年，许昌五村、辉县四村、镇平六村贫农户数分别占农户总数的 61.94%、52.17%、57.53%，而到 1933 年，三地贫农户数分别增长 66.16%、55.20%、57.98%。② 全省的状况也多是如此。总之，农业人口的经济状况在逐渐恶化。

三 帝国主义的压迫和剥削给河南人民带来的灾难

除了侵华战争带来的灾难外，帝国主义列强对中国人民的剥削，主

---

① 华北救济协会：《救灾周刊》第 8 期，1920 年。转引自李风华《民国时期河南灾荒频繁的社会因素》，《江汉论坛》2011 年第 9 期。

② 数字来源于《申报年鉴全编》第 10 册，国家图书馆出版社 2010 年版，第 398—401 页。

要表现在竭力向中国倾销"剩余"农产品的同时，凭借其政治特权和经济优势，直接深入中国农村，通过垄断农产品收购，残酷剥削农民。例如，河南许昌是烟叶的集中种植区，也一直是当地农民的经济优势。但是，到了近代，帝国主义"敕令中国官厅"，除英美烟草公司外，"禁止任何人收买烟叶，因此它可以用低于二十三年以前几倍的价格，来收购烟叶"①。同时，通过垄断手段在收购时对农产品任意压价，也是他们惯用的手段。仍以许昌烟农为例，"过去可卖1元2角或者8角1斤的烟叶，现在顶多给二三角或一二角"。"这还是特等的烟叶，如果是二等或三四等的，至多给1角或者2角。"甚至有时候他们只给三四分一斤。如此低贱的卖价，据豫中种植烟草的农民说，"卖下的钱连炭债也还不了"。最后留给他们的生路只有"质妻鬻子"了。②

总之，土地的贫瘠，自然灾害无情、人为灾难频繁，外加帝国主义的侵略，一并叠加在近代河南百姓身上，导致这里生产更加落后，百姓生存日益艰难。贫困与疾病总相伴而行，极度的贫困，造成这里疾病丛生，疫情严重。

第三节　河南百姓的卫生状况考察

疾病总与贫困相伴而行。民国时期的河南，战乱频仍，自然灾害多发，民不聊生，百姓体质下降，抵抗力降低，一遇疫疬，很容易造成流行。

一　民国时期河南各地疫灾状况及医疗卫生机构的无奈

俗话说，人穷病多。贫困与疾病是近代河南最突出的问题。除"大兵之后，必有大疫"的规律难逃外，水灾过后，大量人畜尸体漂浮、腐烂，病菌顺水而流，极易造成瘟疫；亢旱之时，饥民体质孱弱，疾病抵

---

①　章有义编：《中国近代农业史资料》第三辑，生活·读书·新知三联书店1957年版，第460页。

②　同上书，第461—462页。

抗力差,病死饿死者多;而当地的人们因迷信,多将棺木临时丘在地面,等"大寒"过后诸神都不管事了,再择日葬入地下。夏季高温下,死尸很快腐烂发臭,恶臭随风飘散,极易造成瘟疫。再加上由周围地区蔓延而至的各种传染病。总之,近代河南是传染病暴发最频繁、流行最广的地区,被外国差会组织称为"世界的疮口"(the open sore of the world)。[①]这里天花、霍乱、麻疹、痢疾、黑热病、疟疾、流感、脑膜炎、伤寒、肝炎、流行性出血热等20余种传染性疾病几乎每年都有发生,其中天花、霍乱、黑热病、疟疾等烈性传染病流行最多最广,危害也最大。到了民国时期,瘟疫给百姓带来的死亡阴影仍未减弱,每每瘟疫暴发,染疫死者众多,地处内地的河南疫情更重。因为缺医少药,"罹病者或未医即死,或搞封建迷信,为巫医所贻误,尤其婴幼儿成活率低,即患一般的肠炎、痢疾,也难免一死"[②],更何况天花、霍乱等烈性传染病。在笔者所查阅的地方志中,到处可以见到疫灾记录。如豫北地区安阳一地,据《安阳县卫生志》记载:[③]

民国八年(1919年),上海、福建、山东、河北、东北三省等发现霍乱(又名虎列剌),河南逐被侵袭,九月十日传播到安阳县,十一日二日肃清。

民国二十三年(1934年),安阳县辛村一带发现猩红热。

民国二十四年(1935年),全县九种传染病治愈。

民国二十七年(1938年),夏秋之交,县城内又发生霍乱流行,来势凶猛,乡村逐被侵袭。全县共发病25000人,占人口数的5%,病死17500人,病死率为70%。霍乱流行之后,乙型脑炎又起,多见于两岁至十岁的儿童,发病人数为10000人,占总人口的2%,病死8000余人,病死率为80%。

①　Sony Grypma, *Healing Henan—Canadian Nurses at the Northe Mission, 1888 – 1947*, The University of British Columbia, 2008, p.41.

②　河南省卫生厅卫生志编辑室:《卫生战线编史修志工作》,1984年,第179页。

③　《安阳县卫生志·大事记》,1990年,第587页。

这是地方志中关于安阳一地瘟疫流行的记载，实际的情况要比简单数字惨得多，例如1919年霍乱传染至安阳后，迅速蔓延到该地大部分村庄和城镇，"有的地方竟在数日内全家死亡，甚至无人埋葬。据有人统计，安阳仅北门一天能出售72口棺材"①。可见霍乱流行速度之快，死亡人数之多。

河南省中南部的郾城在近代传染病的流行状况也让人寒心，据笔者依据相关资料的不完全统计，从1914年到1948年，每隔几年就暴发一次传染病，有时候是一种疾病流行，有时候是多种传染病一并肆虐（见表1—9）。

表1—9　　　　　　　　郾城县瘟疫流行情况②

年份	1914	1918	1919	1923	1924	1932	1933	1938	1942	1945	1948
病名	麻疹	麻疹	霍乱	天花	麻疹	霍乱	麻疹	麻疹	伤寒、麻疹	麻疹	麻疹

豫南的信阳地区，因贫困多灾，瘟疫流行更为严重，地方志中关于传染病流行状况的记载也更多：

道光六年（1826年）六月一日，长台关北门发生一例吐泻病人，随之由北门南去陈家胡同与余家胡同之间，约四十二丈之内，又有18人发病。病者吐泻，十个指头螺纹瘪陷，医治无效，大汗淋漓，喘息死亡，人称"瘪罗痧"，日余有40余人暴病死。胡显中不足一岁，正在吃奶，母亲身亡。马连山一家5口人死绝，柳蛮子家6口人损5，马连青5口损3，胡太平家6口人损2，胡俭中家6口人损2；鲍骆子家5口人损3；王老六家损2，胡生英家损1……新郑县一郭医生来长台探亲被请诊病亦染病死。每日出丧成队；景象凄惨，生者战栗。当地有识者遂请医十余人进行救治，医好者极少。

① 王培栖：《安阳县最早的卫生学校》，《安阳县文史资料》第二辑，1989年，第151—152页。
② 《郾城县卫生志》，1985年，第263—264页。

这一则记录反映的清朝末年霍乱在信阳流行时的惨状。但瘟疫在这个地方的流行只是开始,民国时期的情况更为悲惨:

1918年本县瘟疫流行,病者十之八、九,死者十之二、三,凡孕妇皆流,无一幸免二者。以致殓者无仆人,购棺葬者无雇工,往往用薄廉收殓,人人自危,情况至惨。

1919年,邢集一带霍乱流行,患者腹泻、呕吐;日数十次,腿肚转筋,家家有病人,村村有死人,信阳城内发病539人;死亡94人。

1926年,谭家河天花流行,仅金花村(约1000人),死亡达300余人。

1927年,柳林天花、麻疹大流行,蔓延几十里地。

1929年,县境内谭家河大庙畈天花流行,当时有500余人患病,300人死亡。

同年柳林郭家寨被土匪围困,寨上千余人,时值天花流行,每天有10余人死亡,计死亡数百人。

1936年疟疾大流行,农村家家有疟疾病人,稻子成熟无人收割。

1937年王岗一带霍乱流行,王岗街三家中药铺药被买光,买不到药品的病家,拾取别家的药渣煎服,有的在购药途中死于郊外,仅王岗一带死亡300余人。

1938年,日本进攻信阳,时值阴雨连绵,阴历九月十五,平昌关一带发生霍乱,平昌北陈油坊寨上避乱者800余人,一日发病219人,当天死去19人,龚家寨上214人,当天发病80余人,当天死去13人。

1940年,本县天花、麻疹大流行,前后历时3个月,患者占小儿和青壮年总数的90%左右,死亡占患者的8%,个别地区占50%。

可见,1918—1940年的22年间,信阳县共发生霍乱流行4次,天花5次,另有麻疹2次和疟疾1次,共有12次之多,而且每次流行,都有大批百姓死于非命,其状况之惨,使这片土地整个成为人间地狱。

在全省各地,每年也是疫情不断。笔者试图依据地方卫生志对近代河南各县各类瘟疫流行概况做一统计(见表1—10)。

表 1—10　　　　　　　民国时期河南传染病流行概况

年份	病名	地点	患病人数或程度	死亡人数	备　注
1913	霍乱	开封			
1918	鼠疫	开封			由山西传入
1919	霍乱	开封 安阳 武陟 柘城		8—11 月死 2000 余人 死亡无数 死亡近万人 死者甚多	由上海、福建、山东、东三省传播
1920	霍乱	柘城	遍及全县	死亡甚多	棺木无人抬埋
1925	天花	镇平	全县流行	死人甚多	
1925	霍乱	宝丰	染者死亡逾半		
1929	霍乱	陕县		死亡甚多	
1930	霍乱	镇平	全县流行	死亡率达 1/3	
1931	疟疾 霍乱	开封 永城	大流行 大流行		10—12 月驻开封湖南军人传入
1932	霍乱	汤阴 沁阳 宝丰 许昌 洛阳 巩县	全县流行 全县流行 灵、文两地 全县流行 洛阳各区	死者众 西留养村半月死 50 人 死亡无数 死亡相继 每日死亡数百 西各村三日内死亡 1000 多人	水灾过后
1933	烈性传染病	陕县		死亡极众	传播甚速
1935	天花	汤阴	2000 多人	150 多人	
1935	九种传染病	修武	3595 人	775 人	死亡率 20%
1936	霍乱	武陟			
1936	白喉	武陟	流行严重		
1936	伤寒	武陟			
1936	疥疮	镇平	全县流行		平原较重，山区较轻

续表

年份	病名	地点	患病人数或程度	死亡人数	备 注
1937	疟疾	濮阳	占全县人数的半数以上		
1938	霍乱	安阳 开封 濮阳 新乡	25000人 34800多人	17500人 20000多人 6900多人	病死率为70% 延续2月之久
1938	乙型脑炎	安阳	10000人	8000人	病死率为80%
1940	霍乱	镇平			城西南黑龙集一带死尸无人掩埋
1941	回归热 伤寒	武陟 武陟	蔓延全境 蔓延全境		
1941	天花	开封	812人	63人	
1942	黑热病	镇平	1944年遍及全境		此后每年都散在发生
1942	伤寒、霍乱、回归热	陕县			大旱之后，瘟疫流行
1943	霍乱	汤阴		12000多人	大盖族村800人死去113人
1944	疟疾	博爱	90%		
1944	伤寒	博爱 柘城	10% 大柴庄染病76人	大柴庄亡55人	
1944	斑疹伤寒	沁阳	全县流行		
1945	伤寒	修武	150人	75人	50%
1946	霍乱	开封 永城	1383人	370人 死亡甚众	
1946	天花	开封	370人		
1946	天花、霍乱	陕县			

续表

年份	病名	地点	患病人数或程度	死亡人数	备　注
1946	黑热病	开封	1172 人		
1946	痢疾	柘城	大柴庄染病儿童 57 人	患儿死亡 17 人	
1947	黑热病	开封	开封县辖 1200 村, 255 村发病		

　　因资料有限, 笔者的这种统计难免挂一漏万, 仅供了解当时的疾病肆虐概况, 如 1931 年, 河南曾多地发生瘟疫。1932 年入夏以来, 天气炎热。"各处外温达华氏百度以上, 室内温度亦臻九十余度", 所以 "不惟冰雹霆雨, 屡见叠出, 而各种瘟疫, 亦同时并发。……各处报告疫灾, 请领药品者, 纷至沓来。"沁阳县的请电是: "属县入夏以来, 雷雨爆发, 超时蒸腾, 时疫流行, 几逼全境。"① 灵宝振务分会主席王鸿业在呈文中说: "今春二月, 黑风暴雨, 田苗枯萎, 加以抗旱日久, 空气失和, 以至瘟病大作, 冰雹叠降, 麦秋俱毁, 饥灾并至。"请求省府拨发药品。② 扶沟县振务分会主席胡迎祥说, 当地地势低洼, 水灾奇重, "去岁发现疟疾, 终冬不去, 本年五月, 大雨时行, 瘴疾复发"。③ 柘城县县长朱璞、县平民医院院长罗英才并呈报该县疫情, 恳请振务会: "惟病多药少, 不敷应用。拟请转恳省振会发给治疗痧疫、疟疾等药, 以济时疾。"郏县民众代表薄醒门报告本县霍乱流行状况, "即如城西各村, 三日之内, 死亡一千余人, 民众恐慌, 莫知死所"。④ 郑县是疟疾、痢疾、暑瘟到处发生, 百姓无钱医治, 多有死亡。阌乡县县长赵民乐报请省赈委会说: "查潼关近日发生瘟疫, 传染极速, 或曰鼠疫, 或曰虎列拉, 上吐下泻, 或发肿, 吐黄水下黑水, 得病之速, 点钟即死, 该处城内日死三四十人, 现已传染至属县之文底镇、传染极速, 前途危险, 肯请钧会速发大宗应症药品, 以资散发。"⑤ 洛阳电称: "敝县旬余以来, 虎疫猖獗, 每日死亡数百人,

---

　　① 《河南疫疠盛行》,《申报》1932 年 7 月 24 日第 5 版。

　　② 同上。

　　③ 同上。

　　④ 同上。

　　⑤ 同上。

龙门李村里虎疫尤为惨烈。"① 伊洛工赈事务所也电称发生虎疫,每村日死数人,传染极速,请求省府派医师携药品救治。氾水县县长王法舜也呈报当地霍乱发生,并派人到省会开封令药。偃师县城关一带也发现虎疫。

总之,河南省 1932 年 6—7 月呈报疫情的已有 30 多县。到 8 月,临汝、原武、商丘、中牟、西平等地也纷纷报急。河南"各铁路沿线早已普及,汽车道及各通行大道,亦日益加多,辗转传染,大有延及全省之势"。② 对于这些已经开始在各地流行的各种瘟疫,地方政府请领药品的申请实际已经迟晚。而当时的河南政府,面对各地的吁请,也只好请国民政府卫生署给予支持。而卫生署面对如此大面积的疫情,只能认为哪里重要、哪里严重,就重点支持哪里,所以,命令洛阳各机关,会同地方,组织行都防疫委员会,进行一切防治工作。并派卫生署技正孙润晨与派到河南的医师牛曾恕,留在洛阳协助治疗,有时也到其他疫区协助防治。卫生署协助河南疫苗 3000 瓶,分批拨发。1932 年 8 月 20 日,卫生署又调派卫生稽查员杨启雄,到各个疫区,指导地方开办井水、用水、饮水等的消毒工作,"一处熟悉后,再转往他处指导,即由当地从事学习人员,继续办理,以期普及"。③ 在国民政府卫生署的帮助下,进入 9 月后,天气逐渐转凉,这次疫情才最终消散。

二　河南瘟疫流行的原因分析

造成近代河南传染病流行的原因是多方面的。一方面是由于百姓饮食、饮水不卫生,通过苍蝇传染上了病菌;另一方面是百姓缺乏传染病方面的知识,在埋葬死者、服侍病人或到病人家探望时被传染。还有一方面的原因是民间百姓对死人的安葬方式不科学而造成的传染。过去人死后,按照当时的一些习俗,不是立刻下葬,而是相信迷信,临时丘在地面上,周围和上面用草围起来,外面再涂上一层泥巴,等过了"大

---

① 《河南疫疠盛行》,《申报》1932 年 7 月 24 日第 5 版。

② 《豫疫蔓延可虞》,《申报》1932 年 8 月 2 日第 4 版。

③ 《刘瑞恒报告陕豫虎疫近况》,《申报》1932 年 8 月 26 日第 5 版。

寒"后，诸神都不管事了，再找阴阳先生选择宜于动土的日子，再将棺木葬入地下。在夏季的高温下，死尸很快腐烂发臭，病菌随风飘散，极易造成传染；人若走在下风头，闻着这种臭味，也能很快传染上这种病。

　　还有一种情况是自然灾害，大量的自然灾害严重破坏了社会经济和生态环境，也容易造成细菌等致病微生物的大量繁殖，从而引起疫情。①而在河南，大量人口死亡，无人掩埋，形成传染性细菌和病毒四处蔓延，因而造成瘟疫流行。如在1942年爆发的惨绝人寰的河南大灾荒中，300万人死于饥饿。②次年，各种烈性传染病即开始流行。1943年，河南省烈性传染病天花、流行性脊髓膜炎、白喉、猩红热、霍乱、痢疾等的发病率和死亡率在全国均高居于首位——该年全国发现病例数是346个县，而河南省就占51个县（沦陷区各地，传染病例无法收到，故未列入）。③无论是发现县数、染病人数以及死亡人数，河南都高居首位，成为传染病肆虐最为严重的地区。豫东的柘城县在1943年春天的疫病流行中，"死人很多，当时官府为了埋人，把南关烟厂的几百领大席都用光了"④。焦作地区是"痢疾、伤寒、回归热等病大流行。当时西于村死于疫病者占全村总人口的20%；待王地区马庄马××全家5人，有4人患回归热，死亡3人；焦作炭矿医院焦作分院医护人员9人，染伤寒者3人"⑤。连医护人员都难幸免，可见疫情之重。

　　尤其是水灾过后，水井、河水里泡着脏物、死尸，水源被严重污染，更容易使大规模的传染病流行，造成瘟疫。如民国二十年（1931年），唐河洪水暴发，河水泛滥成灾，天灾加人祸，造成了季节性的疟疾。伤寒、痢疾、麻疹在全县范围内大幅度流行。⑥民国三十年（1941年）尉氏县

　　①　谭晓燕：《民国时期的防疫政策（1911—1937）》，硕士学位论文，山东大学，2006年，第59页。
　　②　宋致新：《河南大灾荒》，湖北人民出版社2005年版，第2页。
　　③　资料来源：卫生署统计室根据战时防疫联合办事处等机关报告之材料编制，参见殷梦霞、李强选编《民国统计资料四种》第13册，国家图书馆出版社2010年版，第457—458页。
　　④　《柘城县卫生志》，1985年，第10页。
　　⑤　《焦作市卫生志》，1987年，第28页。
　　⑥　《唐河县卫生志》，1985年，第257页。

东部地区黄水泛滥成灾，"灾后疟疾、痢疾、伤寒流行，患者不计其数"①。《汤阴县卫生志》记曰：1932 年"水灾后，瘟疫霍乱大流行，死者众"②。寥寥数字，道出的是自然灾害与瘟疫之间的因果关系。

传染病的发生与百姓没有卫生习惯而卫生环境又不洁有密切关系。在清末民初的外国传教士眼里，河南农民居多，且"性极守旧，拘墟固陋，变化实难……其对于道路及卫生诸事，漠不经意"③。一位在河南豫北地区传教多年的加拿大传教士史雅阁医生曾经说："在这样一个人口密集地区，人们生病及受疾病困扰的最主要原因是缺乏科学知识和技能，各阶层的人都极度忽视最基本的健康与卫生理念……缺乏各种卫生保健知识。"④ 更为可怕的是，一遇瘟疫流行，因民众无微生物知识，缺乏传染病预防观念，又无良好的卫生习惯，往往是一人染疫，全家难免；一地发病，祸延全境。"势头烈如火，疾似电，迅比风"的烈性传染病甚至造成有的村落几乎为此成空，成千上万的人处于极度恐惧状态，他们"不知消毒隔居，以防病之传染"⑤，而是东奔西跑，求神拜佛，或请红枪会、绿缨会等民间迷信团体来驱除瘟神。结果，巫医趁机骗财，疫病因人员流动或聚集而迅速扩散；瘟疫扩散进而又在民众中形成更大的慌乱。如果说，普通疾病带来的是个人苦痛，那么，烈性传染病引发的则是社会恐慌。

传染病流行的另一个原因是西医药价昂贵，百姓无钱注射疫苗。到了国民政府时期，卫生署中央防疫局已经开始生产天花疫苗，但是，由于各地方政府重视不够，"无钱"购买疫苗，即便有时为了应付每年中央的要求，买了疫苗，但又因地方种痘人才缺乏、百姓没有疫苗注射的意识而存抗拒思想，所以无法普种。一些地方的私立医院，平日备有疫苗，但价格昂贵，种一次牛痘需要 5 升麦子，穷人多数种不起。

---

① 《尉氏县卫生志》，1985 年，第 251 页。

② 《汤阴县卫生志·大事记》，1984 年，第 407 页。

③ 《中国医学会感言》，《中华医学杂志》1916 年第 2 卷第 1 期，第 60 页。

④ Grypma, Sonya Joy, *Healing Henan：Ganadian Nurses at the North China Mission, 1888 - 1947*（《治愈河南：华北教会的加拿大护士，1888—1947》），Vancouver UBC Press, p. 41.

⑤ 胡宣明：《卫生教育》，载中华基督教会续行委《中华基督教会差会年鉴》第 6 册，商务印书馆 1921 年版，第 99 页。

还有战争，所谓"师之所过荆棘生焉"，"大兵之后，必有大疫"，都是说战争给百姓带来的疫灾。

近代的河南，战乱逼迫，经济困顿，各种自然灾害频仍，更加上瘟疫流行，疾病丛生，而医疗卫生人才奇缺，医疗技术和条件有限，因而，民国的30多年中，河南的人口不仅没有增加，反而减少了。清末宣统二年（1910年）的全国性人口统计中，河南省人口户数是4661566户，但由于当时河南"中牟、开封等二十三州县因匪氛不靖，急切难查"①，请求暂缓造报，民政部便将这些地区的人口做了一个大概的估计，所以并不准确。民国元年（1912年），内政部再度对全国人口进行统计，河南的上报数字到民国二年（1913年）送达，统计显示为4730983户。② 民国十七年（1928年），内政部再度要求各省进行人口调查统计，民国二十年（1931年），国民政府公布了这个调查数字，此时，河南省当局没有遵照当时内政部颁布的户口编查条例进行调查，只是在宣统末年的基础上，进行了估计补充，将河南省人户数上报为5194675户。③ 尽管三次调查河南省都没有一个确切的人口数字，但也给我们提供了一个大概的信息，即河南省为全国人口大省。据1928年的统计比较，河南人口在全国排在第三位，低于四川、湖南，但到1946年，据内政部根据各省市呈报的数字中，河南的人口总数则位居全国第6位。④ 另据1935年《申报年鉴》统计，如果同治十二年（1873年）河南省人口按100算的话，光绪十九年即1893年是104，民国二年即1913年是110，而民国二十二年即1933年则是104。⑤ 上述材料都在说明一个问题：在民国初年的20年中，河南人口不仅没有增长，反而减少了，这在全国都较为少见。⑥ 而其后，在战

---

① 实业部中国经济年鉴编纂委员会编：《中国经济年鉴（1934—1936）》第1册，国家图书馆出版社2011年版，第480页。

② 同上书，第493页。

③ 数字来源于实业部中国经济年鉴编纂委员会编《中国经济年鉴（1934—1936）》第1册，国家图书馆出版社2011年版，第477—494页。

④ 数字来源于殷梦霞、李强选编《民国统计资料四种》第13册，国家图书馆出版社2010年版，第524页。

⑤ 申报年鉴社编：《申报年鉴全编》第7册，国家图书馆出版社，2010年8月第404页。

⑥ 据《申报年鉴》统计，在同年度比中，民初20年间人口减少的省份依次为云南、宁夏、江西、河南四省。

乱、饥荒和瘟疫的共同打击下，河南人口也只减不增。

　　总之，近代的河南连年灾荒，多灾并发，水旱交乘，风雹相夹，疾疫乘之。曾在河南省安阳、卫辉教会医院工作多年的季理斐曾感叹中国人民所处地位之悲惨："实业未兴，教育不振，惰民游手，无能生存，其死于宴安闲散者不知凡几也；天灾盛行，盗贼充斥，流离琐尾，辗转道途，其死于沟壑锋刃者又不知凡几也；瘴疫流行，随在而有，平日昧于卫生之理，不知预防，临时无有良医施治，尤难补救其死于疾病痛苦，未终天年而夭殂者，又不知凡几也。"① 作为一名外来者，他似乎在问：这是政府之罪过，还是官吏之罪过，抑或下民之罪过。

　　① 《中国医学会感言》，《中华医学杂志》1916年第2卷第1期，第60页。

第 二 章

社会转型背景下河南的
中医与百姓

中医药学是世界上历史最悠久、理论与实践体系保留最完整的传统医药学，是中华民族优秀传统文化的重要组成部分，长期以来一直是中国百姓求医问药的主要依赖对象，为中华民族的繁衍生息和健康做出了不可磨灭的贡献。在漫长的封建社会里，由于诸多因素影响，中国的医事制度并不健全，这就不同程度地影响了中国医学，尤其是民间医学力量的发展。

第一节　中国古代的地方医事制度与
民间医学力量的变化

一　中国古代地方医事制度

中国医学起源于原始社会，在"医食同源"的古代社会，人们在日常生活中逐步积累了一些养生与治病的经验，哪些东西能吃，哪些不能吃；哪些可以生吃，哪些需熟食；哪种植物有毒，可以置人于死地，哪种植物的毒性可以治愈某种疾病等。这些散在的朴素经验通过世代识识相因、口耳相传形式，在原始社会的部落内部传递——包括横向的群体内部的互动交流以及长幼之间的自然授受——并在这个过程中逐步积累成为原始的植物药学知识。因此，原始社会早期的医药学知识是生发于民、用之于民的经验之学，即人们借经验和智慧与疾病做斗争的经验总结。进入阶级社会以后，随着社会分工的不断增加，作为一种关乎生命养护与疾病救治的经验之学，医学也逐步进入专业化发展阶段。不过，在漫长的封建社会里，国家对卫生的管理主要是以皇权为中心，上自西周的医师，下到明清时期太医院里的医官，他们最重要的职责是服务"皇权"，主要的服务对象是皇室成员或少数官方人士，只有特殊情况下才服务民间百姓（如在瘟疫频发时期的施医散药、为显示皇恩而在特定的地点免费施医等），而对于与最大多数百姓生命和健康息息相关的地方医事制度则缺乏政府规划与管理。

北宋时期，政府开始加强了地方医学人才培养和医事制度建设。北宋历代皇帝都重视医学，因而对文士阶层产生了重要影响，儒医大量出现。王安石变法时，鉴于医官泛滥的现象，曾经推行"三舍考选法"①选拔医学人才。即在考试方法上，对医学人才的培养采用每月一次私试，每年一次公试的制度。外舍每年一次舍试，以"优、平、否"为等级，评定成绩，成绩优秀者补内舍，内舍每隔一年一次舍试，成绩为优、平二等者补上舍。上舍生凭其成绩、品行、学业和医疗效果，分为上、中、下三等，成绩二优为上等；一优一平为中等，二平或一优一否为下等，以此作为合理录用和每月奖励的根据。上等以20人为限，每月津贴缗钱十五千；中等以30人为限，每月十千；下等以50人为限，每月五千。医疗过失过多者，依情况加以责罚，甚至黜退。学习结束后的分配也以上述成绩为凭，等第最高者可以做尚药医师，其余各以其等第补官，如本学博士、正录、外州医学教授等。这种通过考试选取医生的制度随后也推广到一些县级地方。尽管因为北宋政治派系矛盾重重，王安石的三舍教育法随其新法废兴而时用时废，但其效用还是非常明显的。

1101年，徽宗即位后，崇尚熙宁之治，改元崇宁，专用新法，再度在中央设医学，改革医学考试制度，采用公、私两试，三舍分等考选学生，且注重医疗实践能力的培养，政府将州郡按重要性、大小、远近分

---

① "三舍考选法"即太学生分设三舍，初入学为外舍，外舍学期一年，经月考（私试）、年考（公试）可升内舍；内舍学期两年，经试可升入上舍；上舍仍须学习两年，共计五年学制。上舍生考试优等者，可以直接做官；中等者免除礼部试（省试），直接应殿试；下等者免解试（乡试），先经礼部考试，优者再经殿试。可以说，"三舍考选法"开创了学校的升级制度。

作几个等级，然后依科别及考试成绩分配医生。如三京医生 7 人，上州 4 人，中州 3 人，下州 3 人，次远州、远州各 2 人。[①]

徽宗的这次医学改革扩及地方医学。政和五年（1115 年），中卫大夫医官曹孝忠奏请在各州县设医学，提议"差本州现任官而通医术能文者一员，兼权医学教授，比仿诸州学格，按文士三年所贡人数的千分之十五，创立诸路医学贡额"，分为三年，但不侵占文士贡额。而且要求诸路贡士与本学内舍同试上舍，三年共取合格人数补升上舍，以上中等 100 人为额。在学科设置上，诸路医科教学同太医院一样，设三科。

改革颇见成效。至 1118 年，诸路医学三年合供 733 人，其中第一年 239 人、第二年 239 人、第三年 255 人。外加推恩 100 人，共计 833 人。但这一规模显然仍不能满足地方需要。1118 年，政府再次根据地方大小，重立各路医士贡额：京畿 15 人，京东东路 5 人，京东西路 5 人，京西北路 5 人，河北东路 3 人，河北西路 4 人，河南路 3 人，永兴军路 2 人，秦凤路 2 人，江南东、西路各 4 人，淮南东、西路各 4 人，荆湖北路 3 人，两浙路 6 人，福建路 6 人，广南东、西路成都府路、利州路、梓州路、夔州路各 3 人。地方医学开始独立于太医学之外，形成初步系统。[②] 这无疑对医学发展、百姓健康水平提升有直接的影响。此后虽因外族侵犯，宋王朝统治者偏安江南，但医学教育的制度设计基本为南宋政府继承。

在地方医学的发展上，南宋政府采取了更为灵活的策略，命令各州，如果职医缺，就迁助教充任；如果助教缺，就在本州县医生内选医术高明者充任；如仍无合适者，可广找人才比试，虽非医生也可听补，从而鼓励各方面人才注重医学研习，充实医学人才队伍。鉴于医者行业的特殊性，政府要求所招的州县医生不仅要医技高超，还要医德良好；补缺时首先选那些不曾犯罪者，并要求投家状，须有台品官或职医、助教 1 人作保，并且有 3 人联保。[③] 总之，地方医学人才的选用以成绩优秀、医技高超、忠实可靠为条件。

宋亡元兴，元代前期，统治者曾废止儒学教育，但医生地位较前大

① 甄志亚:《中国医学史》，人民卫生出版社 1991 年版，第 206 页。

② 同上。

③ 同上。

大提高。许多饱学之士在仕途不得意之时，开始转向医学，元代的地方医学因而获得一个较快的发展机遇。公元 1262 年，太医院大使王猷和副使王安仁以"医学久废，后进无所师授，窃恐朝廷一时取人，学非其传，为害甚大"为由，希望统治者能依照两宋旧制，以当地医生充任教授，设立医学以训诲后进。① 他的这番进言切中时弊，且医生又为皇族与百姓的不时之需，所以很快被政府采纳，在各州设立医学校，拟定具体办法，训诲医生。② 元代统治者还规定了医学人才的举荐方法：除各路医学教授一员由朝廷敕牒授予外，上、中、下州各设医正，均由尚医监委任，各县教谕，受本路医学教授聘请。③ 在实行医学人才举荐制的同时，元统治者还加强了对教学人员的定期考核制度，从而使元代医学教育质量显著提高。

宋、元统治者对医学的重视与提倡，直接影响了民间医学力量的生成与发展，所以该阶段我国出现了很多有影响的医家。"除大批具有较高理论素养的儒医外，上自君主大臣，下至草泽民间，包括职业道士、僧人，还有外籍人士，名医之众，前所未有，总之，包括京师与地方医官、教授、走方医、民族医，见于文载者，超过 400 人之多。"④ 这些人成为地方医学的主要力量，也是民间百姓看病的主要依赖对象。总之，宋、元两朝是中国医事管理制度发展的黄金时期。

及至明朝，儒学正统而独尊的地位重又得到了恢复，国家在医疗领域的介入则开始全面退缩。⑤ 在科举考试的大气氛下，统治者对属于方技或"小道"的医者的考试和审核制度几乎废止，一些人更是趁机混入医者行列，徒捞虚名。但百姓的诊疾治病之需不会因政治风向的转化而改变，反而使得一些实践经验丰富的医生更加受到百姓的尊崇。但也不能不承认，因医者身份获取混乱，又缺乏政府对医疗行业的管理，因而医疗行业队伍非常混乱，"有学位的人行医并不比没有学位的人更有权威或

① 《元典章》，转引自甄志亚《中国医学史》，人民卫生出版社 1991 年版，第 208 页。

② 同上。

③ 同上书，第 209 页。

④ 王三虎：《重医时尚与医学繁荣》，《中华医史杂志》1999 年第 29 卷第 1 期，第 17 页。

⑤ 梁其姿：《宋元明的地方医疗资源初探》，《中国社会历史评论》第三卷，中华书局 2001 年版，第 223—224 页。

更受人尊敬，因为任何人都允许给病人治病，不管他是否精于医道"①。
清代以后，医事管理制度更加松散，"医学界的杂芜现象愈演愈烈，医生
的来源多种多样，除了部分医生属世代行医或弃儒业医外，更多的则属
混入医疗业，以此充当谋生手段而已"②。这必然影响中医理论在实践中
的进一步研磨与发展。

二　中国古代民间医学力量的生成与变化

中国古代地方医学力量的形成也始于宋。医史学家谢观曾说，中国
历代政府重视医学者，无过于宋。历经唐末、五代战乱，士兵的战伤、
百姓的疾患在社会上引发的问题更加凸显。鉴于唐末以来武人干政的教
训，宋王朝在政治与社会治理上，务求核实，即便对于方技之士，也要
加以精练。在诸类方技中，宋的最高统治者对于医学尤为关注，可谓高
度重视。宋太宗赵光义登基后，更下旨发动医官编成方书 100 卷，赐名
《太平圣惠方》，并亲自作序，③ 这在中国古代历史上尚属首次。他的这种
行为也为其后世的几位皇帝所模仿，宋真宗、宋徽宗也都曾为医书作序。
宋徽宗还以个人名义（实为医官代庖）编写颁行《圣济经》一书。④ 一
名"惠方"，一名"济经"，都有布施恩泽于人之意，可见，无论宋王朝
最高统治者是作秀还是出于真心，他们的行为对象都直接指向了一向为
统治者不屑的民瘼病患。上行下效，皇帝的举措为臣民上下、各色人等
释放出了一个同样可以建功立业的方向性信息，因而，社会上关心医学
的人士渐增。这在传统社会士、农、工、商"四民"秩序里是一个特殊
现象。在北宋 167 年的历史上，大规模的中央官刻医书有 10 次之多，每
次都有一本或数本重要的医药专著问世，成为医籍精品，公开向外

---

① ［意］利玛窦，［比］金尼阁：《利玛窦中国札记》，何高济、王遵仲、李申译、何兆武
校，中华书局 1983 年版，第 34 页。

② 吴郁琴：《公共卫生视野下的国家政治与社会变迁——以民国江西省为中心》，博士学
位论文，上海师范大学，2012 年，第 30—31 页。

③ 脱脱、贺惟一、张起岩等：《宋史》卷四百六十一，中华书局 1977 年版，第 13507—
13508 页。

④ 郑金生：《宋代政府对医药学发展所起的作用》，《中华医史杂志》1988 年第 18 卷第 4
期，第 200 页。

发行。①

政府对医学的关注还体现在地方医学人才的选拔上。宋神宗在元丰年间（1078—1085 年）改行新的官制，其中包括医学人才的选拔，实行严格挑选和考试医官制度。1188 年，再把考取医官的范围扩大到外州各地及民间医生，"令内外州县选白身医人，各召文武臣选入医官一员，委保具状，经礼部陈乞于省试前一年附铨试场。……以五人取一名，八通补翰林医学，六通补祇侯"②。除中央外，地方各州郡也设有医官并有补缺及应试规则。据《续资治通鉴长编·卷三三五》载："元丰五年（1082年）礼部奏诸医生，京府节镇十人，内小方脉三人；余州七人，小方脉二人；县每一万户一人至五人止，三人以上，小方脉一人。遇阙……差官于所习方书试义十道，及五道者给帖补之。"在漫长的封建社会，中国一直是一个官本位社会，相比于科场考举，业医更容易获取功名，所以，政府对医官的重视，直接导致医官人数快速增加，以至于宋代后期，医官名目繁多、支俸冗滥。从六品到从九品不等的官衔（后世对医生称呼"大夫""郎中"即起源于这一时期），让人目不暇接。无奈，北宋政府在内外交困的情况下不得不实施改革，即固定数目，将员额定在 300 人，要求其他人虽仍可业医，但不能称官户。这些既非官而业医的人员，大大补充了民间医生群体的实力。

1127 年，宋高宗赵构南下临安后，仍秉承北宋遗风。在医学领域，南宋开通了"医而优则仕"的道路，放宽了医学考试要求。从而，医者可达时为良相、贫时当良医。这种人生期待大大助推了时人的从医风尚，江、浙、皖等南方地区的达官贵人们及一般文士家庭更甚，他们若有二子，则一子为士，一子学医。

宋衰元兴，在统一全国过程中，蒙古兵攻下城池后，独不杀工匠而俘做奴隶，医生被视同匠艺，得以免死。元世祖至元十三年（1276 年）二月平定江南后，诏书中曾下令搜求"前代圣贤之后，高尚儒、医、僧、道、卜筮，通晓天文历数，并山林隐逸名士"③，以为统治阶级服务。医

---

① 当然，官刻印书的发展也得益于活字印刷术的发明与应用。
② 《宋会要辑稿·职官》，大东书局，1935 年影印。
③ 宋廉：《元史》卷九，中华书局 1976 年版，第 179 页。

生也在搜求之列。元统一全国后,元统治者将社会之人按职业分为十等(即一官、二吏、三僧、四道、五医、六工、七猎、八匠、九儒、十丐),一向被视为"技工"的医生处于第五位,而儒士列于第九位,仅高于乞丐之流。这对儒生来说是一个明显的歧视。比较而论,此时的医户颇受统治者优待,可以免一切差役。这种现实优遇对普通百姓来说无疑具有相当的吸引力。更需强调的是,元代在其统治的前 80 年一度废弛科举制度,广大儒生仕进无门;与此相对照的是,元代的铨选制度却体现出了对医者的优裕:"然当时仕进有多歧,铨衡无定制,其出身于学校者,有国子监学……有医学"①,也就是说,那时医生不仅有可能在国家官僚体制中担任一定职位,而且还有可能进一步实现由医而相的期待;相比宋朝,元代医生向上晋身的渠道更为通畅,随时可能被选拔为官吏而实现人生蝶变。这些措施提高了士人从医的积极性,对那些儒生文人产生了很大的吸引力。② 民间习医风尚渐浓。这些人构成了中国医学发展中的地方力量。

明朱元璋稳定天下后,儒学独尊的局面再度形成。受此影响,医学也因属于"技"之层面而受到世人冷落,地方医学力量在经历了短暂的发展之后转入式弱。另外,明清时期,统治者为了加强对人民思想的禁锢,科举内容严格限制到"四书""五经",格式采用八股文,所述观点必须遵循朱熹《四书集注》,而不能有自己的见解。这种科举取士方式使中国士大夫、知识分子的思维方式、群体心理开始变异,导致读书人脱离现实,缺乏实际能力,蜕变为牵文拘义、循规蹈矩、重守成而轻创新的死读书者,严重影响了中国文化的发展,进而导致中国近代科学技术落后的局面。中国的医学也深受这种状况的影响。

总之,在中国漫长的封建社会,绝大多数情况下,政府对那些真正为广大民众诊病救命的散在民间的中医,少有资格认证和考核,任何人行医的标志就是"悬壶",其名声靠患者的口传;只要不出医疗事故,民间医生的行医、收费、制药、卖药甚或贩卖药品等几乎没有任何限制。

---

① 宋廉:《元史》卷八十,中华书局 1976 年版,第 2016 页。
② 梁其姿:《宋元明的地方医疗资源初探》,《中国社会历史评论》第三卷,中华书局 2001 年版。

为芸芸众生诊治疾病、调养身心的医者良莠不齐，杂乱不一。

第二节　社会转型背景下河南的医者与患者

河南是一个以农业人口为主的省份，在中国漫长的封建社会里，农业与家庭手工业相结合的自然经济结构十分稳固。直到近代，这里的大多数人都是世居家乡，人们聚村而居；家族渊源、亲朋友情和邻里关系绕结成各种网络，维系着乡土社会里人们的生产和生活，不到迫不得已，他们不愿意离开家乡到异地居住。乡土社会在地方性的限制下成了乡民生于斯、死于斯的社会，百姓常态的生活是终老是乡。由是，乡土社会中人和人的关系形成了一种特色：每个孩子都是在人家眼中看着长大的，在孩子眼里周围的人也是从小就看惯的。这是一个"熟人"的社会，没有陌生人的社会。在这个由各种关系网络维系的熟人社会里，医者的来源、医者与患者的关系既复杂又简单，他们多数既是乡土社会中的一员，又是有别于普通百姓的"先生"。

一　河南民间中医的来源

河南地处中原，是中华文明的发源地，以该省为中心的黄河中下游地区既受儒家思想浸润较深，又是中医药文化的重要发祥地。古代的许多医学家诞生或主要活动在河南，许多医学典籍也在此地产生：战国时期的《黄帝内经》、东汉时期张仲景的《伤寒杂病论》、南北朝时期褚澄的《褚氏遗书》、"金元四大家"之一张从正的《儒门事亲》等传世的中医药经典，以及我国现存最早的饮食疗法专著《食疗本草》等，都产生于河南，因而，就中医药文化而论，河南一地为中华文明甚至世界文明做出了重要的贡献。

明清以后，受科举制度和统治者政治倾向的影响，河南业医者的数量与质量，均受社会大环境的影响而逐渐走向衰势。到了近代，特别是清末以后，在科举制度废除，社会急剧转型的大背景下，河南省民间中医的来源，开始出现一些变化，除因家族渊源、祖传医技之外，还包括以下三种情况：

第一，由儒转医。儒医之称最早源于宋朝，兴于元代，主要指儒学、医学兼通的人。清末及民国初期，河南一地的儒医数量相比于之前来说，呈现出增长趋势。究其原因，笔者认为，唐宋以来，"学而优则仕"一直是读书人的追求，多数人皓首穷经，埋头于经文小楷，无暇他顾。及至晚清，在外辱内乱、国势衰微的境况下，晚清统治者为苟延残喘、不得不在"新政"改革措施中，废除八股取士式的科举考试制度，重实用，兴西学。清政府要求各地积极创办新学堂，兴新学，读经识字仅成为新学堂中的一个科目。对于这一改革，沿海、京津地区以及一些领风气之先省份，多数读书人通过出洋留学、上下引导或周围环境的熏染，快速跟进，迅速适应了这种人生追求模式的转换，而地处内地、交通闭塞、拘墟固陋、经济落后的河南却显得被动而落后。一大批饱读儒书、一心要走传统成才之路的人一时间无所适从，他们原本是科举社会的主角——知识分子，现在却一下成为既无法进入新式学堂又无法通过科举取得功名的"无根人"。在传统的自我价值追求无望、新的出路一时无由觅寻时，范仲淹的"不为良相，则为良医"之说①开始成为一些士子自我抚慰的依凭，一些人转而研习中国传统医学。中国民间有句俗语："秀才改郎中，只用一黄昏""一个秀才半个医"，形容中国医学与儒学密切相连的关系。中国传统医、儒相通的特点，为这批饱食儒学之士转向医者提供了便捷之径。

在河南，周口市的邵化南（1883—1957）、开封的李子雍（1893—1968）即由儒生转而从父学医，并最终成为名噪一方的儒医；项城的马国桢（1878—1959）是在应试未中后，弃功名就医道，开始拜师学医；孟津县横水乡铁楼村的刘宏庵（1903—1976）也是因升学被阻后，立志学医，主动向邻村医生学习，研得一手好医技。也有儒士属自学成医者，如栾川县的郑义升（1869—1929）放弃仕途努力后，自学成医；清末温县张羡村的周戒三、南阳的水应龙（1856—1944）等，都是秀才出身。

---

① 有学者考证这句话并非出自范仲淹之口。这一表述在其后不同的语境下有不同的表述，如"不为良相，愿为良医""达为良相，穷为良医""不为良相，必为良医""不为宰相，则为良医"以及"良相即良医"等，但反映的都是当时士子的人生两选追求。详见余新忠《"良医良相"说源流考论——兼论宋至清医生的社会地位》，《中国社会史研究》2011年第4期，第120—131页。

由儒转医的另一种形式是由乡村教书先生转换为医生。科举时代，教书馆地对不能做官的读书人来说，不啻为一重要的生活保障，而科举考试被废后，对教书馆中的多数人来说，仅有的谋生途径被阻，也面临着再次职业选择。如新县柴山堡杜家湾的杜子钦（1871—1936）、经扶县的程朗斋（1890—1978）、项城张庙村的张万福（1898—1972）、民权的黄克（1883—1961）、鲁山张店乡大詹营村的马波岑（1891—1961）、巩县北官庄的卢树芝（1891—1966）、中牟县的李本彦（1874—1954）、栾川的吴永芳（1882—1966）等，都是在家一边教书一边看病，以此作为一种过渡。科举制废除后，为谋生养家，他们不得不弃教从医，专门治病救人。

这些儒学人士的加入，一定程度上扩大了医者队伍，增加了百姓就医择医的机会。我们分析这些人的生平可以看出一个基本的规律：他们多生于晚清，1905年科举制废除时，多数恰处在人生三四十岁的年龄段，因而可以说，这些由儒转医的人员，侧身转攻医术，多是迫于生计考虑。当然，也有邵化南、李子雍开始习医时年龄稍小，但他们的出身有一个共同的特点，即他们的家庭在当地都是医学世家。

第二，弃仕从医。近代的中国，政局多舛，社会动荡，官场腐败，不免让许多有识之士寒心。一些人在官场失意后回归乡里。他们饱读儒书，素抱济世之心；他们身处民间，能够深切感受到乡邻百姓看病的艰难，因而在研得医理后，也开始给乡邻百姓治病。如新安县的王衡文（1885—1958）弃仕归医后，从1942年开始，免费为众乡邻治疗瘟疫；[①]孟津县横水乡铁楼村的习培英，自幼攻读医书，辞官返乡后边务农，边免费为乡民治病；临颍县城南皇帝庙乡潘牛村的潘鸿儒（1886—1963），本是清末监生，返乡后义务行医多年，被人称为"百科名医"；[②]桐柏名医张圣之因刚正耿直，愤恨官场黑暗，1913年弃官从父学医；[③]等等。这些弃仕从医的人员，一般有相对较为宽裕的经济生活，又心无旁骛，所

---

① 赵象贤：《中医世家》，《新安文史资料》第二辑，1989年，第142—148页。
② 潘应坤：《济世名医潘鸿儒事迹续补》，《临颍文史资料》第五辑，1988年，第164—166页。
③ 倪恒典：《桐柏名医张圣之》，《桐柏文史资料》第二辑，1988年，第101—104页。

以，经过医疗实践后，往往医道精妙，妇孺皆知；而且，这些人因受"重义轻利"儒家传统的影响，多属免费开方，义务诊病，因而备受百姓推崇和信赖。

第三，因义学医。乡村百姓中的一些人，他们生于农家，长在农村，偶遇自己或亲人罹病，四处求医难得后，也愤而学医。这些人因有"看病难"的切身感受，故多数行医后也能善待病者。如中牟县黄店乡郝营村的郝鸣九（1906—1989）生性耿直，看到周围百姓有病无法就医时，开始攻读各家医书，自学医理，最终成为一位全科医生；无论初始还是在成为地方名医后，他都坚持"穷人求医药价减半"的原则。① 长垣县芦岗乡东程庄村的李素贞（1870—1972），有感于百姓缺医少药，无钱治病，在中年时期通过向一个亲戚——姜庄名医刘新广学习中医医理、药性、穴位，并通过长期实践，自己摸索出一套用土单验方及针灸治病的简便方法，使用于临床，治疗妇科、儿科疾病。她通过望闻问切，了解病情及病症，再通过几根银针，以及一些当地土产的草药，济世活人。她使用的草药除香附、车前子几味名药外，其他如丝瓜瓤、藕节、藕头、蝉蜕、芦芽、茅根等皆源于民间地头。百姓几乎可以不花一分钱，即能治好病。② 林县姚村镇东牛良村的李树嘉③（1908—?）本为乡村教书先生，因拜请医生给母亲治病被拒绝，愤而弃教从医。在他的从医生涯中，他对穷困之病人，常免费给予治疗。鲁山县赵村名医杨洪范，有感于母亲患病时请医生的艰难，拜师学医后，义务为百姓行医50年。他说："将心比心，才深知病家之苦，自己会医，并不算啥，若待索取财物，类同落井下石，实为小人辈。"④ 他熬制外敷膏药，不少中药材当地不产，须从山外购买，但一旦遇到经济困难的患者，也往往义舍膏药。

上述三类人士，无论是由儒转医，还是弃仕从医，或因义学医，都

① 梁飞：《治病救人为天职，医德医术满杏林——郝鸣九医师传略》，《中华文史资料》第七辑，1996年，第208—212页。

② 陈振宇：《济世活人的女医师》，《长垣文史资料选》第四辑，1987年，第15—16页。

③ 李少白：《终生奉献医疗事业的名中医李树嘉》，《林县文史资料》第四辑，1989年，第87—91页。

④ 袁占才、李逢昌：《民间名医杨洪范》，《鲁山文史资料》第十辑，1994年，第182页。

有一个共同的特征，他们是乡村民间的读书人。在当时交通闭塞、经济困顿、万般皆下品唯读书为贵的时代里，他们因有知识而被人敬仰，因感于乡民疾困而注目中医书籍。这些熟读儒家经典的儒者，通过研究《黄帝内经》《素问》《伤寒杂病论》等古代医学经典著作，习得医理，偶试身手成功后，即被周围亲朋乡邻口耳相传，视为精文通医之士，因此，百姓在身染疾病，求医无门的情况下，即拜请这些读书识字之人帮忙看病。中医的临床医学这一条线，着重大量实践经验与诊治心得的总结，包括病症的分类描述、对病情症候的观察、药物应用和组方治则的搜集与研究等。这些医者一来饱读经书，二来与患者是乡邻关系，便于问询、了解病人劳作与生活环境、病状与感受，也方便及时观察患者病情变化，因而常常能有自己的临床洞见，久而久之成为一方名医。

河南医者的行医方式也与全国大多数地方的中医一样，分为以下几种：一是坐堂医，即医生坐在店内诊治疾病，求医者慕名而至。这些医生往往是一些名医，诊所就在他们的住处；州城名医也有受中药店铺的聘请，坐堂应诊的，官门权贵相请，多车马接送。二是背褡散医，即医生将药物配制成丸、散、膏、丹等型剂，装于袋内，兼行针灸推拿，挨村串户为病人诊治，称为串雅医生和医药摊贩，他们多持特技秘方，有简便廉验之长，颇能为穷乡僻壤缺医少药之处解一时之难，但行骗误人之徒也在所难免；他们也赴乡赶集，在人多处摆摊，诊病售药。三是江湖游医，即走镇串乡的散在医生。他们一般不带药物，只开处方，这类骗钱财者较多。还有巫婆、神汉，他们自称能见阴阳，通鬼神，所以也以医病为名，行骗害人。这一群体在民间长期存在，一方面是精神空虚、有迷信思想且处于病难中的百姓希望寻求精神慰藉和依托；另一方面，或者说更重要的现实问题是，在百姓周围，中医数量太少，而且，像上述医术高明、医德高尚的医生少之又少，绝大多数地方缺医少药，有的穷困地区甚至周边十里八乡都没有一个医生，不见一家诊所和药房，所以医难请，药难买，病难治，他们只好降而求其次，寄望于江湖游医或巫婆神汉。当然，这一群体严格来讲不能归属医生群体，而且他们的存在，是中医在民国年间被人诟病的最主要原因，因而不在本书研究范围。

二　乡土情结下医者与患者的关系

散存于河南各地的医者，多数仍然本身务农，他们或因袭得祖传医方医术，或通过拜师学习，究得医术；或由儒生转攻医书，研得并总结一些治病经验或良方后，给人开方治病。这些人有一个共同的特点，即多数生长在河南乡土社会中，他们与患者的关系，是相互依存的。① 他们仅将给人开方治病作为一门活人之术、务农同时的另一追求。他们在自己家中，给远近亲朋和周围乡邻开方列药，但多数人不售药；他们有时候也随请到患者家中诊病，但也最多被招待一顿饭菜，并不收钱。这主要是因为，在传统中国社会结构中，人们的乡邻情结非常重要。在传统结构中，每一家以自己的地位做中心，周围划出一个圈子，这个圈子是"街坊"、邻里和村落。"有喜事要请酒，生了孩子要送红蛋，有丧事要出来助殓，抬棺材，是生活上的互助机构。可这不是一个固定的团体，而是有范围限定的，范围的大小要依据中心的势力厚薄而定。有势力的人家的街坊可以遍及全村，穷苦人家的街坊只是比邻的两三家。"正如费孝通所说："我们的格局不是一捆一捆扎清楚的柴，而是好像把一块石头丢在水面上所发生的一圈圈推出去的波纹。每个人都是他社会影响所推出去的圈子的中心。被圈子的波纹所推及的就发生联系。每个人在某一时间某一地点所动用的圈子是不一定相同的。"② 正常人对这个范围是看重的，他们有意无意地，要用自己的金钱、权势、技能或其他来尽量扩大这种关系。这是"人伦"的发挥，是家族势力的象征，也是"面子"大小的标志。医生自然也不例外，但他们经常利用的是医病技能。

这些乡村医生，因为身处由家族、姻亲、亲朋邻里等关系联结而成的乡村熟人社会中，医生与病人相对因联系而熟识，因而医者与患者的关系相对简单——你有难，请我帮。这种"帮"与"请"的关系使双方无论诊治后果如何，一般不会造成纠纷。当然，在中原深厚的儒家文化熏染下，一些儒医因素怀儒家重义轻利、良医济世救人情结，在处理医

---

① 因行文需要，我们这里不将巫医列入医者之列。

② 费孝通：《乡土中国》，人民出版社2010年版，第14页。

患关系时，首先考虑"情"而非"利"，他们秉承"穷人吃药富人拿钱"的"药王爷"规矩。更有少数民间医生"以医疾救贫为乐事"，或对穷困病人不收费，或遇到穷人求医则药价减半；如临颍县大郭乡商南村的寇老五义务行医 50 年，[①] 鲁山赵村的杨洪范、洛阳偃师王窑东沟的杨亭（瑞卿）也义务行医多年，[②] 杨亭至经济最困难时竟卖地购药为百姓治病。还有一些乡间医生，为了扩大自己的声誉，或是为"义"所使，不仅治病不收费，而且对远道而来的病人还管茶管饭。正阳县城内天保堂业主刘子贤，看病不分贫富，如诊治神经麻痹，嘴歪眼斜，可用一针扎两穴的方法（夹池穴运针对地仓穴）；如果穷人前去求医，就只给用牙皂粉、大麻子仁捣碎敷之，疗效好，且用钱很少；若高贵富豪之家就医，他则给用麝香膏等贵重药品。[③] 民国时期，平乐一带有句医疗谚语："有病莫发愁，去找幺二三。"[④] 所谓幺，是指中医外科名医郑济滨；所谓二，是指累世中医内科王俊臣；所谓三，是指平乐骨科名家郭灿若。他们在百姓中的影响，一是因为医疗技术水平高超；二是药价能为他们所接收，或者可以免费得到治疗。总之，这些生于斯长于斯的乡土医生，他们大多数能体谅到农民生活困难，有病无钱吃药，不少人一场大病就会债台高筑，多年翻不过身，因而多能基于乡情、因人而异地进行把脉诊病。

为减轻患者经济负担，一些医生也常使用民间的单方、偏方、验方来给人治病，让病人不花钱或少花钱而能治好病。如周口市的邵化南、中牟县韩寺乡郭辛村的李本彦、栾川县的杨东朔等，就常以小方轻剂，而起沉疴痼疾。更有一些中医，他们既精于脉象，也熟读《灵枢》，通晓经络与腧穴，学得多种杂症的行针之法，在遇到穷人看病时，尽量用针灸、火罐等手段治疗，以使病人省去买药费用，如博爱县中医世家出身的申敬轩[⑤]、中牟县韩寺乡郭辛村的李本彦等，常将针灸和土单验方相结合来治疗百姓的各种杂症；内黄县亳城乡南野庄人李平、长垣县芦岗村

---

① 寇培烈：《寇老五义务行医四十年》，《临颍文史资料》第五辑，1988 年，第 161—166 页。

② 王培生：《中医杨亭》，《偃师文史资料》第四辑，1990 年，第 81—83 页。

③ 李国贤、田心发、张国宝：《正阳县城关医药行业概况和天保堂药店》，《正阳文史资料》第一辑，1988 年，第 121 页。

④ 郭廉：《平乐名医幺二三》，《孟津文史资料》第三辑，1989 年，第 115 页。

⑤ 医史志办公室：《妙手岐黄申敬轩》，《新华区文史资料》第二辑，1990 年，第 55—57 页。

的李素真等，将针灸与土方、单方和当地土产草药结合起来给周围百姓义务治病。还有信阳的陈鹤亭、王幼卿、吴杰臣、危惠民①，博爱县的王敬轩②，新县的杜子钦③等，都常免费为穷困百姓诊病，所以他们的姓名和事迹几十年来仍被百姓记忆，在乡间广为传颂。

这些用自己一技之长经年不断为百姓祛病救难和养护身体的医生，自然会受到相邻的尊敬，在乡村中拥有很高的威望，如李素真被乡邻称为"济世活人的女医师"④，杨东朔被称为"穷人医生"⑤。

处于熟人社会的一些药店有时也会相机而动，用"义行"远播声名，稳定客户。如民国年间中牟县城"鼎义堂药庄"的惠明新，他聘请的坐堂医李伯长擅长内科。战乱年代，惠明新教育医师李伯长和店员要树立救世济贫思想，穷人暂时无钱，也让把药取走，而且他从不下乡要账。⑥在中牟县城开设"茶升堂"药铺的李海文，擅长儿科、妇科，以针灸而扬名，他医德高尚，穷民治病不收药费，以治愈病人为乐。⑦修武县在大德生药店从医的司炳珠（1910—1986）善治小儿麻疹、腮腺炎、妇科病和常见病红白痢疾等，切脉诊病尤为著名。他治病尽可能做到处方小、花钱少、效果好，一般一服药都是几角钱。⑧

还有一些中药店店主和医生运用其他方式，尽可能减少百姓的看病花费。如在信阳开中药店的赵荣华医生，他开有"赵仁义药店"，诊病卖药。因懂得药材药理，可以逢集时在家出诊看病，平常上山挖药材，因而成本低，药品价格便宜，对百姓、对自己都有裨益。⑨内乡县王子庚、

---

① 如信阳的陈鹤亭、王幼卿（陈子英：《信阳的几位名中医》，《信阳文史资料》第五辑，1990年，第25—30页）。

② 区史志办公室：《妙手岐黄黄申敬轩》《新华区文史资料》第二辑，1990年，第55—57页。

③ 方正良：《名士名医杜子钦》，《新县文史资料》第三辑，1989年，第112—114页。

④ 陈振宇：《济世活人的女医师》，《长垣县文史资料》第四辑，1987年，第15—16页。

⑤ 光廉：《一方名医杨东朔先生》，《栾川文史资料》第八辑，1989年，第132—136页。

⑥ 惠济霞口述，王平夫梁飞李凤彬整理：《鼎义堂药庄》，《中牟文史资料》第五辑，1992年，第11页。

⑦ 娄云海、李凤彬：《城关地区医疗卫生事业》，《中牟文史资料》第七辑，1996年，第198页。

⑧ 《医疗卫生界人物》，《修武县文史资料》第十辑，1994年，第142页。

⑨ 陈子英：《百年老店信阳赵仁义药房》，《信阳文史资料》第三辑，1989年，第144—149页。

辞贤文、王德生、王荣甫等外科医生，自己配药，为患者舍治，也从不收费。[1] 他们凭借自己精湛的医技和良好的医德，获得了百姓的认可、记忆与传颂。

在笔者搜集与查询的地方文献中，描述当地名中医的文献很多，下面掇拾一二，以旌其医德，并借此透视近代河南乡间的医患温情（见表2—1）。

表2—1　　　　　　　　河南百姓记忆中的有名中医

属性＼人名	生平	行医地区	业医原因	擅长业务	所开药店	为世人称道之处
邵化南	1883—1957	周口市	从父	内、妇、眼各科		素以医疾救贫为乐事；常以小方轻剂，而起沉疴痼疾；一方饱学儒医
蔡功恒	1871—1953	周口新街	从父	痘诊	协和堂	誉满淮、西、商三县
王汝章	1891—1967	周口	学徒出身	内、儿科	同益堂	1936年任周口中医师公会常务理事，1937年任中医研究社常务理事。认症真，疗效高，为人忠厚朴实
李子雍	1893—1968	开封、淮阳	从父	通西医，精中医内科		有儒医风；凡医界同道，无不交口称赞
周志甫	1906—1972	周口	自学	内科、妇科	德化堂	1929年因反抗国民党政府取缔中医法案，深受周口同道拥护，被推为周口中医师公会会长、中医研究社社长
买春亭	1890—1981	周口	随兄学医	外科		1920—1940年为义务行医；1927年当选周口中医师公会理事；以治病救人为乐事

① 孔亨、伟志：《马山口中草药集散地史迹》，《内乡文史资料》第五辑，1987年，第19—20页。

续表

属性＼人名	生平	行医地区	业医原因	擅长业务	所开药店	为世人称道之处
王于卿	1907—1980	周口	从师	内、妇、儿各科	普济堂	1927年被聘为中医师公会委员，德高望重
王辅廷	1898—	周口	从师	内、妇科；针灸	开明诊所	誉满周、淮、商各县
刘允中	1903—1986	郑州南关、中牟	从师			深受群众厚爱
董步赢	1902—1973	中牟县南	祖传	骨科		祖传医德是义务治病，治病不收费，且对病人管茶管饭
郭振卿	1886—1956	中牟县南	从父	内、外、妇、儿科，通晓脉象	同心堂	尊奉"穷人吃药、富人拿钱""先乡邻后官府"原则
李本彦	1874—1954	中牟县韩寺乡郭辛村	自学			针灸和土单验方相结合，治杂病，花钱少除大病，深受群众欢迎
郝鸣九	1906—1989	中牟县黄店乡郝营村	自学	中医全科	民生堂药庄	1930年有感于百姓疾困，开始学医；持"穷人求医药价减半"原则。生性耿直
杜云乾	1901—	先后在中牟县八岗、王庄、县城	从师			医德高尚
赵仙亭	1894—1973	宛西、家乡镇平县侯集镇	学徒出身			对穷人免费开方，或开以单方治疗
段某	不详	义马市二十里铺	祖传	眼科及其他杂症		无论贫富，一视同仁；对赤贫者免费治疗

续表

属性\人名	生平	行医地区	业医原因	擅长业务	所开药店	为世人称道之处
朱鹤圆	1897—1957	叶县南区三娘庙村	从岳父	针灸，内、儿科		采取"针灸第一，服药第二"的治法，见效快、省药费
杨亭（瑞卿）	1892—	洛阳偃师王窑东沟	从师	外科		1933年开始义务行医，看病取药不要钱，并备开水；1938年卖地购药救百姓疾病
陈鹤亭	1891—1966	信阳董家河、游河	自学		在家	治病仅收药价，真正无钱的农民则免费
王幼卿	1888—1945	信阳市	祖传	针灸、膏药		对病人不要手术费，只收药钱，从不漫天要价；对穷人无力出钱者免费
吴杰臣	约1891—1950	信阳吴家店	北京朝阳大学学医			用药谨慎，不用重药，以防伤人。对病人一视同仁，药价公平。对真正无钱者，分文不要
杜玉峰	1910—1984	信阳	自学	儿科	小药店	为人和气，药价不高
危惠民	1899—1945	信阳				只开方，不售药，脉理钱随便，穷困者免费
赵荣华	1825—1890	先后在信阳罗山县周党畈、信阳市	自学并传子赵雨亭	中西医	赵仁义药房	为人和气，药价便宜。自己采集部分药材，成本小，价钱低。1920年后兼营西药
杜子钦	1871—1936	新县柴山堡杜家湾	坐堂医			教书兼看病。应诊不问贫富，出诊不计天时，给有钱人看病用官药（商品药），给无钱人看病用单方

续表

属性 人名	生平	行医地区	业医原因	擅长业务	所开药店	为世人称道之处
程朗斋	1890—1978	经扶县复兴合作社	从祖父学医	内科	宏济药店	一面教书一面行医。1939年起当坐堂医,以解除患者疾病为乐事
申敬轩	1907—1973	博爱县	世医	妇、内科,针灸		行医乡间,对穷人常免费治疗
王衡文	1885—1958	新安	自学			弃仕归医。1942年免费为众乡邻治疗瘟疫
龙金门	1853—1920	项城	拜叔父			无论官宦和贫民一视同仁;诊治中怕耽误病情,总是穷人优先;原则是"穷人吃药,富人打钱"
马国祯	1878—1959	项城	拜师		在家	应试未中,弃功名就医道;对穷人分文不取
董德位	1922—1998	项城孙店镇董营村	从父		万安堂	坚持"穷人吃药,富人拿钱"原则
张万福	1898—1972	项城张庙村	自学			一边教书一边饱读医书,后弃教从医;坚持"穷人吃药,富人拿钱"原则,对穷人义务行医
张少云	民国	洛阳	不详	内科		洛阳星都国医公会主席,以贫者看病,富者花钱为宗旨;对赤贫患者一律免费,对权高、富豪人家,则加重收费
周戒三父子	清末至民国	温县张羌村	自学	骨科		秀才出身;父亲对病人义务治疗,其子务农习医,对贫者一律免费

续表

属性\人名	生平	行医地区	业医原因	擅长业务	所开药店	为世人称道之处
张圣之	1877—1947	宜昌、汉口、开封、信阳、桐柏	从父	精通妇、幼各科及疑难杂症	仁术堂	弃仕从医；遇穷人求医，往往赊药。用药精练，常以平淡之品，即能治疗大病，且随手奏效。治病方简、药廉、效佳
水应龙	1856—1944	南阳	世医	内、外、妇、儿科，五官各科疾病	化育堂	秀才出身，常用土方治疗大病；对贫困者分文不取；他自制一些眼药，用来施舍
赵丙泰	1856—1926	内黄丈保村		针灸、瘟疫伤寒、妇女产后风、中风、疯狗咬伤		义务行医；仅用针灸、土单验方，必要时两三味草药
李平	1881—1950	内黄县亳城乡南野庄	拜师	针灸、脉理		利用针灸、火罐、土方、单方治病，义务行医
王金臣	1888—1944	内黄县宋村乡西沟村人	拜师	外科疮疖		"穷人看疮富人拿钱"，没钱免费
吴吉甫	1883—1945	先后在洛阳、孟津县马屯乡雅沟村	自学		宏济药堂	边教学边学医，后弃教从医，徒步到患者家中治病，志在解除山村农家乡亲的疾苦；开方简单，所开药物廉价易办，用药三味至五味，每方三角至五角钱；穷富一视同仁

续表

属性\人名	生平	行医地区	业医原因	擅长业务	所开药店	为世人称道之处
刘宏庵	1903—1976	孟津县横水乡铁楼村	从师			升学被阻,立志学医;处方简单,少则三味,多则五味;很少使用名贵药材,多能药到病除
郑济滨	1868—1946	平乐				手术医药,从来分文不收
王俊臣	1894—1961	平乐	世传	内科		纯属义诊
郭灿若	1895—1950	平乐	祖传	骨科		集家传骨科经验之大成,治病得心应手;揉药(展筋丹)治病,分文不收;糊药(接骨丹)治病,仅收富商达官之药费;对老百姓一律免费,就医者多数仅掂果子两包或土产少许,就是不带任何礼品,他也一视同仁,悉心治疗
习培英	1883—1953	孟津县横水乡铁楼村	自学	各种疑难杂症		辞官返乡,边务农,边免费为乡民治病;自造牛痘疫苗,为本村及附近各村庄儿童免费施种;自己研制霍乱处方,熬制药液,义务巡回应诊,见效甚速
张景铭	1896—1955	嵩县田湖古城村	祖传	外科		行医数十年,收费很少,一般都是舍药;穷人用药,富人出钱;给穷人治病,舍工舍药,不计报酬

续表

属性 / 人名	生平	行医地区	业医原因	擅长业务	所开药店	为世人称道之处
胡云彪、胡国祥父子	1872—不详；1901—1961	潭头胡家村	世医	伤寒、时疫、眼科、妇科		除采药施舍外，从未开过药铺，以免有碍医德
吴永芳	1882—1964	栾川	拜师	伤寒杂症、泻痢、小儿中风、妇科诸病		不媚权贵，专为乡邻服务；自配许多中医外科药，免费为乡邻除疮疽外伤
郑义升	1869—1929	栾川县城	自学	瘟疫、伤寒		弃儒习医，乐善好施，义务行医
史尚斌	1879—	栾川县陶湾	世医	内科、瘟疫、伤寒		人称脚踏百家门的好郎中；常用土单验方治病，使病人少花钱治大病
杨洪范	不详	鲁山赵村玉枕山		疮科		义务行医50多年
白秀峰	1880—1933	鲁山县辛集乡白村	自学	外科		向来不取报酬；附近殷商富户看病，开大处方，多买药，穷人看病不要钱
孙德龙	1905—1982	鲁山县三岔口村	拜师	各种疑难杂症；发明的膏药既能防病又能治病		谨遵师训：当穷人的医生，只采集药舍药，不开药铺，以免贪得无厌。他研制外科膏药13种，内科泻药4种，每年让村人服食，避免传染病
寇老五	1899—	临颍县大郭乡商南村		疮科		自己配药看疮，义务行医50年

续表

属性 人名	生平	行医 地区	业医 原因	擅长业务	所开药店	为世人称道之处
潘鸿儒	1886— 1963	临颍县城南皇帝庙乡潘牛村		外科		清末监生；被人称为"百科名医"；义务行医
仝金海	1894— 1968	临颍张潘	自学			在家开药铺行医；对有的穷困患者免费
王凤德	1915—	林县城关乡王家池村	四代中医世家	内科，尤善治疗慢性疾病，对外科、妇科、儿科也颇精通		一直以"济世活人"传世乡里
李树嘉	1908—	林县姚村镇东牛良村	自学	中西医学兼通	仁济药房	请医给母亲治病遭拒绝，弃教从医，抗战时曾免费治疗抗日军人和穷人的疾病
张西陵	1899— 1966	巩县北山口乡北官庄	从祖父	内科		早上给来家患者诊脉开方，然后登门去为本村病人治病，早饭后出门为外村患者诊治。遇到病人用贵重紧缺药品，就亲自外出求借或购买；遇到经济困难的病人，就慷慨送药。处方时，本着"少花钱，治好病"的原则，尽量不开或少开贵重药品

续表

属性＼人名	生平	行医地区	业医原因	擅长业务	所开药店	为世人称道之处
张榜	不详	巩县北官庄	自学	内科		生性俭节，深知农家疾苦，用药则择其价廉高效者用之
卢树芝	1891—1966	巩县北官庄	七代家传世医	内、外两科，尤长喉症、乳疾、儿科、伤寒等		边教书，边行医；义务行医，不取诊金
卢彪	1875—	巩县北官庄	开封医学堂毕业			务农兼行医；念农民无经济收入，诊病从不收费
李湛水	1855—1940	巩县清易镇	自学	内科、外科		亦农亦医；医德高尚，义务行医
吴旋乾	1900—1965		拜师	温热病以及内、外、妇、儿各科		在家开药铺行医，医德高尚
李绍庐	1914—1998	潢川南城	从父	内、妇、儿科及温热病	绍庐诊所	对贫穷的患者减费或免费治疗，从无拒诊现象；瘟疫流行时，多免费为穷困者送药
李鸿猷	1875—1926	潢川县	五代儒医			自我研制一种治疗"发痧"的药，免费为百姓发送
许璞山	1896—1974	淮滨马集镇	祖传	喉科		穷人看病没钱可免费用药，对要饭的还要留下吃饭；对富人分文不饶
刘好文	不祥	沁阳县城	从父	天花	刘氏堂	尊其父研制的治疗天花的秘方，结合自己多年经验，治疗天花效果较好。惜已失传

注：资料来源于河南各地的文史资料。

散处在乡间村坊的上述中医，他们既是乡村一分子，又是有别于普通人、拥有知识和救人技能的乡医。在传统社会由各种人情关系组织与维系的熟人社会中，他们与百姓相互依存，因而多半与百姓维持着良好的关系：医者以其医技而久为百姓敬仰，百姓也以不同的形式，回馈于这些医生。

患者对医生的感恩往往以最朴素的形式表现出来。平乐名中医郭灿若（1895—1950）集家传骨科经验之大成，治病得心应手。尤其是，他乐善好施，"揉药（展筋丹）治病，分文不收；糊药（接骨丹）治病，仅收富商达官之药费；对老百姓一律免费，就医者多数仅据果子两包或土产少许，就是不带任何礼品，他也一视同仁，悉心治疗"①。看到患者因钱用尽，病却尚未痊愈，并不愿离去时，就不仅免费给他们施药，还要在看病后送给他们一些食物（如油条、火烧等）。善良且穷困的百姓对医生的回报，也多是将家中的食物送来以表谢意，郭灿若则再将这些食物送给困难的患者。② 这是乡情的传递，也是近代中国无情社会中的一种乡间温情。即便没有成功救治疾病，这些朴实而困顿的乡民，也很少对医生产生埋怨情绪，因而，医者与患者的关系较为简单，少有纠纷。

三　现实竞存面前的医者与患者

上文所述免费或象征性收取费用的医生毕竟占少数——这一点必须言明——从另一角度讲，正因为这种急人所难的医生数量少，所以才会被百姓感恩与记忆。在当时社会动荡、经济穷困的现实面前，更多的医生是诊病收费、取药要钱的。能做到药价公允已属难得，所以千百年来，在百姓中一直流传着"拜医如拜相"之说。

（一）难请的中医

医生难请的原因主要有两重：一是医生少；二是中医、中医药店铺分布不均匀。

在中国漫长的封建社会里，"学而优则仕"、医为贱业的社会思维，深刻地影响了中国医学的发展规模与速度。徐大椿在《医学源流论》自

---

① 郭廉：《平乐郭氏正骨》，《孟津文史资料》第二辑，1988 年，第 43 页。
② 郭廉：《郭灿若先生乐善好施》，《孟津文史资料》第四辑，1990 年，第 73 页。

叙中说："医，小道也，精义也，重任也，贱工也。"① 四个词语，两对矛盾，道出了中国医学和医者处境的尴尬。一方面，医因其具有技术性而被视为"工"，医术被列入"小道""方技"，难登大雅；另一方面，它又是儒学之"精义"，担当着司民命的"重任"。

徐大椿随后的分析，更揭示出了医学的重要性和在中国发展缓慢的原因。

> 道小，则有志之士有所不屑为，义精，则无识之徒有所不能窥也。人之所系，莫大乎生死。王公大人，圣贤豪杰，可以旋转乾坤，而不能保无疾病之患。一有疾病，不得不听之医者，而生杀唯命矣。夫一人系天下之重，而天下所系之人，其命又悬于医者。下而一国一家所系之人更无论矣，其任不亦重乎？而独是其人者，又非有爵禄道德之尊，父兄师保之重。既非世之所隆，而其人之自视，亦不过为衣服口食之计。虽以一介之微，呼之而立，至其业不甚贱乎？任重，则托之者必得传人；工贱，则业之者必无奇士。所以势出于相违，而道因之易坠也。

一方面，无论是可以旋转乾坤的王公大人、圣贤豪杰，还是一般平民，都难保没有疾病，因而都离不开医生。但恰恰是这些维护生命的医者，在当时却既无尊严，也无地位。中国古代医学发展的矛盾就在于此，医学的重任要求"义精"，而达到医学精义的不二之途是智识之士的研习与传承。但是，在中国漫长的封建社会里，因为医为"小道"，所以有志之士不屑于为之；因为医术为"贱工"，所以鸿儒奇士不愿操习。矛盾的结果是，长期以来，中国医道不兴，医业易坠。这种现象造成的最为直接的社会影响，就是中国传统医学发展慢、医生少、民间医生更少。

另一种情况是，因为医为小道、贱业，许多人不愿学医业医。这种思想深藏在许多读书人的内心。他们即便学得医学知识，也不愿为百姓治病。最典型的是两晋南北朝时期，在社会长期的战乱中，有许多士大夫精通医学，并出现了一些医学世家，但他们中"相当一部分人却只是

---

① 中国医药网（http://www.pharmnet.com.cn/tcm/knowledge/detail/100933.html）。

把医学知识作为自己保身立命的一种工具,大多不愿以之施治广大普通患者。如东晋士大夫殷浩,是当时清谈领袖,精内典、善经方,但他却不肯为下级人员看病,某次有一下级职员之母有病,请他医疗,至叩头流血以求乃为之。当医好病人后,就将自己的处方烧掉,恐怕人再以医家视之"①。两宋、金元之时,尽管医学一度出现繁荣,但按理学要求,医学被解释为奉君、事亲的工具,而不是为百姓治病,因而出现了两宋时期一面医学繁荣、一面百姓无医可求的奇怪现象。宋元祐七年(1092年),右正言虞策向当朝者这样描述民间疾苦:"今要藩大郡或罕良医,偏州下邑,遐方远俗,死生之命,委之巫祝。纵有医者,莫非强名,一切穿凿,无所师法,夭枉之苦,何可胜言。"② 可以看出,尽管北宋政府对医学已有相当的重视,北宋时期是古代中国医学发展最为繁荣的时期,但庶民百姓求不到医、看不起病的局面仍未有很大的改观,"要藩大郡"仍良医罕见,遑论那些地处偏僻、所在遥远的地方。医学发展的宋元时期尚且如此,其他时段可想而知。到了清王朝后期,国家政治腐败、政局动荡、社会动乱,更兼外患不断,统治者尚自顾不暇,更无力顾及民间中医的发展和百姓的医疗问题;许多医生或死于战乱,或奔走苟活于他乡,百姓看病变得更加艰难,缺医少药成为许多地区的长期现象。

尽管清末民初,在社会转型的客观因素刺激下,河南一地民间医生的数量有所增加,但因长期极度匮乏,少量的增加并不能真正解决百姓有病不能医的问题。正因为医生数量少,所以普通百姓很难请得到。上文所述能不为利益所动,精心为民调理疾病的医生,在河南广大的地区只是极少部分,更多的是以医技为手段,挣钱谋生的人员。他们行医的目的,决定了他们开药治病的原则。河南省东部鹿邑县的郸城流传着这样的民谣:"黄水窝啊黄水窝,四害(水、旱、蝗、汤)横行疾病多,黄金有价药无价,穷人得病命难活",唱出了郸城百姓生活难、灾多医生少、药价昂贵的事实;"请请段老养(李楼中医外科),烟土得四两;请

---

① 刘理想:《我国古代医生社会地位变化及对医学发展的影响》,《中华医史杂志》2003 年第 33 卷第 2 期,第 83 页。

② 《续资治通鉴长编·卷四百七十二》。

请赵克天（中医儿科），得个大老犍"①，则道出了当地穷困百姓请不起医生的苦楚。

长期以来，由于中国封建统治者向来无视医事管理制度，民间医生群体良莠不齐，医术能称得上精良者很少，因而百姓一旦患病，有的只能一听天命。有些人虽医理医术精湛，但只是借医道以为进身之阶，喜看官场富贵人之病，对贫苦者或推诿拒绝，或粗枝大叶应付了事。如信阳的中医王子谟初开诊看病时，往往能根据百姓经济实力，为病人开方只三五样药，且能"有的放矢，药到病除"，少有差误。但随着临床经验不断丰富，声望日增后，就开始"为人们脉诊要洋五元（脉理钱）"②。穷人治病如何敢找他？只有有钱人才能请得起。总之，近代的河南，医生少，医技精良的医生更少，而愿意为民驱瘟治病的更加难得。

近代河南民间中医分布不均，也加重了百姓就医难的局面。

传统中国社会中，政府除了对那些给皇家贵族看病的医生有一定的资格要求、行医地点等的控制外，对民间医生的开业行医基本持放任态度。中医诊所的开张与关闭、中医是聘用还是自营，以及店铺地点的选择等，都由经营者自我选择。趋利的本能使得近代河南的中医也像我国其他地方一样，主要集中在城市、县城和集镇，分布于乡间的很少。

自元代至新中国成立初期，开封一直是河南省省会，历来是名医荟萃之地，且多系私人开业。"据民国二十二年（1933 年）河南省政府统计，当时开封有大小中药铺 100 家，膏药铺 2 家，药酒铺 3 家，眼药铺12 家，知名中医近百人。1946 年 6 月经省卫生处核准登记开业者有中药店 62 家，领照中医师 154 人。"③ 可见开封医生、医药店铺集中的情况。

周口商埠形成后，中医、药商也不断聚集。迨至民国，相继在周口开业的中药店堂不下 40 余家，挂牌中医 50 余人，诸科均有。较有名望的中医内科有王如璋、周志甫、史寅升、李子雍，外科有买祥臣、买春亭、王文明，儿科有蔡子贞、方老婆、李世珍，吕伯豪看杂症，杜含英的雷

---

① 李四端：《西医药传入郸城追溯》，《郸城文史资料》第一辑，1987 年，第 59—60 页。
② 陈子英：《信仰的几位名中医》，《信阳文史资料》第五辑，1990 年，第 25 页。
③ 《开封市卫生志》，1990 年，第 192 页。

火针，均有独到之处。①

而在河南省更广大的农村，尤其是偏远地区，中医人员普遍缺乏。如漯河，中医人少，中药更缺乏，直到 1907 年才开设了第一家中药堂"三义和"药堂。② 在汤阴县，清朝末年，全县仅有 4 家中药铺，中医仅有 8 人；"民国年间，中医中药人员和中药铺店少有发展，城关、五陵、伏道三个集镇已有中药铺店十三家，中医中药人员二十二名"③。在民国时期中医数量普遍增加的情况下，到 1946 年，整个考成县城只有中医 12 人、中药房 5 家。④ 兰封县也是一样，1946 年共有中医 10 人、药房 14 家，且大多分布在县城和较大的集镇。⑤ 在交通不畅、远行主要靠双脚的当时，老百姓拜医求药的艰难可想而知。

比医生紧缺、药房稀少更无奈的是药材不齐全，在很多地方，因多数药店是小本经营，资金缺乏，所以药材种类少，医生的一剂药往往缺好几味，要到邻县才能配齐，而当地交通不便，因路途往返耽误时日，患者病情加剧，造成不应有死亡的事件常有发生。这样一种分布状况，在灾疫并至的近代河南，很难满足广大百姓的就医需求，因而民间有"拜医如拜相"之说。"医""相"并称，且用"拜"字反映那种艰难与无奈的心情。

（二）药铺竞争环境下的医者与患者

医与药的关系密不可分。清末民初，社会的动乱、灾异的频发，反倒成就了各地医药业的发展。河南省各地的医药店铺较前也有所增加。如河南中部的禹县俗称"小禹州"，因是中药材集散地而名扬四海。据1923 年《禹县志》记载，当时"城内共有药庄三百家"⑥。到 1929 年，县城已有药行 81 家，如恒大、全胜德、瑞丰、成记、乾新台、荣兴昌、

---

① 周口市卫生局：《周口近代卫生事业简介》，《周口文史资料》第一辑，1985 年，第 70 页。

② 刘国胜：《漯河"三义和"药堂》，《漯河文史资料》第一辑，1987 年，第 169 页。

③ 《汤阴县卫生志》，1984 年，第 323 页。

④ 《西峡县卫生志》，1986 年，第 70 页。

⑤ 《兰考县卫生志》，1984 年，第 123 页。

⑥ 杨明庚：《发展中药市场，振兴禹县经济》，《禹县文史资料》第二辑，1986 年，第15—20 页。

豫兴、信昌、广顺合、和太昌、永兴、德元昌、同兴永、义成、豫圣源、
信茂、予源、予太昌、义聚合、永昌、卫钧恒、豫兴隆、德胜、永丰、
义兴永、予德昌、新太、会源长、协太昌、宏正兴、公利、松茂、恒玉、
德昌隆、太胜隆、永茂等 40 余家，资本最多的是豫兴隆，资金达 4 万银
元；人员最多的是瑞胜昌，最盛时有 47 人。另外，资本在 1 万银元以上
的有 4 家，人员在 20 人以上的有 29 家，总金额达 202385 银元。有药庄
200 家，如恒春、陡兴福、复生元、清和堂、瑞兴茂、松茂林、益兴成、
怡和永、李德旺、刘秋怀、益庆源、公大等，资本最多的是恒春，有 42
万银元；人员最多的仍是恒春，有 27 人。其中，资本在 1 万银元以上的
有 9 家，人员在 10 人以上的有 2 家，总金额达 663500 银元，总人数为 110
人。主要中药堂有同春荣、荣德堂、万元堂、金生堂、隆太恒、春林堂、
兴元堂、福寿堂、太盛堂、同春合、赵隆太、天兴堂、杏林春、同春堂、
福元恒、万春堂、惠福堂、天仁堂、天令堂、庆寿堂、中兴堂、堤明堂等，
资本最多的是杏林春，共计 5000 银元，人员最多的是天兴堂，共 9 人，其
中资本在 1000 银元以上的有 6 家，人员在 6 人以上的有 3 家，总金额为
20030 银元，总人数为 65 人。有药栅 91 家，如中太、义昌久、双复兴、华
新、同丰永、豫圣恒、东来升、同福太、法兴永、长胜永、同茂永、义丰
永、德兴长、大有生、天源昌、万顺德、福兴德、太兴隆、正义成、振太
恒、金记、同庆德、义记、福顺昶、同德永、德太兴、德太玉、义丰长、
中和生、万生隆、宏圣魁、豫兴昌、义昌久、全胜永、豫信恒、同德祥、
同德恒、德茂永、长兴永、三义成、中和兴、德义成、裕民、夏兴永、同
春荣、和胜义、瑞胜、住福运、同信成、信义永、可敬亭、三合水、中
兴永、永瑞昌、豫盛长、三德永、刘新怀、恒昌、师保恒、二合堂等。
其中资本在 5000 银元以上的有 10 家，人员在 5 人以上的有 42 家，资本
最多的为大有生，有 40000 银元，有人员 12 人，资本总金额达 255600 银
元，总人数为 358 人。另外还有丸散铺 70 家、从业人员 6185 人。到 1936
年抗日战争前夕，全县尚有药行 199 户、从业人员 1916 人、资本 245 万
银元。①

----

① 禹县医药工业公司：《禹县医药概况》，《禹县文史资料》第二辑，1986 年，第 9—10
页。

　　临颍县城也是药铺（店）非常集中的地区。民国时期，一个临颍县城的中药铺就有：张乃谦在西大街路北开设的"永裕元"（该药铺从清朝时期即已存在）、北街路西"奎胜祥"、对门"奎胜长"药房。其中"永裕元"在民国时期专门聘请介辉任坐堂医，治病卖药。西大十字街路北，"永裕元"东邻"三和堂"，为郾城县人陈绍虞开设，他聘请郾城甄庄甄子盘医生为坐堂医生。西大十字街东边鸡鱼市街路北的"天寿永"也是个老牌药铺，先属于北街银家，后来改字号"大德生"。北街路东有李丙振的"大夫第"，从禹州进货，批发零售各种药材。西门里路南是裴墩卢蔚的"崇华堂"，聘有医生张书金坐堂行医。西大街路南的"同德堂"，是禹州人刘德山开设，他本人行医兼买药。鸡鱼市街路南，开过"德元堂"药房；"德元堂"的东邻是"井泰源"，遵古炮制的眼药、清凉散、紫金锭治疗眼疾效力很大，驰名远近。鸡鱼市街的"万育堂"是祖传世医李金生的药铺，李金生医术高明。大布市街路北的"万元堂"，是北乡陈留贾楼村贾姓开设，该药铺东边的"义聚仁"，资本雄厚，批发兼零售；路北的"德顺昌"，掌柜程立中，从禹州进货，批发兼零售，医生是城北钟先生。大布市街路南天和堂，后改为"济生堂"，掌柜姓邢，由其子邢勉斋、孙邢俊德经营。东大街路南"天兴堂"，掌柜兼医生咸兴臣能针灸，内外科、妇科皆通，看病者多，治愈率高，人称"时医"。李金玉曾在东门里路南开过"崇德堂"，也延聘医生坐诊。东关路南有医生李东海开的药铺"同德堂"，李氏内外科、眼科都通，就医者络绎不绝。民国初年，南大街南头路西有"李老舍"药铺。南大街路东贾公祠堂北邻的"育华堂"，聘请李麟阁为医生。南大街仁育堂的坐堂医是郭西范，而首帕巷路西有陈存厚在家开设的祖传外科诊所。① 总之，20世纪三四十年代，一个临颍县城，也是中药店铺林立。

　　清末民初的郑州称为"郑县"，这里的中药经营在民国时期也有所发展。东大街的天芝堂，据说是明代开业的。顺河街的义庆长，是清代早期开业的。它们都经久不衰，声誉素著。清代末年郑县城乡共有37家药

---

① 阎理之:《民国时期临颍城关中药铺西医院概述》,《临颍文史资料》第七辑,1991年,第117—120页。

店，其中城里 10 家。到民国时期，交通日趋发达，药业也随之发展。至 20 世纪 30 年代，郑县已成为药材的集散地，这就给药店提供了便利条件。县城药店发展到 36 家，乡镇发展到 133 家。①

民国时期，汝南全县有中药店铺 60 多家，其中城关有大小药店 30 多家、各大集镇 30 多家，它们大都医、药兼营。如"宏发""同发源""宏康""豫泰永""育生堂"等。②

如此集中的药行、药店，均以售药为业，彼此之间的竞争自然不可避免。在这种竞争环境下，药店除了从药材质量、服务态度、经营方式上努力争取外，更多的是利用医生来提高药店的经营效益。

在传统和近代交错的社会转型背景下，中医生存的一个重要空间是药店。他们每天到药店坐诊，成为坐堂先生。药店利用医生的医技和声名，吸引病患者或买药人进店购药，药店和医生互相捆绑，这是一种常见的经营方式。药店为了多做生意而设坐堂先生，医生为了多应诊，或因家贫开不起药铺，为了糊口，也乐意当坐堂先生。这有三种情况：一是店方聘医生坐堂，门前挂"医师×××"的招牌，医生在本店开处方，患者直接在店内抓药，医生收诊金，不超过 5 角，也出诊，诊金 1 元，加车钱若干（这是 20 世纪 30 年代的情况）；医生按照药方多少或药铺收入多少，按比例抽取一定的金钱，作为份账；或者收取固定的年俸，但也看治病卖药的结果，如不满意，随时解聘。大药店有同时聘几位名医的。二是既为坐堂先生，又是店主。三是小药店与某些医生订立密约，凡是他开的方子，都到指定的药店抓药，药店定期付给医生酬金；更有一些医生与药店达成默契，医生虽不指名药店，但他所列病名，只有他认可的药店中的人员才能认出，他也从中获得提成。

药店和医生形成这种关系，自然是为了彼此的利益。而药店之间为了竞争，也争相聘请名医坐诊。例如，地处伏牛山南麓的内乡县马山口镇，是全国四大药材集散地之一，也因而药店相对集中。为了吸引客户，

<hr />

① 王天翔：《郑州药业见闻》，《河南文史资料》第三十七辑，1991 年，第 32 页。

② 孙成文等：《民国时期汝南城关医药行业概况》，《汝南县文史资料》第三辑，1989 年，第 105—118 页。

这些药店（除"崇升福"外）不惜重金，聘请名医为坐堂医，从而达到多售药的目的。因为医生"手高"，看的病多，本店卖的药就多。民国年间的医生如张耀堂、郭同坤、郭子杰、郭二先、郭四先、樊宗周、谢保恒、"小王先"、张鹏甫、杨荣甲、张保明、王子旭、汪子俊等医生，都被不同的药店聘用。他们只给病人看病，不收诊费。张耀堂是当地的名中医，人称他为"米汤药"。在病人垂危之时，他如诊不清病症就先以中药封闭，使病既不轻又不重，服上两剂三剂诊断清楚后再下药治疗。这种办法一般不会发生意外，又不容易治错病，药店又卖了药。缺点是得多吃几剂药。在马山口镇周围，一些大病如伤寒、霍乱等症，多是他治好的。郭同坤主治疟疾，不论患什么样的疟疾，只要经郭同坤医治保证会好，他家医术世代相传。郭子杰、郭二先、郭四先治麻疹、天花灵验，经他们诊治这类病死亡者极少。张鹏甫、汪子俊和一王姓医生（人称"小王先"）医治小儿"紧惊风""慢惊风"药到病除。但"小王先"诊病的特点是，他看病开的处方，到别的药铺买，服了坏不了症，但也治不了病，只有在他的药铺取药，才能保证效验。外科中王子庚医治红肿疮疗效很好，王荣甫治疗疔疮有术，他自烧的"白降丹"保证把疔咬出来。王德生自配"透巧水"专治耳聋，自烧"黑降丹"治疗疔疮，自治"倒脱观"专治"贴骨瘤"，疗效显著。由于马山口镇是中药材盛地，中药品种多且质量好，为医生用药治病提供了方便，同时又多销了药。① 当然，药店之间的这种竞争，客观上也促进了坐堂医生之间的竞争，促使他们精心研究医理，提高医技。

在医药市场，由于生命的不可重复性和医生对技术的独占性，药店竞争的结果，往往不是薄利多销，而是变相抬高药价。少有规范和管理的近代中国医药行业更是如此。中国传统的中医，药无统一价格，同一种药一个店一个价格。各药店的价格自行规定、随意升降，紧俏药一日几涨。一些药店内挂着"当下一言为定，早晚市价不同"的标牌。在许多地方，药店的价格对外是保密的，划药价各店都有自己的暗码，如用

① 孔亨、伟志:《马山口中草药集散地史迹》,《内乡文史资料》第五辑, 1987 年, 第19—20 页。

甲乙丙丁戊、金术水火土或东西南北中、天地日月星等来代替1—10的数字作标记，对外人绝对保密。[①] 为竞争，药店各施高招。一些药店故意降低一些普通药、大众化药物的价格以便笼络与吸引病人，却肆意提高其他药物的价格，从中获取更高的利润。还有一些药店在与医生达成默契的情况下，根据当地医生用药习惯，常用的药计利就低些，不常用的药计利就高些，有的高达10倍。在这种竞争的环境中，经营好的药店生意日益红火。因而，百姓中自古有"开过药铺打过铁，啥买卖都不热"的说法，可见医生开药铺是一项非常挣钱的营生。自然，这些钱都来自患者。

当然，药店之间的竞争也对医患关系的改变有积极的一面。如上所举，一些药铺会请几位医生同时坐诊，一来可以对各种病症对症治疗；二来可以使这些医生之间形成竞争，从而使他们研究与发展医技，提高自我技术水平。另外药店之间的竞争促使药店的药品质量和服务质量上升，各有讲究。药店首先要尽可能低价购进药材，然后精心炮制药物；当然也有少数以假冒真、以劣充优之现象，但一经发觉，就有口难封，一传十、十传百，该店主人就准备"鸣金收兵"，雇员只好"打马回乡"。这样，在竞争的环境下，"不嫌利小嫌名小，惟爱书香带药香"的店家也多有存在。

可见，在竞争环境下，医者与患者的关系都是多样化的，一方面，医者为求利润不得不采取各种手段争取病人，但另一方面，无序的竞争也导致了药价混乱；对百姓而言，医药店铺之间的竞争使他们可以找到医术较高的医生，但多数情况下不得不支付高昂的医药费。然而，对于当时的河南而言，药铺集中竞争的地区仅仅是少数城镇，更多地方（尤其是乡村）的百姓，他们即便是在正常年景下，遇到的境况也常常是少医无药、求医艰难，一旦遭遇传染病肆虐，往往只能是死亡了。

---

① 王天翔口述，魏树人整理：《解放前郑州的药业》，《郑州文史资料》第五辑，1989年，第15页。

第三节　传染病肆虐下河南中医界
人士的努力与无奈

　　传染病是长期困扰中国百姓的一种烈性疾病。近代以来，由于社会战乱无序、百姓颠沛流离、中外人员流动渐频等原因，一些新型传染病来袭，再加上原有的地方性传染病因气候异常、百姓抵抗力低下、公共卫生条件差等，有的也会不时发作，因而，清末民初，各地传染病肆虐的状况非常严重。造成人员恐慌、社会秩序混乱的烈性传染病主要有天花、霍乱、麻疹、鼠疫、水痘、痢疾、伤寒、疟疾、猩红热和白喉等。夏明方先生认为，民国时期，从造成国人重大伤亡的灾害类型数字来看，水灾第一位，传染病流行居于第二位，第三才是旱、震、飓风及冷害。[①]各种疫病所造成的死亡人口总数占总死亡人数的 42.3%，年疫死率30.0‰，[②] 其中最为严重的是鼠疫、霍乱和天花。

　　在近代的河南，灾荒频仍，经济困顿，百姓营养失调，体质下降，抵抗能力极低，又无钱买药治病，所以各地一遇传染病发生，很容易造成流行。霍乱在各地几乎每隔几年就要暴发一次，天花更是几乎每年都有，伤寒也是不时发生和流行。清末与民国年间，西医虽然在河南一些地方已经出现，但对于绝大部分地区百姓而言，中医仍是他们偶染疾病时所依赖的主要对象。面对烈性传染病肆虐，一些中医界人士多方观察、及时诊断、大胆尝试，也取得了一定的经验，但也有诸多缺憾。

一　河南中医界人士对抗传染病之得
　　在漫长的与疾病斗争过程中，我国人民逐步研究、总结与运用了许多预防和治疗各种传染病的方法。清末民初，面对随时有可能威胁百姓生命的天花、霍乱等烈性传染病，河南的一些中医界人士也进行了大胆的实践，做出了很大的贡献。

---

　　① 夏明方：《民国时期自然灾害与乡村社会》，中华书局 2000 年版，第 75 页。
　　② 《新运导报》1937 年第 2 期，第 29 页。

霍乱又称"虎列拉"，是清朝晚期传播到中国的一种烈性传染病。1817—1821年第一次在全国范围大流行后，常随水旱灾害不时造访各地。它是一种由霍乱弧菌所引起的急性腹泻疾病，通过粪—口直接污染或通过摄入受污染的水和食物发生传播。病发高峰期在夏季，能在数小时内造成腹泻脱水甚至死亡。

霍乱最初传播到河南时，因发病急、死亡率高，一时间造成人心惶惶，中医最初也大感无从下手。后来，随着对病症的认真观察、大胆尝试，一些人逐渐琢磨出了一些应对这种传染病的办法。如1938年，霍乱再度在河南等地流行，死亡率很高，被百姓形象地称为"大家病"。内黄县的李平先生潜心观察病情，研究病理，琢磨方法，逐渐掌握了治疗这种疾病的方法。他义务为全村300多名患者治病，除刚开始流行时未摸准症状而死亡5人外，其余全部治愈，李平因此获得全村老少的交口称赞。这场瘟疫过去后，朴实的乡邻专门为他搭台唱戏，以为报答。① 在孟津县，1931年霍乱流行时，地方名医习培英自己研究处方，自发巡回义诊，他让家人用大锅熬制药液，遇到患者即免费发放，见效甚速，因而被誉为"万家生佛"。习培英还自己动手，在牛身上培制痘痂，自造牛痘疫苗，为本村及附近各村庄儿童施种牛痘，一律免费。② 项城的名医马国桢和董德拉，在1938年霍乱流行其他中医怕被传染而躲起来不出诊时，马国桢却不请自到去诊病熬药；③ 董德拉也在自己的家里用大锅熬药，无偿送给病人服下，且往往能"药到病除，从死亡线上救出无数生命"④。新安县中医王衡文和他的儿子王久持都以医术精湛为人敬仰，而且这对父子也对霍乱有一定的研究。1942年，新安县霍乱流行，传染极快。王久持经与家人商议，变卖存粮，购买中药，配制"瘟疫回春汤"，在院中搭棚砌灶，昼夜煎药，"治愈数百人，遏制了瘟疫的蔓延"⑤。还有桐柏名医张圣之，他弃官从医后，尽得父传，总结了许多霍乱治疗的经验。⑥ 在临

---

① 李修善：《义务行医五十年的李平》，《内黄文史资料》第四辑，1992年，第119页。

② 刘亚仙：《台属名中医习培英》，《孟津文史资料》第三辑，1989年，第41—42页。

③ 高家宣：《济世名医马国桢父子》，《项城文史资料》第七辑，1995年，第71—74页。

④ 董秉根：《知名中医董德拉》，《项城文史资料》第七辑，1995年，第58—62页。

⑤ 赵象贤：《中医世家》，《新安县文史资料》第二辑，1989年，第142—148页。

⑥ 倪恒典：《桐柏名医张圣之》，《桐柏文史资料》第二辑，1988年，第101—104页。

颍县,1942 年霍乱流行时,中医仝金海用针灸和中药治好了许多百姓的这种传染病,疗效显著。①

在天花、疟疾、伤寒等的治疗和预防上,这里的中医界人士也颇有心得。如新乡县土门村的中医刘世恩善治内伤,治疗小儿"天花"更是见长,享誉百里。② 南阳名医水应龙"是一位治疗传染病的伤寒论专家"③,栾川郑义升对治疗瘟疫伤寒非常拿手,往往药到病除,无一不愈,当时人称"瘟疫大夫"。④

治已病体现的是医生的技能,治未病反映的则是医生的仁术与医德。在长期与各种传染病做斗争的过程中,河南地方的一些医生也能根据节令、气候变化及阴阳五行观察、预测疾病的发生,从而提前准备,加强防范。如鲁山县农民出身的中医孙德龙,他在长期的实践中积累了一定的预防传染病的方法,且精心研制成药:"外科上研制成十三种膏药,内科研制成四种泻药,通常叫过药。"⑤ 据地方史料记载,这种过药价廉效高,能收到较好的预防传染病的效果,在周围亲邻与地方百姓中颇有影响。

二 河南中医界人士对抗传染病之失

长期以来,我国中医在处治多种常见病,如内科的感冒、哮喘、胃病、痢疾、水肿等,外科的疖痈、小外伤以及皮肤科疾患,妇科的月经病、带症、产后病,小儿科的感冒、消化不良、杂症等方面,积累了大量的经验。近代以来,在应对传染病肆虐的过程中,他们诊脉察症,观察病情变化,治病救人,在传染病的治疗方面也积累了一定经验,做出了应有的贡献。但是,由于文化、体制及中医药自身的局限性,中医在对抗传染病方面,仍有许多缺憾与不足。

---

① 徐建铭:《名医仝金海事迹》,《临颍文史资料》第七辑,1991 年,第 113—117 页。
② 《土门刘氏七世岐黄后继有人》,《新乡县文史资料》第四辑,1993 年,第 107—112 页。
③ 水仲贤:《南阳名医水应龙公》,《南阳文史资料》第八辑,1993 年,第 266—275 页。
④ 孙光裕:《记名医郑义升先生》,《栾川文史资料》第八辑,1992 年,第 137—140 页。
⑤ 刘海洪、薛友三:《记中医孙德龙》,《鲁山文史资料》第八辑,1992 年,第 126—132 页。

（一）中医群体水平良莠不齐

受中国封建文化的影响，与读书求官相比，当"先生"给人看病被视为旁业，在中国传统社会的绝大多数时间内，中医地位不高。而且，长期以来，中医始终未突破师徒私相传授的方式，徒弟主要是背诵汤头歌诀、脉诀，参阅一些中医书籍，然后是听老师授课或训导，最后才是临症实践。个人性情不同，领悟能力有别，或者阅读的书籍多寡，都会影响到这些民间医者的治疗理念和医术水平。另外，受当时的历史条件所限，近代河南（甚至在全国各地），人们由原本职业转向治病救人之医者的过程不同，所学医学理论的系统性、完整性也各有差异，每个人对医与病的领悟能力有别，所获知识与经验必然不一样。

医学是一个非常讲究实践的学问。中医在临床医疗实践中分为内科、外科、妇科、小儿科，但因传统的中医父子相继、师徒传承特征，往往形成各科医生在其本科领域中具有深广学识，但疏于其他科目的现象，虽然各自有独招与妙方，但难免带有家技之弊。因而，自攻岐黄成为医生者为数甚众，但专长不一，有诸科均优者，有偏精一门者，有专攻一病者。常言道："药有数，方无数。"人体是一个有机的整体，病变反应是人体机能的严重变化。中医用药，妙在灵活用药，分清主次，辨证治疗，配合得当，才能产生效果，因而，读医书当读精、读活，力求甚解。读精，方能洞察玄奥，执简驭繁，用药力专效宏；读活，才可深解祖国医学的精髓，通常达变，运用自如，根据时令、时势辨证求因，治病救人。中医学认为，"病伤于内，则现于外，脏腑失调，营卫不从，气血失和"，所以治病"需辨证求因，分阴阳、别虚实，而施补泄"①。所以，中医对治病场所的要求看似简单——即便在家，设一把椅子、一张床、几条长凳，或放置针灸、火罐器具，就能开方治病；但要想真正成为一带名医，却绝非易事，它需要医生明辨患者病症的阴阳、寒热、表里、虚实，而且要能严谨地诊察病症表现，才能相应调整组方。但河南一地的医生，尤其是乡村医者，多数很难兼备，他们或精于其一，或精于其二，更多的则是知而不精，只是因为乡村医生极度缺乏。有些人粗通医

---

① 段金范：《段氏中医眼科传略》，《义马文史资料》第一辑，1988 年，第 67 页。

药，就开个小药铺借卖药医病谋生，这些人大病不能治，小病不能从速治好，自然在群众中没有威信。有些人在医林中有一技之长，冒儒医美名开个小药铺专治一病，也非唯利是图，只是借以表明自己并非无业闲人。这些人占乡村中医群体的大部分。所以《河南官报》在评说河南的中医时说，"豫省医学讲术者少，肘后悬壶诸公，于灵素精蕴殊少会悟，病者不死于病即死于医"①。这句话虽不免有些偏激，但也是对现实的概略总结、对百姓生命的怜悯。1934 年，根据卫生署审核中医的规定，河南省省公安局拟定了中医考试办法，并专门组设中医考审委员会，聘中医名宿参加，规定笔试科目有：内经、伤寒、时症瘟症疫症疟痢、杂症金匮四大家、古今医案、脉学、本草、女科八门，儿、喉、眼、针、外、伤六门可选试一门，并口试其经验，监诊患者二例做实地考核，各科平均 70 分以上者为及格。结果，省会开封一地，"除按规定免试给照者外，自 1934 年 12 月至 1935 年 9 月经四次考试，应考者 110 名，考取者仅 29 名"②。省会开封的医生尚且如此，其他地区的状况可想而知，所以，中医群体水平良莠不齐是河南医界的一个主要特征。

（二）祖传秘授与医技传播渠道受阻

在中国传统文化中，技术、技能、技巧、技艺等均称为"技"，它是人们赖以获得生活资料和社会尊严的一种凭借。但在中国长期的封建社会中，技术领域内的心得、发现、发明是秘而不宣的。在以家族为主要生活单元的社会里，人们只要获一研究心得，即视为家传秘方，按照家规，传男不传女，传儿媳不传闺女，外人更难以轻易学到。医学知识的传承也是如此，医疗技术往往被视为谋生的手段，医者虽身怀绝技，广医疾苦，却不愿将医术轻授他人。这必然影响医技的切磋、精研与广泛传播。早在洋务运动时期，薛福成在考察欧洲西洋医学后，比对中、西医的发展状况，就专门指出了中国医技传播路径的狭隘性及对中医发展的影响："惟中国名医，数世之后往往失其真传。外洋医家得一良法，报明国家，考验确实，给以凭照，即可传授广远，一朝致富，断无湮废之

---

① 《筹办创设官医学堂事》，《河南官报》光绪三十一年（1905 年）九月二十日。
② 缪诚、刘清民：《开封市卫生志》，河南人民出版社 1990 年版，第 192 页。

虞，所以其医学能渐推渐精，蒸蒸日上也。"① 到清朝末年，著名医师伍连德也对中国传统的医技传播方式提出批评："数千年来，吾国之通病，偶有所得，秘而不宣，则日久渐就湮没，而各国则反是。有所发明之理，惟恐人之不知。朝得一方，夕遍全国。"② 针对中西医文化的差异，二人的感受与识见完全一致，即看到了中西方新医药、新医技拥有者取利方式的不同，认为动力源阻塞是近代我国中医发展缓慢的一个主要原因。这种祖传密授传播方式的最大受益者是一家一人，而造成的是整个民族在疫病面前的无奈。沁阳县刘好文尊其父而研制的天花秘方，疗效显著，但别人无法获取。弃官从医、尽得父传的桐柏名医张圣之撰写有《霍乱论治》一书，总结了霍乱治疗的经验，却不是广泛发行，而是视为秘传之件。③

中医的用药特征也使外人难以轻易窥得医方的奥秘。在治疗程序上，中医讲究用药须分主次、调整要有先后，同样是几味草药组成的方剂，每一种药草用量不同，治病效果就不一样。它不像西医一样有严格的和相对规范的用药量与治疗程序，所以，有人说"中医方药不传之秘在量上"，也是有一定道理的。如内乡县马山口镇的郭同坤治疗疟疾的医技，为他家世代相传的秘方，别的医生也学他用"常山""大白"治疟疾，却不灵。④

这种现象导致的结果是，病症治疗的新手段、新经验、新方法，若未经传授，很难快速有效仿效，其影响力自然仅居一处，受益面狭窄。而且，由于许多医者及其家族自身对医术的轻视，其子习医的热情未免大大降低，所以，往往出现这样一些现象：虽号称名医世家，但其子孙的医疗技术水平已远逊于父祖。医学与其他学科的职能不同，其目的是治病救人，医学知识传递的封闭性不可避免地造成一些济世良方难以广医世人。尤其是在近代，霍乱每隔一两年就流行一次、天花各地时有发生，而绝大多数地区的医生或患者都少能"享受到"上述医者研究出来

---

① 薛福成：《出使四国日记》，湖南人民出版社 1981 年版，第 97 页。

② 伍连德：《论中国当筹防病之方实行卫生之法》，《中华医学杂志》1915 年第 1 期。

③ 倪恒典：《桐柏名医张圣之》，《桐柏文史资料》第二辑，1988 年，第 101—104 页。

④ 孔亨、伟志：《马山口中草药集散地史迹》，《内乡文史资料》第五辑，1987 年，1982 年，第 19—20 页。

的治疗经验，不能不说是一种遗憾。

令人更为遗憾的是，有的医生身怀"绝技"，却在近代中国社会长期动荡不安中不幸身亡，医技失传。如修武县名医邱粹风为邱氏祖传名医，对妇科有很深造诣，在开方时每以"乌金散"为引，但不予公开药味及配方，他在 1942 年死后，该技术失传。[1] 沁阳的刘好文在县城开办了"刘氏堂"，治病卖药，养家糊口，他按照其父传下来的秘方，结合自己多年的实践经验，配制成专治天花病的单方，治疗效果非常好，周围沁阳、孟县、温县三县很多人慕名前来应诊，但他从不外传他人，以致他不幸去世后该方失传。[2] 洛阳孟津象庄秦氏的杏林堂妇科，与李占标膏药、四知堂五更太平丸并称洛阳"三大亨"，但直到 1956 年，秦氏妇科第六代裔媳黄玉人才在公私合营时贡献出了秘方，[3] 其他两方早已不存。中医医技是中华传统医文化的瑰宝，在传染病肆虐的近代中国，百姓在灾疫面前那么无助，但医疗技术和发明却被视为"技"而私相守护、绝不外传，医学进步遭遇的阻力是显而易见的；那些因各种原因而日久失传的医理与药方，对中国医学文化发展来说是一种莫大的缺憾。

（三）中医理疗空间在控制传染病流行上的局限性

中医传统的治疗空间对抑制传染病流行具有一定的局限性。传统中医治病的空间主要是家庭。一般情况下，医家被患者家属请至家中，以望闻问切为诊治手段，悉心领会病之表里虚实，然后据药性之寒热湿凉用药治病。患者在家依方调理和疗养。有时候，患者也到医生的家中或诊所，请医生开方列药，到药店抓药后，仍回到家中，依方熬制汤药服用。这种治疗方法的局限性是，从时间上讲，医生因无法随时到患者家中了解病情，缺乏对患者系统、及时的观察和诊治；从效率上讲，由于家庭式护理的中医特色，医生多数情况下要到一家看一病，在有限的时间内诊断的病人少，工作效率较低。在处理日常病症时，中医的这种传统治病方法尚能勉强应付，但遇到瘟疫流行、大量病人染病时，往往会造成许多病人因不能及时延请到医生而耽误病情，造成悲剧。

---

[1] 《修武县卫生志》，第 158 页。

[2] 沁阳县卫生局编：《沁阳县卫生志》，1986 年，第 197 页。

[3] 作者不详：《象庄杏林堂妇科》，《洛阳文史资料》第十五辑，1994 年。

传统的中医护理空间也对传染病防控具有一定的局限性。传统的护理工作主要由患者家属或仆从从事。在这种护理场景下，因为有自己的亲人或仆从陪伴与护理，患者会有精神上的松弛、心理上的慰藉，有助于疾病的康复；家属也视捣药煎煮、端水服侍为一种亲情与义务。但是，这种依血缘关系为论的传统护理方式到了近代明显具有以下三种弊端：其一，护理过程的随意性。因为患者是护理者的亲属或仆从，护理者的护理内容除了医生特意交代的要点外，主要依从病者的要求，往往是病人需要什么，就帮助他们干什么，具有很大的随意性。其二，护理操作缺乏经验性。传统的中医护理，完全靠千百年来人们的经验积累和口耳相传，少有系统性和针对性。但是，疾病的病因、病症、病程千变万化，经验往往会显示出被动和迟滞。其三，护理效果的不确定性。由于上述特点，家属护理的效果很不确定，全依护理者个人的护理经验、医药知识、生活阅历甚至个人性情而定。尤其是，近代以来，烈性传染病肆虐，而中国民众又没有细菌、传播等概念，没有科学的护理理念，不懂得传染病护理的基本知识，从而加剧了传染病的扩散和流行的速度，往往造成一人染疫，多人甚至全家毙命的悲剧。这在河南的地方志和卫生志中几乎随处可见。

（四）中医对传染病认识的局限性

中医对抗传染病的认识局限性首先表现在理论认知上的滞后。尽管传统中医在传染病的治疗方面有一定的经验，如认识到接触传染，提出了隔离措施等对抗传染病的防治措施，但中医对疫病的传播途径还只限于直觉的感性认识，而对水传染、接触传染、食品传染及虫媒传染只有直觉的认识而未形成主流看法。中医的理论并未揭示传染病传染的真正原因，因而不免在传染病预防、治疗的过程中显示出它的被动性。另外，中医对传染病的检验手段落后。因中医没有细菌概念，缺乏检验、化验等手段，所以往往在还没有甄别清楚是哪种病症时，瘟疫已经形成，大量人口死亡，造成民间恐慌。最后是中医疏于预防。在近代传染病肆虐的现实面前，传染病的预防非常重要，但由于制度因素，中医在现代性的疾病汇报、群体防疫等方面束手，无法单独承担起"保国强种"的政治责任。这成为它在当时为国人诟病的一个重要原因。

（五）政府缺乏利用中医力量对抗传染病的组织与管理

缺乏利用中医力量对抗传染病的政府组织与管理措施是民国时期河南传染病肆虐的一个不可忽视的因素。民国时期，面对瘟疫的不断流行，北洋政府和国民政府也曾制定过一些防疫政策，但是，北洋政府所颁布的防疫法规、法令多是采用翻译手段移植日本条文，既不符合中国国情，又无相应执行措施，仅为官样文章而已。国民政府虽然制定了一些防疫政策，采取了一些防疫措施，但无论是平日预防还是临时施治，都存在严重依赖西医而无视中医、重视城市而轻视农村的现象，地处内地的河南更多流于形式。

面对传染病的流行，河南的一些中医人员也曾经自动组织起来进行救治，例如1913年霍乱在河南一带肆虐，省会开封的中医张中辅等人自动组织"时疫布救会"，晨昏在街巷施药。① 他们的这些义举，对缓解疫病带来的危害起到了一定作用。但是，这种自筹资金、自发组织起来的行为难具稳定性，人员、行为时间、行为地点和行为的广泛性等都具有不确定性。尤其是在当时的社会条件下，缺乏政府统一管理，依靠医者自我组织的救治行为虽然精神可嘉，但一二人之力未免单薄。

总之，因为乡土文化、熟人社会，以及儒学与医德的一些要求，河南各地的中医与百姓有着密切的关系，是百姓健康的主要守护者。但是，又因中国传统制度文化的影响和中医自身的局限性，更兼政府的不作为，近代的河南在国难民困、社会动乱之时，成了一个疾病重灾区——传染病多发，瘟疫肆虐，百姓苦难不堪。

---

① 《开封市卫生志》，1990 年，第 373 页。

第 三 章

外国传教士与西医在
河南的传播

早在明末清初，欧洲耶稣会传教士就曾通过各种途径，来华发展势力，不过其组织规模与影响并不显著，活动范围也主要局限于各大中心城市，宣教路径是自上而下，即希图通过影响中国统治阶级和知识分子阶层，来达到举国皈依的最终目的。1720 年，因"礼仪之争"，康熙皇帝宣布实行"禁教政策"，大批传教士离开。此后，虽仍有少数外国传教士在中国活动，但处于隐秘状态，且主要集中在沿海地区。

鸦片战争失败后，尤其是第二次鸦片战争后，随着不平等条约逐步体系化，欧美各国传教士团体在中国的活动规模不断壮大，活动范围也由沿海逐渐向内地延伸。其中，基督教新教传教士为达到在中国各地百姓中传播宗教之目的，不断游说各国组织，派遣医学人士（同时也是传教士）来华，以医者的身份，深入民间，施药治病，获得百姓的接纳与信任；建医院，开诊所，创办医学院校，培养医护人才，开展社会性医疗活动。此为近代外国传教士大规模在华借医传教的开始。这些来自英、法、美、德等国的传教士团体，规模不一、差会派别名称各异，但都自认负有"中华归主"的特殊使命。

第一节　外国传教士与西医在华早期传播

第一次鸦片战争期间，美国通过与清政府签订中美《望厦条约》，获得在广州、厦门、福州、宁波、上海五处通商口岸建立教堂、医院等特权。第二次鸦片战争后，清政府被迫于 1858 年 6 月分别同英、法、俄、美签订不平等的《天津条约》。由于传教士的参与和策划，清政府容许传教士在华传教的"宽容条款"被用条约的形式固定了下来。在此过程中，最早使用恐吓手段把准许传教载入条款的是美国。在卫三畏和传教士丁韪良的谋划下，美国与清政府签约，其中第八款规定：

> 耶稣基督圣教，又名天主教，原为劝人行善，凡欲人施诸己者亦如是施于人。嗣后所有安分传教习教之人，当一体矜恤保护，不可欺侮凌虐。凡有遵照教规安分传习者，他人毋得骚扰。①

法国、英国紧随其后，也将内容基本相同的"传教宽容条款"塞入条约文本。

传教士对这一条款的反应可谓欣喜若狂。杨格非在 1858 年 7 月 30 日给英国差会的信中说：

> 这封信带给你的消息，一定会使整个基督教国家所有的差会朋友们深感兴趣。这个辽阔、古老的帝国，不管它的闭关政策、自负的傲慢：对一切外国的极度轻蔑，已经首次被迫打开它迄今不能渗入的地区，可以进行友好的交往和光荣的贸易了。……就这样，中国几乎出乎意料地对传教士、商人和学者开放了。这个国家事实上已经落入我们的手中，一切早已在中国的传教士和各自国内的差会，如果他们不去占领这块土地，不在十八个省的每一个中心取得永久立足的地方，那将是有罪的。②

狂妄之心、得意之情，充分且直白地暴露了出来。此后，在帝国主

---

① 王铁崖：《中外旧约章汇编》第 1 册，生活·读书·新知三联书店 1957 年版，第 88 页。
② 汤普生：《杨格非传》，第 79—82 页，转引自顾长声《传教士与近代中国》，上海人民出版社 2004 年版，第 64—65 页。

义炮舰政策保护下，西方传教士在中国的宣教活动由沿海深入内地。他们在各地买地盖房，建教堂，办学校，设医院，发展教徒，扩大教会组织，进行各派宗教活动。其间虽有中国各地人民形式不同的反抗斗争，但到清末民初，英、法、美、意等国的传教士实际已在中国各地（包括更为广大的农村），以差会组织的形式联结盘踞，形成了一个传教体系。

中华文明历史悠久。中国传统的儒家文化对国民有着渗入血液式的吸引力，也因而具有强烈的排他性，再加上外国传教士异族侵略者的身份，所以，传教士在中国各地的初期活动都遭遇到了相当大的阻力，甚至酿成多起教案。为能缓解百姓的仇教情绪，尽快打开在中国的传教局面，外国传教士纷纷以西学知识为媒介，以传播西学和举办各类"慈善"事业为手段进行宗教活动。在传入中国的各类西学中，医学属于一项特殊的内容，它旨在解除人的身体痛楚，进而改变患者的精神状况。这在社会灾乱频发、百姓生计艰难、瘟疫流行而政府救助无力的现实面前，颇具诱惑力。据不完全统计，1850 年时，中国至少有 10 处医疗场所，1889 年增至 61 所。[①]《辛丑条约》签订后，外国教会势力迅速扩散到中国广大的内地，1905 年的一份统计显示，已增加到教会医院 166 所、诊所 241 所。[②]"据 1938 年出版的《基督教差会世界统计》资料所载：到 1937 年止，在华英美基督教会所办的医院共有三百所，病床床位数共约二万一千张，另有小型诊所约六百处。其中属于美国系统经营的医院共约一百四十余所，病床一万余张，约占 50%，其余属英国及欧洲大陆系统。"[③] 这还不包括美国洛克菲勒财团在北京直接投资经营的协和医院和医学院。

这些教会组织在中国开办医院的过程，实际上也是西医在华传播的过程。它让中国百姓接触到了西方医学，感受到了西医治病的方法、手段、疗效和特征。另外，随着到教会医院看病的患者越来越多，传教士医生不得不培养一些当地的中国人做助手。这些人在长期的耳濡目染中

---

① 赵洪钧：《近代中西医论争史》，安徽科学技术出版社 1989 年版，第 32 页。
② 王治心：《中国基督教史纲》，上海古籍出版社 2004 年版，第 288 页。
③ 顾长声：《传教士与近代中国》，上海人民出版社 2004 年版，第 259 页。

也逐渐懂得了一些西医医理和治疗技术，成为中国最早的医护人才，有些人经过长期实践，甚至达到了较高的医疗水平。

20 世纪初，为加快宗教传播的速度，吸纳更多知识分子进入宗教圈中，各国宗教差会组织纷纷扩展借医传教的形式，一方面在华创办教会医学校，直接在中国本土培养医学人才；另一方面从教会学校中选送人员到国外大学学习医学，以便"在中国人中间提倡西医并为基督教慈善事业和服务提供机会"①。比较有名的教会医学校有广东夏葛女子医学校（1890 年）、上海圣约翰医学校（1906 年）、济南齐鲁大学医学院（1909 年）、沈阳辽宁医学校（1912 年）、成都华西大学医学院（1914 年）、湖南湘雅医学院（1914 年）、北京协和医学院（1921 年）等。比较而言，虽然清政府、民国北洋政府和国民政府时期，政府在北京、天津、江苏、山东、四川等地也成立了一些医学专门学校；一些留学日本、德国的中国医学人才也创办了一些医学校，但是，比较而言，外国教会所办学校经费充足，② 教学设备先进，师资力量较强。③ 而且，因有外国势力的支撑，教会所办学校能为学生提供更多提升的空间，这些人虽然数量较少（见表 3—1），但在之后国民政府卫生部（署）成立时，很快成为各级行

---

① 中华续行委办会调查特委会编：《1901—1920 年中国基督教调查资料》（原名《中华归主》）下，中国社会科学出版社 1987 年版，第 1144 页。

② 1921 年，国人所办的医学校中，除国立北京医科专门学校经费预算是 140000 鹰洋、陆军医科专门学校是 130000 鹰洋，经费较充裕外，其他地方学校如南通医科专门学校经费仅 15000 鹰洋、同德医科专门学校仅 15847 鹰洋、江苏省立医科专门学校仅 70000 鹰洋，而当时差会联合会、洛克菲勒基金会合办的北京协和医科大学经费预算达 800000 鹰洋，美国圣公会与宾夕法尼亚大学合办的上海圣约翰大学医科经费达 195000 鹰洋，圣公会（华北）、英浸礼会、美浸信会、伦敦会、豫鄂信义会、加长老会、北美长老会、南美长老会合办的山东齐鲁大学医科经费也高达 160000 鹰洋。资料源于中华续行委办会调查特委会编《1901—1920 年中国基督教调查资料》（原名《中华归主》）下，中国社会科学出版社 1987 年版，第 1149 页。

③ "大体说来，多数医学校的教师队伍还是实力雄厚的。在几乎每一所医校里，凡有英国人参加，或美国人任教的地方，英国皇家外科学会会员（F. R. C. S.）和与此相当的美国外科学会会员（F. A. C. S.），以及具有同等显著学术地位的法国、德国、丹麦教授，都参加共同教学工作。在多数中国人办的医科专门学校里，教学人员大多是在日本培训的。我们若记得 1914 年以前有多少中国人在日本留学，就会一点也不奇怪了。但是，这些教师当中有机会在日本大学读书的很少，他们多数是医科专门学校的毕业生，这种学校的程度和设备都只是中等水平而已。"资料源于中华续行委办会调查特委会编《1901—1920 年中国基督教调查资料》（原名《中华归主》）下，中国社会科学出版社 1987 年版，第 1149—1150 页。

政机构的要员，执掌医疗卫生行政大权，[1] 很大程度上左右了中国近代医疗卫生的建制和发展。1932 年全国医师情况如表 3—1 所示。

表 3—1　　　　　　　　　　1932 年全国医师统计情况

国别	男（人）	女（人）	合计（人）	占总数（%）
国内毕业	2326	241	2567	87.94
国外毕业	320	32	352	12.06
其中：日本	178	16	194	6.65
美国	61	13	74	2.54
德国	40	2	42	1.44
英国	15	—	15	0.51
法国	13	—	13	0.45
朝鲜	6	—	6	0.21
奥国	3	1	4	0.13
其他	4	—	4	0.13
合计	2646	273	2919	100.00

资料来源：《中国医学百科全书——社会医学与卫生管理学》。

另外，为加强对各差会医疗人员的组织与管理，规划教会医疗事业发展中的诸多事项，传教士在中国建立了两个具有全国性影响的医学组织：中华博医会（1886 年）和中华护士会（1912 年）。中华博医会从 1887 年开始出版英文医学季刊《中华医学报》，以总结经验、交流医学。它的成立标志着教会医疗事业由各差会分散经营开始进入合作时代（1932 年与中华医学会合并）。中华护士会也长期实际负责与管理着全国的护士教育。还有，1915 年中华博医会下设的医学教育委员会，是全国医学教育的"权威"机关等。总之，外国宗教势力在华医疗活动正从零散的、个体性的框架向规模化、组织化发展。这些教会人士带来的西医知识、医疗实践和教育活动，正在改变着中国传统的中医一统天下的医疗格局。

---

[1]　如经兰安生推荐，北京协和医院第一任华人院长刘瑞恒即于 1928—1938 年任国民政府卫生部部长/司长之职，其后的颜福庆曾留学美国，获医学博士，与英美教会组织有直接的联系。

第二节　外国传教士在河南的借医传教活动

河南地处中原地带，在京广铁路开通之前，它与外部的联系相对较少，也是外国势力踏入较晚的省份。在外国传教士眼里，河南的地位非同一般，它是中国的中心地带，而且人口稠密。更让传教士兴奋的是，直到19世纪末，这里仍是基督教的真空地带，因而各国传教士纷纷来到河南这个古老而可"大有作为"的地方拓展其宗教殖民地。然而，河南的省情与民情令传教士不安，在外国传教士眼里，河南农民"性极守旧，拘墟固陋，变化实难；且愤怒时形于色，尤有北方强悍之风"。在义和团运动时期，河南省是"排斥西人之举动最烈"①的地区，被视为"全国第二仇视洋人的省份"②。这就是河南省城开封成为全国最后一个对外国传教士开放的城市的原因。外国传教士以借医传教形式进入河南，义和团运动后，外国教会势力在河南的发展速度明显加快，至民国初年，河南成为全国传教地数量增加速度较快的省份。产生这种情况的原因主要是，质朴强悍的河南人有基于传统而延续下来的特征：重"义气"，尚"然诺"。如明朝王士性就曾评判说："中州俗淳厚质直，有古风，虽一时好刚，而可以义感。"③清末民初河南人士王锡彤也在总结豫北民众的特点时称，这里"民风朴拙，好义气，重然诺，敦重孝友，崇尚英雄"④。一方面是外国传教士的觊觎之心，他们采用借医传教、借兴办教育（包括开办护士学校）传教等形式，在河南各地积极活动；另一方面是河南人"排外"又"重义"的情感特质，使得外国传教士最终在河南建立的差会总堂发展了势力。义和团运动后，他们挟政府势力，在河南各地更是迅速扩张。

---

① 中华续行委办会调查特委会编：《1901—1920年中国基督教调查资料》（原名《中华归主》）上，中国社会科学出版社1987年版，第242页。

② Sony Grypma, *Healing Henan——Canadian Nurses at the Norhe China Mission*, 1888 - 1947, The University of British Columbia, 2008, p. 27.

③ （明）王士性撰：《五岳游草　广志绎》，周振鹤点校，中华书局2006年版，第225页。

④ 王锡彤：《抑斋自述》，郑永福、吕美颐点注，河南大学出版社2001年版，第6页。

一　基督教传教士在河南的借医传教活动

（一）基督教传教士在河南的早期活动

地处内地、人口稠密，且几乎为基督教真空地带的河南强烈地吸引着一心要使"中华归主"的外国传教士，早期了解到河南状况的传教士惊呼"再没有比这个更有兴趣、更重要的地区了"①，在河南的工作将会"像在其它地区一样，基督之光甚至可以拯救几乎所有的河南人"②。带着欣喜和为基督效劳的"雄心"，英国人戴德生（James Hudson Taylor）所创办的内地会（China Inland Mission）成为第一个进入河南的基督教会组织。③戴德生认为河南是中国的心脏，因而非常重视该项工作，他"分两路派人进入河南传教：一是豫东商埠周口镇，二是豫西南商埠赊旗镇（今河南南阳社旗县）"④。当时陇海铁路还没有修筑，周口镇是河南的大商埠，水路四通八达，从上海到周口镇是一条天然的路线。1884 年，内地会在周口镇得到房舍一所，开始宣教工作。但是，一方面，因地处中原的河南百姓长期以来受儒家思想影响深厚，传统道德力量在这里有相当大的影响力，传教士空说教规，尽管言辞娓娓，但与世俗中的民众生活毫无干系，对百姓的吸引力不强。另一方面，"近代的基督教传播，十字架伴随着军旗和商旗行进，宗教与赤裸裸的侵略结下了不解之缘"⑤，因而"中国民众在感情上将基督教和西方殖民主义的强权政治等同对待"⑥，性情强悍的河南民众自然从内心抵触这些外来者。再加上，这一

① 刘志庆、尚海丽：《加拿大传教士在安阳四进四出及其影响》，《世界宗教研究》2000 年第 4 期，第 83—91 页。
② ［苏格兰］莫克·麦肯兹：《河南的福音运动》（Murdoch Mackenzie，"The Evangelization of Honan"），《教务杂志》（The Chinese Recorder）第 XLIX 卷第 7 期，1918 年 7 月，第 442—450 页。
③ 内地会活动的范围很大，它在内地办医院多，办学校少。来中国的传教士多半是医生兼传教的。内地会其实不是一个教会宗派，而是初由来自 14 个国家、以后发展到来自 34 个国家的许多人组织起来的向中国内地布道的几个教会宗派联合的大布道团。
④ 河南省地方史志编纂委员会编纂：《河南省志·宗教》第九卷，河南人民出版社 1994 年版，第 154 页。
⑤ 张鸣：《乡土心路八十年：中国近代化过程中农民意识的变迁》，生活·读书·新知三联书店 1997 年版，第 89 页。
⑥ 顾卫民：《基督教与近代中国社会》，上海人民出版社 1996 年版，第 130 页。

时期，晚清政府对外国传教士在华传教采取"明为保护，暗为防范"，以达到"不禁之禁"的政策，^① 对传教士在内地非通商口岸的活动更是"悉听地方人民之处置，与地方官之裁断"的机智应对策略。^② 缺少上层明确保护的这股异质势力进入河南后，所遇到的阻力可想而知，在各地都遭遇到许多意想不到的麻烦。只是到了义和团运动后，在清政府的明确保护下，教会势力才得到了较快的发展，传教士也借机扩散到各地。

光绪十三年（1887 年），黄河决口，河南省黄河以北的豫北地区水涝遍地，灾情严重，各种疾病随之蔓延。这给传教士借医传教带来了绝好时机。次年，英属加拿大长老会派遣古约翰牧师（Jonathan Goforth）带领皇后大学的史雅阁（也称史美德，James F. Smith）医生、蒙特利尔总医院的总监罗维灵（William McClure）医生以及护士哈里特·萨瑟兰（Harriet Sutherland）小姐等七名传教士，携带在国内募集的救灾款，到达豫北重镇彰德府辖区（即今安阳地区）施赈、传教。但他们的初期活动遭到了意想不到的困难。在楚旺镇，不断有无名告示遍贴各地，称这些"外国洋人雇觅讨饭等穷人，诓拐中国小孩……将心挖去，不知作何使用，害死小孩无知多数"^③；在新镇，人们的言传更是绘声绘色，称这些外国人头上藏有一块竹板，板上有"赤佛"，脚心有两张膏药，不怕板打。尽管告示制作粗糙，将耶稣和佛混淆，但在乡村百姓中的影响力仍很强，地方官员也张贴布告，警告所有父母看好自己的孩子，不要他们跑出去；^④ 彰德府的两位士绅更不惜降低身份，专程面见传教士，以居民粗鲁、恐有冒犯为由，希望他们及早出境；传教士在乡间街头说道时也不时遭到背后拳头、砖块袭击，以至于他们不得不靠着墙说教。更有甚者，有匪徒竟冲进他们临时租住的房间，拿走所有能拿的东西，并开枪打死了一名传教士。为应付各种攻击，初入河南的加拿大传教士态度谨慎，灵活行事。他们将住所分为内外两间，"一间房子作为老罗（当地人后来对罗维灵的称呼——笔者注）医生的诊室，一间房子作为古约翰等牧师

① 王立新：《晚清政府对基督教和传教士的政策》，《近代史研究》1996 年第 3 期。
② 李传斌：《晚清政府对待教会医疗事业的态度和政策》，《史学月刊》2002 年第 10 期。
③ 吕实强主编：《教务教案档》第五辑（二），台湾"中央研究院"近代史研究所，1977年，第 684 页。
④ 索惠斌：《古约翰牧师介绍》（内部资料），河南省安阳市档案馆藏，2006 年，第 4 页。

传道的讲堂"①，采用赠送药品的方式，借问诊医病之机，宣传基督教义，从而将基督"福音"裹挟在百姓的救命药片中带入贫穷百姓家。传教士医生罗维灵等人还在周围村镇巡回行医，边行医边传教，借机接近百姓，寻求百姓对他们"身份"的认同。灾荒多病的年月，外国医生的到来很快轰动了附近村庄。例如，"在一个小村庄里，史雅阁和罗维灵的周围聚拢了300多名好奇的中国人，估计其中有7/10是需要医疗救助或手术治疗的病人"②。身体上的病痛最易影响人们心理上的平衡。西医的特殊疗效和实用性，尤其是传教士免费治疗、施医送药的行为，使许多民众逐渐消除了敌视或排斥心理，接纳了这些外国传教士。

乡村最早的基督教信徒也都与传教士的医疗活动有关：一些人在本人或其亲属被医治好疾病后，为报恩或被告知是上帝施救于他，即在感恩之心的驱动下开始信奉基督教。随后，加拿大传教士以当地教徒做向导，正式向豫北三府（彰德府、卫辉府、怀庆府）府治所在地安阳、汲县（今卫辉市）、沁阳延伸，但仍以治病为依托。通过这些简单的街道免费门诊和下乡巡回医疗、施赠药品活动，他们的传教事业也谨慎而进。至1900年义和团运动爆发时，加拿大长老会在豫北共建立了3个传教站和4个诊所（楚旺2所、卫辉1所、安阳1所），吸收教徒82人。③基督福音终于借助传教士们的医学知识，利用疗疾甚或救命的药品，打破了豫北这块基督冻土，拓殖了加拿大在豫北的第一块传教基地。

在河南的南部，1898年，美国路德会（后改为豫鄂信义会的一部分）也以开设免费诊所的形式进入，分别在信阳、确山建立总堂。1899年，内地会系统之瑞华会在河南省西北部、洛阳以西约一日路程的新安也展开了自己的传教工作。

总之，1900年义和团运动前，传入河南的教会有周口的内地会、豫北三府的加拿大长老会、新安的瑞华会、信阳和确山两地的美国路德会，各

①　刘志庆、尚海丽：《加拿大传教士在安阳四进四出及其影响》，《世界宗教研究》2000年第4期，第88页。

②　Sony Grypma, *Healing Henan—Canadian Nurses at the Norhe China Mission, 1888 - 1947*, The University of British Columbia, 2008, p. 36.

③　李巍：《加拿大传教士在河南活动述略》，载宋家珩主编《加拿大传教士在中国》，东方出版社1995年版，第50页。

差会共拥有 12 所差会总堂。① 这些教会在河南立足与传教有一个共同的特点，即多以免费诊疗为媒介，逐渐博得当地百姓的接纳、认可与支持。

（二）义和团运动后教会医疗事业在河南的发展

义和团运动后，在外国政治、军事势力的威压下，腐败的清政府不得不改变其对传教士的态度，声言"教士远涉重洋，艰苦卓著，施医疗病，周济贫穷，无非克己利人"②，各地官员要对教会、教产严加保护。清政府还专门知会河南巡抚裕录，要他"严饬密拿"反对加拿大长老会及其教徒的豫北绅民，免致事端。③ 河南其他地区的教会活动自然也受政府的公开支持。在政府势力的保护下，外国传教士在河南的势力大大发展。鉴于已有教会多在沿海传教的事实，基督教医学传教的专门组织中华博医会决定将发展教会医院的重心转向内地，因而，河南的传教士在当地官府的庇护下，采取"有教堂的地方，就有医院"的方式，"基督教会发展到哪里，其医务人员（同时也是传教士）就在哪里出现"④。外国教会势力在河南省会及其他地区的传教局面迅速打开。

义和团运动前，外国传教士曾经颇费心机、历尽周折，但仍未能在河南省会开封立足。但义和团运动后，在政府的保护下，1902 年，内地会的鲍威尔（Powell）和金纯仁（Whitfiled Guinness）以借医传教的方式，最早在开封站稳了脚跟，这个全国唯——个未对基督教开放的省城也自此成为传教区。循理会（1907 年）、浸礼会（1908 年）、圣公会（1910 年）等教会也接踵而至，到 1920 年，河南全境 108 个县中仅有 2 县无基督教受餐信徒，⑤ 总堂增加至 67 所，其增长速度在全国排列第一。⑥ 当然，与这些差会的传教并行而至的，是他们的"慈善性"社会活动：在河南各地除开

---

① "差会总堂"是指一个差会单独的工作区，而"驻在地"是指由一个或几个差会的代表长驻工作的城市，与"总堂"的数目无关，一个"驻在地"内可能有几个"总堂"。

② 李刚已编：《教务纪略》第四卷，沈云龙主编《近代中国史料丛刊三编》第 45 辑，（台北）文海出版社 1974 年版，第 41 页。

③ 王天奖：《河南大事记资料丛编（1840—1918）》，河南省地方史志编纂委员会，1984 年，第 78 页。

④ 同上书，第 79 页。

⑤ 中华续行委办会调查特委会编：《1901—1920 年中国基督教调查资料》（原名《中华归主》）上，中国社会科学出版社 1987 年版，第 239 页。

⑥ 同上书，第 707 页。

办初级小学 257 所、高级小学 45 所以及中学 10 所之外,① 还开设了规模不等、水平不一的教会医院和诊所（除临汝——今汝州市、襄城外,凡设有教会中学的地方,都设有教会医院）。② 这样,差会总堂、教会医院、教会学校,这些传教基地及其附属机构一起,在 20 世纪二三十年代将外国差会组织在河南的传教活动推演到顶峰。教会医院的数目更在内地省份居于前列。

其间,由于受中国国内民族运动的影响,以及因中华博医会内部要求教会医院注重质量,教会组织压缩、合并和关闭了一些医院,到 1936 年,河南省仍有 10 所规模较大的教会医院。1919 年和 1936 年河南省教会医院数目、河南省与全国其他省份教会医院的对比如表 3—2、表 3—3 所示。③

表 3—2　　　　　　　　　　1919 年各省教会医院数量统计

省份	数量	省份	数量	省份	数量	省份	数量	省份	数量	省份	数量
福建	31	江苏	18	辽宁	15	安徽	7	广西	3	甘肃	1
广东	27	湖北	16	河南	12	江西	5	云南	2	黑龙江	1
山东	20	河北	15	浙江	12	吉林	4	贵州	2		
四川	20	湖南	15	山西	8	新疆	3	山西	2		

资料来源:中华续行委办会调查特委会编《1901—1920 年中国基督教调查资料》（原名《中华归主》）下,中国社会科学出版社 1987 年版,第 1171—1174 页。

表 3—3　　　　　　　　　　1936 年各省教会医院数量统计

省份	数量	省份	数量	省份	数量	省份	数量
甘肃	1	江苏	28	浙江	15	陕西	1
广西	4	湖北	21	湖南	16	山西	10

---

① 中华续行委办会调查特委会编:《1901—1920 年中国基督教调查资料》（原名《中华归主》）上,中国社会科学出版社 1987 年版,第 751 页。

② 同上书,第 255—256 页。

③ 笔者之所以选择这两个年份,是因为:1919—1925 年是教会在华医疗事业发展的一个"黄金"时期,而 1936 年后,由于日本侵华战争爆发,有的教会医院被迫关闭,有的规模缩小。

续表

省份	数量	省份	数量	省份	数量	省份	数量
安徽	10	广东	28	福建	35	四川	21
云南	4	新疆	1	山东	25	河北	22
贵州	2	河南	10	江西	6	辽宁	12
黑龙江	2	吉林	3				

资料来源:笔者据《中国基督教会年鉴》(2012 年第十三期)调查表统计而得。吉、黑、辽三省的系根据《中国基督教会年鉴》(2012 年第十二期)第 335、341、347 页数据统计。

　　从表3—2、表3—3 可以看出,尽管河南省在此期间的教会医院数量与福建、广东、江苏等地区相比,还有一定差距,但如果考虑到河南地处内陆的地理位置、教会医院起步晚的事实、政治与经济情况复杂等条件,河南教会医院的发展数量已实属不少。

　　河南教会医院的发展与基督教传教事业的进展有着直接的关系。1920 年,平信徒调查团在他们的调查汇报中描述了这样一个事实:"本省北端(属加长老会)及东南部潢川一带(属豫鄂信义会与内地会)教会事业发展极快,应予特别注意。"[①] 需要注意的是,在这几处教会事业发展快的地方,教会医院的外国教会医护人才也位居前列。可见教会医疗事业与教会势力发展之间的直接关系。具体信息如表 3—4、表 3—5 所示。

表3—4　　　　　　　　　河南省教会职员统计

宣教会	按立职员	男医生	女医生	护士	女士	男职员总数	女职员总数	外国职员总数
总数	100	19	4	12	87	152	242	394
圣宗 加圣公会 MSCC	6	1	1	1	7	6	12	18

① 中华续行委办会调查特委会编:《1901—1920 年中国基督教调查资料》(原名《中华归主》)上,中国社会科学出版社 1987 年版,第 252 页。

续表

宣教会		按立职员	男医生	女医生	护士	女士	男职员总数	女职员总数	外国职员总数
浸宗	孟那福音 ChMMS	2	—	—	—	2	5	8	13
	浸信会 SBC	9	1	—	—	4	11	15	26
信宗	北美信义 EIAug	11	2	—	3	4	11	19	30
		1	—	—	—	2	3	5	8
	自立信义 ILM	3	—	—	—	2	3	5	8
	挪美遵道 信义公理	3	—	—	—	1	3	4	7
	鄂豫信义 LUM	21	4	—	3	16	24	42	66
	挪路德会 NLK	10	—	—	1	5	10	14	24
监宗	循理会 FMA	6	1	—	1	5	8	13	21
长宗	加长老会 PCC	21	7	2	2	21	30	50	80
内系	内地会 CIM	3	2	1	1	10	21	33	54
	瑞华会（内） SMC（CIM）	2	—	—	—	6	6	10	16
余会	救恩会 EBM	1	—	—	—	—	3	4	7
	复临安息 SDA	1	1	—	—	—	5	5	10
	男青年会 YMCA	—	—	—	—	—	3	3	6

资料来源：中华续行委办会调查特委会编《1901—1920 年中国基督教调查资料》（原名《中华归主》）上，中国社会科学出版社 1987 年版，第 246—247 页。

表3—5　　　　　　　1920 年河南省基督教事业范围中之教会医务

宣教会	医院	药房（医院内药房不在此列）	男病床	女病床	每年住院病人总数	护士学校	肄业护士	每一外国医生负责病床平均数	每一外国护士负责病床平均数
总数	14	10	586	299	8006	4	30	39	74

续表

宣教会	医院	药房（医院内药房不在此列）	男病床	女病床	每年住院病人总数	护士学校	肄业护士	每一外国医生负责病床平均数	每一外国护士负责病床平均数
圣宗 加圣公会 MSCC※	1	—	60	40				50	100
浸宗 孟那福音 ChMMS	—	—	—	—					
浸信会 SBC※	1	—	20	10	240			30	
信宗 北美信义	2		63	5	371	1	3	34	23
EIAug	—								
自立信义 ILM	—	1							
挪美遵道 信义公理	—	1							
鄂豫信义 LUM	3	—	161	19	1771	2	21	45	60
挪路德会 NLK	—	—	—	—					
监宗 循理会 FMA※	1		20	10	200			30	30
长宗 加长老会 PCC	4	2	152	155	4072			34	154
内系 内地会 CIM	1	5	90	50	1352	1	6	47	140
瑞华会（内）SMC（CIM）	—	1							
余会 救恩会 EBM	—								
复临安息 SDA※	1		20	10				30	
男青年会 YMCA	—								

数据来源：中华续行委办会调查特委会编《1901—1920 年中国基督教调查资料》（原名《中华归主》）上，中国社会科学出版社 1987 年版，第 260—261 页。

注：※汇报不完备。

从表 3—4、表 3—5 两表可以看出，加长老会、鄂豫信义会、内地会是按立职员最多的地区，表明其发展势头最快，而这三所教会医院的男女外国医生也分别有 9 人、4 人和 3 人，位列全省前三名，而且，这三所教会医院也都有外国护士从事专门的护理工作。平信徒调查团的调查数字还显示，当时河南全省在教会医院工作的中国籍医务职员与肄业护士总数共 83 人，而加长老会、鄂豫信义会、内地会教会医院中，中国籍医务职员与肄业护士总数分别为 19 人、30 人和 19 人，分别占全省护士总数的 22.9%、36.1% 和 22.9%。其他教会组织要少得多甚或没有。[1]与之相适应的是，这三所教会的教会医院每年的病人数也最多。虽然笔者尚未见到相应的数字，来证明住院及出院后病人信奉基督教者有多少人，但从平信徒调查团的"教会事业发展极快"，以及他们检讨出的"如果能有医药宣教工作，则开展工作更为方便，当地人民对福音会更欢迎"结论中[2]，我们可以看到教会医院对其传教事业的促进作用。另外，可为佐证的具体事例是，在豫北的滑县，1903 年，加长老会传教士贾振邦带着家眷在滑县道口镇后大街买房和院落一处，进行传教，但信教者却甚少。1905 年，汤善牧师在道口镇南堤建立大型教堂，购买土地百余亩，修建洋楼房三座（含地下室），瓦房数十间，围墙大院，进行宗教活动，且"汤牧师不断骑自行车到各乡、村进行传教活动，并相继建立教会分点，活动于牛屯、上官村、城关等十几个乡村"，而教徒数量也并未随着宗教场所规模的扩大而发展，只是"有所增加"，但到 1912 年后，他们在这里并"设有医院和学校，基督教群众迅速增多了"[3]。可见，医院和学校是教徒增多的一个重要原因。

当然，基督教平信徒调查团的统计，也让河南各差会看到了与其他省份比较而来的差距，因而，河南各地的教会医疗事业的发展更加引起了各差会的注意，到了 1922 年，河南教会医院已发展到 16 所，另有 11

---

[1]　数字根据中华续行委办会调查特委会编《1901—1920 年中国基督教调查资料》（原名《中华归主》）上，中国社会科学出版社 1987 年版，第 250 页统计表总结而得。

[2]　中华续行委办会调查特委会编：《1901—1920 年中国基督教调查资料》（原名《中华归主》）上，中国社会科学出版社 1987 年版，第 762 页。

[3]　裴东旭：《基督教在滑县的传播及发展》，《滑县文史资料》第四辑，1988 年，第 95 页。

家教会药房。① 其中，安阳加拿大差会"……同时设立学校，创办医院，教务日渐发达，每年施医四五万次，全县信徒达四千余人，记名者倍之，旋设支会三十余处"②，反映了民国时期安阳教会发展的情况。为了下一步的发展，各地教会组织拟定了未来五年新增教会医院的计划，包括"杞县循理会、道口加长老会、归德（商丘）信义公理会、新乡加长老会、桐柏遵道会、武安加长老会"③④，可见教会医院在传教事业发展中的地位。

需要补充的两点是：第一，随着教会医疗效果在民间的传播，一些地方上有名望的人员，甚至官方人士，他们在自己或家属的痼疾得不到中医有效救治时，也逐渐抛弃传统识见，寻求这些新式医生的帮助。西医成功的治疗为这些外国传教士赢得了当地士绅的尊敬，从而也给传教士的行医甚至传教带来了"绿卡"。他们的一些医疗及卫生宣传活动在许多地方逐渐得到了地方官府的协作与支持。第二，随着教会医疗事业的发展，教会医院开始改变原来免费医疗的政策，转而实行收费制度，有的甚至超过地方西医院的收费标准。但为吸纳更多人员加入基督教，他们对家庭贫苦人员也适当减免一定的费用，条件是这些受到照顾的人员必须加入基督教。

近代河南疫病丛生，病多医少、缺医少药的现实，给这些外国传教士的借医传教带来了发展机遇。西医院先进的设备、良好的环境、教会人员基于宗教关爱而体现出的无论穷富一视同仁的护理理念，尤其是西医院的外科手术，吸引了周围患者。如到美国基督教差会在潢川开办的信谊施医院就诊的病人"不仅有潢川人，还有光山、商城、罗山、息县、固始等县和明港、三河尖镇各地的人，以及安徽省太和县、临泉县、界首县、六安县、金寨县以及湖北省麻城县、孝感县、大悟县、黄安县等

---

① 中华续行委办会调查特委会编：《1901—1920 年中国基督教调查资料》（原名《中华归主》）上，中国社会科学出版社 1987 年版，第 260 页。另外，实际是 14 所教会医院，有两所已关闭。

② 方策、王幼侨修、裴希度等：《安阳县志·宗教》，民国二十二年（1933 年）北平文风籧古宋印数局铅印本。

③ 中华续行委办会调查特委会编：《1901—1920 年中国基督教调查资料》（原名《中华归主》）上，中国社会科学出版社 1987 年版，第 260 页。

④ 武安即今河北省武安县，当时属河南彰德府地区。

地的患者来院求治。每天来院就诊的人数平均 70 余人次，最多达 110 人次。住院病人一般为 50—100 人，最多可达 140 人"①。美国传教士在漯河开办的"普济医院"（后改称"郾城卫生疗养院"，俗称"教会医院""美国医院"）到 1930 年床位增至 110 张，有医务人员 30 多人并增置有 X 光机和发电机，可做一般透视、摄影，还可以做一些外科手术，常用药品也有百余种，② 这在当时对病患者具有很大的吸引力。在近代许昌百姓的记忆中，"（美国）教会所办之信义医院，由于设备和技术先进，也颇受时人欢迎"③。而郑州的华美医院在 1937 年因霍乱大流行和日寇飞机轰炸，更是一时急剧发展，"除原病房外，把护士楼作女病房，将原来的病房楼内设霍乱临时病床 100 张，又新盖病房楼一栋 40 余间，楼外搭起三个席棚收伤员 200 余人，病床总数达 400 余张，工作人员增加到 120 人"④，可见其发展的速度和规模。

（三）几所教会医院的发展情况

河南省基督教开办的教会医院中，以豫北加拿大长老会在豫北三府开办的教会医院、中华内地会开封南关福音医院以及中华圣公会商丘圣保罗医院规模大，持续时间长，影响范围广。从上述几所医院的发展过程中，可以管窥外国传教士在河南各地借医传教的具体脉络。

1. 豫北加拿大长老会开办的教会医院

清末民初，除安阳的复临安息会外，豫北地区一直是加拿大长老会传教士的责任区。20 世纪 30 年代，自立会、神召会、真理会、耶稣家庭、清洁会也都先后到豫北各地进行传教，然而，因为"其它教派仅是以传福音为宗旨，没有医院、学校，故不引人注目"⑤，发展自然不及长

① 年惠民、蔡学志、程永祥、罗作舟、丁秀荣口述：《潢川美国医院》，《光州文史资料》第九辑，1993 年，第 73 页。

② 刘国胜：《西医西药传入与建国前漯河西药业状况》，《漯河文史资料》第五辑，1993 年，第 97—98 页。

③ 许昌县基督教三自爱国运动委员会：《许昌基督教》，《许昌县文史资料》第四辑，1991 年，第 165—168 页。

④ 侯天德、邢秀英：《郑州华美医院的创建与兴衰》，《郑州文史资料》第三辑，1987 年，第 139 页。

⑤ 宋蔚然：《豫北基督教发展述略》，《新乡文史资料·民族宗教专辑》第十一辑，2000 年，第 161 页。

老派。

1895 年,加拿大传教士古约翰、季理斐等到达安阳,在安阳市铸钟街创办教堂、教会医院各一所(医院名为广生医院,现安阳市人民医院),张宝箴牧师任院长。教会发展的策略:一是免费治病;二是救济灾困。这一手段在当地百姓中非常具有影响力,据统计,在安阳,1903 年有 17000 位病人被治好(平均每天接诊病人 48 人);传教事业也得以顺利发展:新建房子 6 处,并将旧房子改造成亮堂堂的药房和一个小教堂,还有一个独立的女子医院。外科手术在当时百姓看来更具有神奇效力,相当超前。病人多是眼科手术(Dr. Leslie 说他做的 177 例手术中,86 例是眼科手术)。1904 年治愈病人达 23000 人,平均每天 63 人。女子医院也治疗患者 1125 人。[1] 这种发展势头尽管因"五卅"惨案后全国各地掀起的反帝爱国运动的冲击而一度停顿,但到 1935 年时,安阳广生医院有医师 2 人(1 男 1 女),病床 100 张,[2] 医生、护士、护生及院中工人共73 人。[3] 1933—1937 年的四年中,治疗的病人共 82007 人,住院人数达20412 人。[4]

在卫辉,加拿大传教士借政府保护,于 1903 年建立博济医院(后改名为惠民医院),由加拿大人罗维灵任第一任院长。[5]

博济医院尽管规模较小,但已经基本具有现代医院的特征。

首先,医务人员逐渐增多,人员结构比较合理。医院初设时,仅有院长兼医生罗维灵和孟思士[即詹姆斯·R. 孟思士(James R. Menzies)]两名医生。由于医生人手短缺,医院招收阳武县马纪良为助手,用带徒弟的办法对他加以培养。后又聘请毕业于天津北洋医学堂的浚县教徒代九成来院当医生。加拿大长老会非常重视这个新开辟根据地的医疗工作,

---

① Sony Grypma, *Healing Henan—Canadian Nurses at the Northe Mission*, *1888 – 1947*, The University of British Columbia, 2008, pp. 54 – 55.

② 《河南统计月报》1936 年第 2 卷第 5 期,第 53 页。

③ 王志士:《河南协会报告书》,中华基督教会全国总会年议会议会录·第四、五届(1937 年、1948 年),第 100 页。

④ 同上。

⑤ 博济医院(后改名惠民医院)随后的各位院长分别是敖尔德(1916 年)、杜儒文(1920年)、贺雅格(1938 年)、景佐智(1946 年)和华人纪耀荣(1946 年)。参见宋蔚然《豫北基督教发展述略》,《新乡文史资料·民族宗教专辑》第十一辑,2000 年,第 162 页。

不时会根据需要，从安阳调来加籍医生杜儒文、女医生梅秀英和三名女护士①到医院工作。病人多时，教会还加派彰德府广生医院的医生敖尔德及其助手申启林、郭新来院协助治疗。② 1916 年，毕业于英、美、加三国教会合办的齐鲁大学医科的范元文来院当医生，是该医院第一个正式经学校培养的中国医生，更加壮大了该医院的医生队伍（见表3—6）。

表3—6　　　　　　　　　博济医院人员情况　　　　　　单位：人，张

年份	加籍医生		中国医生	医生助手	护士		其他人员		病床	日门诊量
	男	女			加籍	华籍	客房	工人		
1903—1910	2	0	1	1	0	0	1	2		
1910—1916	3	1	1	3	3	0	1	2	30	50
1916—1920	3	1	2	3	3	6	1	2		

资料来源：新乡医学院第一附属医院院志、《卫辉市志》及《加拿大传教士在中国》的综合分析。

从表3—6可以看出，博济医院不仅有固定医生3—6名，还有医生助手1—3名、专职护士3名；不仅有男医生，还有女医生，方便乡村女性患者就诊。对比当时英、美各国传教士在华所办的医院，这种医务人员配备比例是较好的——按照中华博医会的要求，"每一所有50张病床的教会医院必须配备外国医生2人和外国护士1人"，许多医院达不到此比例。③ 而博济医院有病床30张，却有外国医生2—4人、外国护士3人。

其次，现代化医疗设备相对齐全。医院开设之初，院长罗维灵就在医院建立了X光室、无菌手术室和条件较好的化验室，实行正规化的护

———————

① 她们的中文名字分别是饶秀真、雷润田、盖麻姑。

② 新乡医学院第一附属医院院志记载，敖尔德1910年即被调来此地工作，但据笔者考证，敖尔德1910年被派到豫北，先在彰德府广生医院工作，1916年左右正式进博济医院。另外，据宋家衍书记载，1916年左右，博济医院的加籍医生有敖尔德、海瑞斯和杜儒文，其中的海瑞斯实际就是孟思士，1920年去世。

③ 中华续行委办会调查特委会编：《1901—1920年中国基督教调查资料》（原名《中华归主》）上，中国社会科学出版社1987年版，第622页。

士护理制度和使用近代化的麻醉法。① 这些条件在当时是内地许多教会医院不具备的。

最后，医院虽不分科，但内外科疾病一般均可诊治。由于医生数量有限，医院看病不分科，只设男女门诊及男女病房（12 岁以下小儿归女门诊看病），收治的病人多为常见病及时令病。

1922 年博济医院扩建后，又新盖了一座现代化的病房大楼，医院改名为惠民医院，发展更加迅速。20 世纪 30 年代是惠民医院发展的黄金时期，医院工作人员总计达 92 人，其中，加籍占 13%，华人占 87%；病床最多时达到 160 张（见表 3—7、表 3—8）。

表 3—7　　　　　　　1920—1930 年惠民医院人员情况　　　　单位：人，张

年份	加籍医生	中国医生	加籍护士	化验、药房等人员	病床
1920—1925	3	4	3	4	80—100
1925—1930	3—4	9	3	6	80—100

数据来源：新乡医学院第一附属医院院志。

表 3—8　　　　　　　1936—1937 年惠民医院人员情况　　　　单位：人

院长	医生		护士		护生	助理护士	药房	化验	发电机房	挂号收费	会计	消毒员	其他工人	总计
加籍	加籍	华人	加籍	华人							加籍			
1	2	3	3	7	24	6	2	1	1	1	1	2	35	92

数据来源：新乡医学院第一附属医院院志。

表 3—7 反映的惠民医院医务人员比例在当时居全国首位。据美国平信调查团 1922 年在全国的调查统计，因欧战关系，欧美国家在华医药职员人数大大减少，"据报告，现在（1922 年——笔者注）只有女医生四人，男医生十九人"②。而加拿大长老会在豫北地区竟有男医生 8 人，女

① 宋家衍：《长老会著名医疗传教士罗光普》，参见宋家衍主编《加拿大传教士在中国》，东方出版社 1995 年版，第 241 页。
② 中华续行委办会调查特委会编：《1901—1920 年中国基督教调查资料》（原名《中华归主》）上，中国社会科学出版社 1987 年版，第 188 页。

医生 1 人，肄业护士 10 人。①

　　需要说明的一种情况是，从表 3—7、表 3—8 两表的对比可见，1936—1937 年惠民医院的医护人员并不算多。这主要是因为，其一，抗日战争爆发后，有的医生离开医院自行开办诊所，有的走上了革命道路，还有医生因与加籍医生发生争执，愤而辞职。其二，1935 年 3 月，惠民医院依靠加拿大私人捐助，在浚县道口镇建立了一所分院，分流出部分人员到分院工作，担负周围 80 万人口的疾病治疗任务（见表 3—9）。

表 3—9　　　　　　　　　1935 年浚县惠民医院分院人员情况

县别	医师数			病房	病床	护理	管账先生	司药	医治人数
	共计	男	女						
浚县	3 人	3 人	0	15 间	20 张	5 人	1 人	1 人	2543 人（此数据止于 10 月）

　　数据来源：新乡医学院第一附属医院院志。

　　20 世纪二三十年代，惠民医院的医疗设备在豫北地区是最好的。医院化验室能进行四大常规及康华氏试验。1921 年，放射线科增置一台英制 100 毫安 X 光机，并带有小型发电机。这在内地是非常少见的。1935 年傅雷德回国度假返回时又买回一台 X 光机和一台电冰箱。

　　医院设备的先进、医务人员精良的技术，为卫辉乡村百姓提供了良好的医疗环境。门诊方面，据可得到的数字，1930 年 3 月到 12 月为 8997 人次，其中 4800 人次为初诊；1933 年为 12000 人次，其中 6000 人次为初诊（女病人 300 人次）；1934 年为 11600 人次；1936 年，连同住院病人在内共 17251 人次。② 病房方面：1930 年 3—12 月，有 300 人次住院治疗；1931 年为 550 人次；1933 年为 500 人次；1934 年为 520 人次。因为

---

　　①　中华续行委办会调查特委会编：《1901—1920 年中国基督教调查资料》（原名《中华归主》）上，中国社会科学出版社 1987 年版，第 190 页。据新乡医学院第一附属医院院志，这一数字并不准确，应该是男医生 7 人、女医生 2 人。

　　②　1930—1936 年门诊病人数字分别见费城 1973 年《加拿大联合教会妇女联合会第 6 个年度报告》第 206 页、《加拿大联合教会妇女联合会第 7 个报告》第 186 页、《加拿大联合教会妇女联合会第 9 个报告》第 119 页和《加拿大联合教会妇女联合会第 10 个报告》第 203 页。

病员过多，1935 年，医院增设 1 个妇女病区，使之与儿童分开，以方便治疗。这样，医院共有 5 个病区，病床 160 张。1936 年住院治疗的病人至少有 700 人次。[①]

为了扩充护理人员队伍，1923 年惠民医院向中华护士会注册，正式开办惠民医院护士学校（即今天的新乡医学院），招收教徒子女，采用半工半读的形式加以培训。这些护士学员毕业后，大部分留医院工作。相对充足与正规的护理队伍，让惠民医院的医疗声名更加远播。到惠民医院的就医者，最远有 200 里地之外的乡民，他们用手推车将病人拉过来，求医问药，住院治疗。

还有沁阳北关的恩赐医院。到 20 世纪 30 年代，医院也进入快速发展时期，"设病床 100 张，检验室 1 座，X 光机 1 台，有医生 3 人，护士 3 人，护士生 20 人"[②]。1934 年，医院统计门诊有 8777 人次（复诊不在其内），住院病人有 1150 人次，割症有 1807 人次，拥有病床 48 张。[③] 1935 年医治人数增达 14162 人。[④] 另外，为解决周围百姓看病难的局面，30 年代初，罗维灵之子罗明远[⑤]设计了一个农村医疗卫生网，他以怀庆的恩赐医院为中心，利用培训当地医生、批发药品、助理乡村检查病菌、医疗技术合作等形式，在孟县、温县、修武县、获嘉县、济源县等县设立 6 个分诊所，此外又联络新乡、焦作等地区，构建了名震中外、辐射四周 55 公里的农村医疗卫生网。农村医疗服务网络方便了群众就医，也培训了当地医生。

2. 中华内地会开封南关福音医院

1903 年，内地会传教士、英国人金纯仁医生来华，在周口、淮阳、襄城等地以治病为名，进行传教。1905 年，他和妻子金德氏从襄城来到

---

① 1930—1936 年住院病人数字分别见费城 1973 年《加拿大联合教会妇女联合会第 6 个报告》第 206 页、《加拿大联合教会妇女联合会第 7 个报告》第 186 页、《加拿大联合教会妇女联合会第 9 个报告》第 119 页、《加拿大联合教会妇女联合会第 10 个报告》第 203 页和《第 11 个报告》第 216 页。病区、病床数见新乡医学院第一附属医院院志。

② 沁阳县卫生局编:《沁阳卫生志》，1986 年，第 201 页。

③ 王志士:《河南协会报告书》，中华基督教会全国总会年议会录·第四、五届（1937 年、1948 年），第 100 页。

④ 参见《河南统计月报》1936 年第 2 卷第 5 期，第 53 页。

⑤ 也称罗光普（Robert B. McClure, 1924—1948 年在华），其父是罗维灵医生。

开封，在大纸坊街教会院内施医舍药。为扩大影响，吸收教徒，诊所"不仅看病免费，连病人的医药、伙食亦都免费"①。关键是，金纯仁有着较高的外科技术，在当时简易的手术条件下能割除白内障，也曾开刀取出过膀胱结石。这在群众缺医少药的当时绝非小事，因而一时名声大振，招来许多就医者，一些官吏、士绅也抱着试试的态度来到教会医院看病。金纯仁不仅外科手术好，人也很善交际，且待人温和，博得很多病人的称赞，更获得了被治好病的士绅、官吏的好感。

随着病人群体的扩大，金纯仁决定在城外空旷地带开办一所教会医院，以扩大传教事业的影响。他们在开封大南门外以高价（当时的地皮每亩价为一串二百钱，教会则出八串钱一亩的高价）买了王姓 16 亩菜地，盖了一座楼和几幢平房，定名为福音医院。当时病人中女性比男性多，照应女性的工作由他妻子金德氏负责。她一边看护病人，一边给她们讲道。1908 年，美国医学院毕业的英人柯维斋医生被派到福音医院任医师，金纯仁任院长。为克服中国人对洋人的戒心，医院开办初期，规定凡来就医的病人，不论穷富，一视同仁地进行仔细诊治，医、药一概免费，对远路的病人还会送点儿返回的路费。因此，前来福音医院看病的人更多，医院药品开销量猛增，经济压力渐增，且此时教会医院及传教士已逐渐在开封一地获得了百姓的认可，能够立足，因而医院决定在收取费用上向信教者倾斜，信教的病人看病吃药免费，不信教的病人收费。但此规定未起作用，穷困的患者一忧经济负担重，二怕治病效果有差别，所以都说自己信主。医院的经济压力并未减轻，于是，医院决定对患者一律收费。不过，为收获信徒，教会医院对确实贫穷的患者，有时仍不收钱。

1912 年，医院趁帮助刚刚到达开封的加拿大圣公会买地创办医院的机会，也扩大规模，增办了女医院，增加病房。医院的医生也不断增加。1925 年，苏格兰人魏礼科医生夫妇来到福音医院，魏礼科主管男院医疗，他妻子总揽一切杂事，不久又来了一位英国医生，叫穆友理。女医院办起后，调来女医生施爱仁（英国人）和她的同学美德纯医生专门负责。

---

① 武奇云：《我所知道的福音医院》，《开封市文史资料》第十辑，1990 年，第 178—185 页。

为加强医院的护理，医院开办了护士学校。护士学校第一次招收五六名学生，边学习边练习。到后来护校由英国人施爱仁为校长时，学生有30多人——其实，施爱仁只是名誉校长，实际是由中国人戚荣光（女）负责。

从福音医院的床位增加的数字可以看出它的发展状况。医院最初成立时，仅有20张床位，到20世纪20年代增加到100张，1925—1939年英国人魏礼科主持医院时，床位增至150张。只是到1939年开封被日本侵略军占领后，床位有所减少。

可以说，20世纪30年代，福音医院是当时开封最大的医院，在河南省也是屈指可数的。不过，这一时期，福音医院的收费也是比较高的。医院病房分等级收费，特等床位每天收2元，一等床位每天收1.5元，普通床位每天收0.5元。不过，为照顾贫苦病人，医院也另有平房，内有板床，不收床费，专为贫苦病人而设。①

3. 中华圣公会商丘圣保罗医院

清朝末年，加拿大（英属地）圣公会牧师 Willia M. Wrrite（中文名怀履光）带领福建教区的4名传教士来河南，在开封南关建立传教基地，1912年在那里创办了开封圣公会医院，1913年定名为"圣保罗医院"，由英国籍一位雷姓女大夫任院长，另有福建人陈雅各大夫和护士、学员数人。因该医院与英国基督教开设的福音医院毗邻，不久两院产生矛盾，经英国驻汉口领事馆裁决，河南教区会督于1915年将"圣保罗医院"迁到商丘。1917年，圣公会在商丘古城北购买土地，建起了医院新址，仍称"圣保罗医院"。1915年，医院迁商丘之初，仅有医护人员5—6人，（医生当时只有加拿大籍胡姓医生和陈雅各大夫，另有2名学员）。后又由加拿大圣公会派来女大夫曹慨瑞、护士贝美瑞来院。由于本地居民对西医缺乏认识，来看病者甚少，医院采取信教者免费诊疗、平民看病减免医疗费的方式，拉拢、吸引病人，借医传教。但由于设备简陋，医院也只能诊治一些较简单的疾病。② 1920年，医院开始扩建，其人员逐渐增

---

① 傅良平：《开封福音医院》，《河南文史资料》总第五十一辑，1994年，第205—208页。

② 赵东营：《从"圣保罗"到商丘地区医院》，《商丘文史资料》第七辑，1993年，第61—64页；陆肇刚、陈登瀛：《圣保罗医院的创办和变迁》，《商丘文史资料》第二辑，1990年，第1—11页。

多，有职员、工人 20 多人，男女病房共有病床 40 张，医院由曹慨瑞任院长、贝美瑞任护士长，有中国男女护士 4—5 人。此后人员多有变动，如 1928 年加籍大夫郭海伯（Dr. H. H. Gibert）来院，郭大夫擅长妇产科。1929 年后加籍大夫包志德（Dr. RiChard Brown）来院，包大夫擅长眼科，总之，医院的医生实力开始增强，医疗技术条件也逐渐改善。1931—1940 年总床位已达 80 张，职员、工人、护校学生共计 70 余人，日门诊量 70—80 人次。医院初诊由医生诊断治疗，复诊一般多由高年资护士处理，以常见病、地方病为主。每周二、周五上午为手术日。[①] 日本侵华战争爆发后，圣保罗医院像其他英美传教士开办的教会医院一样，受到了很大的影响，医药缺乏，发展一度艰难。

二　天主教传教士在河南的借医传教活动

基督教借医传教的效果引起了天主教传教士的注意。在竞争中，他们也积极仿效，在各地设诊所、开医院、办护校，进行各种医疗传教活动。

天主教是基督教的三大宗派之一，又称罗马天主教会或罗马公教会。天主教传入河南的时间比较早，他们在各地开设的诊所、医院却晚于基督教新教传教士。像基督新教一样，天主教教会医院也分布于河南各地。不过，天主教教会医院一般规模不大，人员较少。如 1940 年周口天主堂神父文师明（意大利人）在周口北寨天主教堂院内创办诊所，以眼科、外科为主，兼治其他小伤小病。医院由孟昭章、张汝宾等主持业务，虽然诊所较小，仅设诊疗室两间，有医务人员 3 人，[②] 但也颇有成效。在南阳唐河，民国十二年（1923 年），意大利人梅领南任唐河县城关教掌司铎，为了传教，他们不仅在城关设立多所小学校，还在民国十八年（1929 年）间先后设小医院 9 个（城关 5 个，湖阳 2 个，祁仪 1 个，桐河 1 个）。[③]

信阳天主堂教区管辖信阳、罗山、潢川、固始、光山、商城、息县、

① 陆肇刚、陈登瀛：《圣保罗医院的创办和变迁》，《商丘文史资料》第二辑，1990 年，第 1—11 页。

② 本书编委会：《周口市卫生志》，内部资料，1986 年，第 139 页。

③ 刘志庆、尚海丽：《河南天主教资料辑注》，宗教文化出版社 2011 年版，第 127—128 页。

新蔡、上蔡、汝南、沈丘、项城、正阳共 13 县。为扩大影响,20 世纪 20 年代到新中国成立前夕,他们一共开办教会学校 11 所、医院 8 所、孤儿院 3 所、残废院 1 所。[①]

在上蔡县,圣言会主教奥国人法来福接办豫东南地区天主教教务后,修女陶喜善(德国人)、白鸿芳等于民国二十五年(1936 年)在上蔡开设医院,这所教会医院是该县当时西医技术最好的医院。[②]

潢川县的天主教教会医院也很有特色。1930 年,潢川天主堂建造了一所小型医院——天主堂医院,作为天主堂的附属机构。医院由 10 多人组成,马淑文(女,法国人)任院长,贾修道(法国人)为医师,另有李修道、艾修道(均为德国人)在医院工作,医院的医疗器材、药品全从德国寄来,医务人员多是女性。针对当时民穷病多的社会现实,医院为了吸引贫困百姓信教,也采取中医的灵活策略,用"穷人吃药、富人付钱"的办法,借以笼络人心。[③]

在安阳,为与基督教争夺信徒,意大利传教士白神父在 1937 年专门派修女杜文英、关文秀、陈书琴 3 人到邢台眼科医院学习两年,又于 1941 年派刘开琳、姬中美到邢台眼科医院学习两年。在此基础上,于 1942 年春,由神甫罗光达(意大利人)主办,正式成立了"公教眼科医院"一年后,由意籍神甫白清泰接任院长。由于当时公教医院是安阳的独家眼病专科医院,所以,安阳及其周围各县的眼疾患者都到该院医治。这样,眼科医院的规模也随之扩大,几年后,便由建院时的五六名医务人员,增至 18 人。医疗设备逐渐增加,医疗条件也逐步改善。从 1947 年起至安阳解放,该医院由濮乐道(意大利人)任院长;1951 年由杜文英接办;1953 年 12 月,为人民政府接收。[④]

另外,意大利人施德望 1936 年在汲县开设的天主堂眼科医院,[⑤] 法

① 刘志庆、尚海丽:《河南天主教资料辑注》,宗教文化出版社 2011 年版,第 157 页。
② 石廷俊:《基督教在上蔡》,《上蔡文史资料》第三辑,1990 年,第 80 页。
③ 赵敬尧:《潢川天主堂的八十年》,《光州文史资料》第一辑,1985 年,第 68—69 页。
④ 本书编委会:《安阳市宗教资料汇编》,内部资料,1988 年,第 57 页。
⑤ 屋宪成供稿,李叔岭整理:《天主堂在汲县》,《汲县文史资料》第一辑,1988 年,第 65 页。

国传教士在濮阳县开设的天主教医疗室，① 淅川天主堂 1930 年在县城开设的西医诊所，意大利人帕斯科·兰扎内尔（即兰神甫）、布鲁诺·蔡拉（即蔡神甫）、卡洛·奥斯纳斐（即吴神甫）在民权县开设的西医诊所等，都属于边行医边传教的性质。

（一）开封天主教公教医院

在开封，民国五年（1916 年），天主教教会从南阳教区中划出豫东地区 26 个县，成立开封教区（系意大利"米兰外方传教会"），与河南南境代牧区（南阳）、河南北境代牧区（卫辉）并行。② 开封天主教独立后，传教士除先后开办教会学校 8 所外，也创设教会医院，起初规模较小、设备一般、科室也不健全。主持医疗、医务者均为外籍神职人员及中外籍修女，医疗技术不高，③ 但为了吸引病人，以与基督教传教士竞争，医院也实行对贫苦患者免费治疗的措施。当时在开封的基督教教会医院，已经开始实行收费制度，天主教教会医院的这一免费措施，也吸引了一些地方百姓。

20 世纪 30 年代初，有荷兰籍神职人员在河北唐山开设了眼科医院，对眼病有较高的治疗技术，医疗手段也较为先进，声誉颇著。为了提高教会医院的医疗水平，吸引更多的病人加入天主教，开封教区委托河北教会，协助其培训了一批中国修女。这些修女学习结束回开封后，即在开封建立眼科诊所，并以带徒弟的方式培养了一批年轻修女。这些修女虽无较深的医学理论知识，但实践经验丰富、医疗效果好，并且在医德上为当时社会上的普通医院、诊所所不及，所以获得了民众的好评，到该医院就医的人逐渐增多。

第二次世界大战结束以后，联合国救济总署在开封设有机构，美国

① 刘方元、刘刚仁：《濮阳县天主堂》，《濮阳县文史资料》第四辑，1988 年，第 107 页。

② 1920 年，教区中的商丘、虞城、宁陵、永城、夏邑、柘城六县另立为商丘教区，开封教区管辖中牟、杞县、陈留、通许、尉氏、洧川、鄢陵、扶沟、西华、淮阳、商水、太康、睢县、鹿邑、兰封、考城、民权及开封 18 县。1946 年，开封教区升为河南总主教区所在地，管辖全省教务。参见开封市地方史志编纂委员会《开封简志》，河南人民出版社 1988 年版，第 469 页；商丘地区地方志编纂委员会《商丘地区志》，生活·读书·新知三联书店 1996 年版，第 1640 页。

③ 刘志庆、尚海丽：《河南天主教资料辑注》，宗教文化出版社 2011 年版，第 219 页。

神父司徒尔（本笃会士）在此机构工作，因而河南天主教从救济总署获得了大批救济品、医药及医疗器械，天主教会的诊所得到了补给，随后于 1946 年 10 月，在西半截街前光豫中学校址扩建了开封市公教医院。为了扩大教会势力范围，向农村各地延伸，天主教也采取基督教的形式，哪里有教会，哪里就建医院。总之，1948 年，开封有天主教会医院 1 所、小诊所 11 处。① 由此可见，天主教发展路径和形式与基督教有很多相通之处。

（二）郑州天主堂医院

1904 年，天主教意大利传教士贾师谊等来河南传教。1911 年，贾师谊被选为郑州教区主教，正式管理教务。1912 年 2 月，贾在慕霖路天主教堂旁沿街的两间平房前挂起"天主堂医院"的牌子，边传教边行医。该医院以眼科为主，内外科为辅。院长由贾师谊兼任，医生是意籍修女，护士为张殿巨（男，襄县人）。建院初期，因其免费诊治的特色，又被称为"施药医院"，日门诊量为 134 人次。② 后经逐年扩建，至 1924 年 3 月，天主堂医院改名为"郑州天主堂公教医院"，医院用房增至 20 余间，医疗设备也有所增加，遇到较重病症时，常请"永康医院"的石永山医师帮助诊治（石为留法大夫，医大毕业，私人开业，天主教徒，1930 年病故）。此时住院病人开始收费。

1925 年 10 月，意大利天主教在郑郊岗杜村先建一眼科诊所，继而于 1928 年夏又筹建医院。1932 年，岗杜公教医院正式开业，医院用房近 200 间，设有眼科、内科、外科和妇产科，病床百余张。病房仍分一、二、三等。全院职工约四五十人（包括中、外修女），主要医生有：殷甫之、常世馨、姜兆菊（女）、韩森（德国人）、谭一里（意大利人）、杜汉（奥地利人）。除殷和常二人专看眼科外，其余医生均不分科。院长是范奇才、德玉洁（女，意大利人）。建院以来业务最兴盛时期为 1937—1939 年，尤以眼科远近闻名。此时公教医院重点放在岗杜，慕霖路仅留门诊称作总院。

为扩大影响面，岗杜医院建成后又在敦睦里设立眼科诊所。医生 2

① 赵家珍主编：《开封市民族宗教志》，（香港）天马出版社 2000 年版，第 261—262 页。
② 参见《河南统计月报》1935 年第 5 期，第 53 页。

名，护士 2 名，调剂 1 名，院长苏礼安（意大利人）、中国修女朱淑善主持工作。每天就诊病人有四五十人次。1937 年增设"夜市门诊"。随后，为便于传教，曾先后在乔家门、敦睦里、书院街等处设立 5 个诊所。除市郊以外，属总院直接领导的还有在许昌、漯河、襄县、临汝（今汝州市）、禹县、长葛、鲁山等地开设的以眼科为主的分院。其中，许昌分院规模较大，有病床 60 张，日门诊量约 300 人次。眼科较大手术由郑州总院定期派医生去做。

为了扩大医院护理工作人员队伍，郑州天主教教会医院也在 1938—1942 年由常世馨负责培训眼科护士，该护士培训班共招收三期学生，每期时间为两年，不脱产，期满发给毕业证书，学员多为修女。第一期学员 13 名。①

（三）新乡公教医院

清光绪十三年（1887 年），天主教卫辉区意籍神甫费清林、白玉华到达新乡七里营开始传教，并设立教堂、医院、学校，②但规模较小。新乡地区规模较大的天主教医院是新乡公教医院，是以原新乡天主教教区监牧主教、美籍传教士米干为首，接受美、德圣言会资助，于 1945 年 11 月创办的。医院设门诊部，分设内科、外科、妇产科、化验室、注射室和手术室，医疗设备和医药器材均来自美国或加拿大。医院开办初期，医护人员缺乏，只有 2 名护士、1 名助产士，工作人员共有 15 人。为此，医院不得不临时请铁路医院的周大夫每天来该院上半天班应付门诊。如有外科手术，则临时到汲县基督教会办的惠民医院请段美卿大夫来做手术。随后，通过聘请、调派的形式，新乡公教医院人力逐渐得到加强。1946 年下半年，医院医护人员增加到 50 人，其中医生 9 人（包括外国医生 2 人），技术力量增加，医疗质量也有所提升，③如内科医师马树林毕业于上海震旦大学，获医学博士，眼科医师贺粹夫毕业于北京某大学，

① 刘志庆、尚海丽：《河南天主教资料辑注》，宗教文化出版社 2011 年版，第 51—52 页。
② 王鸿顺：《天主教在新乡县的传播及其活动情况》，《新乡县文史资料》第五辑，1995 年，第 196 页。
③ 赵连泰：《新乡公教医院的始末》，《新乡文史资料·民族专辑》第十一辑，2000 年，第 119 页。

外科医师董玉法、田金铸等人都是正规医学校毕业,具有较丰富的临床经验。[1]

尤须注意的是,鉴于当时物价飞涨的事实,"该院采取以实物形式收费,较大的手术定为 15 石小麦"[2],这对一般的家庭来说确实无法承受。教会医院为拉拢民众,规定"穷人经院长批准可减去一半或一半以上的费用"[3]。另外,公教医院附设有一所平民医院,专门派一两名护士负责贫民治疗,免费施舍药品。尤其是,对于困扰豫北地区百姓的黑热病(即大肚皮),该医院的治疗不仅不收费,而且治疗效果较好,大部分患者经过半月注射,身体即能恢复正常,所以,患者对此医院还是持认可态度的。至 1947 年上半年,公教医院新建了门诊楼(即现新乡市第一人民医院儿科病房),又增加了小儿科、五官科等科室,医护和工作人员达到 70 余人,规模明显扩大。

为将宗教传播的触角伸向更广大的农村,公教医院在发展自身的同时,还积极向外扩展,先后在焦作、沁阳、武陟乔庙、原阳王村、封丘、新乡县七里营等地设立分教堂,并同时在上述地区设立分诊所,派人专门负责这些地方的工作。另外,公教医院的医护人员不仅接诊来院治病的患者,还经常出诊。他们为孕妇检查和接生,或到传染病的发病区进行预防注射,控制传染病蔓延。例如,1943 年黑热病流行时,原阳王村的天主教堂神甫组织教会中懂得医学的教友建立了医疗队,"到各村为病人治病,无论在不在教会都不收费"[4]。这些慈善性的医疗活动带来的宗教效果是最为突出的——"瘟疫过后,很多不在教的群众纷纷加入了教会"[5]。总之,通过上述医疗活动,他们顺利地将天主教推向了各阶层民众。

---

①　赵谊林:《回忆新乡附设护士学校》,《新乡文史资料·民族专辑》第十一辑,2000 年,第 124 页;赵连泰:《新乡公教医院的始末》,《新乡文史资料·民族专辑》第十一辑,2000 年,第 121 页。

②　赵连泰:《新乡公教医院的始末》,《新乡文史资料·民族专辑》第十一辑,2000 年,第 120 页。

③　同上。

④　张君琪口述,文戈整理:《豫北最大的原阳王村天主堂》,《新乡文史资料·民族专辑》第十一辑,2000 年,第 134 页。

⑤　同上书,第 135 页。

第三节　教会医院与西医在河南的本土化趋势

外国传教士在中国各地的借医传教活动，只是将医学作为"宗教的婢女"，为其传教宗旨服务的。因此，大多数传教士认为，"传教士从事的任何事工，无论医学、教育还是其他任何别的，都只有是想方设法为唯一的真正目标——推进福音——服务时，才是正当的"①，"医学只不过是一个用来打开成百上千不友善家庭之门的楔子"②，医疗救治只是基督教"把人引来得救的诱饵"③等。在其组织者看来，他们选士派员、远涉重洋、赴华传教，只是将西医作为"宗教的侍女"；他们开办医院、诊所和学校时也有一致的目标，即帮助训练中国人接受基督教。④但是，站在今天的历史平台上，当我们反观这些外国传教士在贫病多灾的中国（包括地处内地的河南）开展的借医传教活动时，应该承认，在民族情感、文化传统、风俗习惯等因素的影响下，这一活动虽然在有的地方不时会遭遇打击而被迫中断，而在多数时候，在因贫困而更加现实的乡村百姓面前，外国传教士的医疗活动所带来的疾病救治效果要远远大于其宗教宣传效果。从文化传播层面看，传教士的活动客观上为多灾多病、贫困无助的民间百姓带来了救命的西医药，进而带动了西医在中国各阶层民众中的传播，实现了普通百姓对西医的接触、认知与接纳；社会精英人士对西医的学习、仿效和研究，也是在此过程中逐渐开启的。

地处内地的河南，在京广铁路开通前，交通不畅，民情闭塞，受殖民势力冲击较少，因而，在许多地方，传教士是最早将西医带到他们身边的群体。传教士用一种异质力量，在他们周围集聚和培养了河南最早的西医人才。

---

① Sony Grypma, *Healing Henan—Canadian Nurses at the Northe Mission, 1888 – 1947*, The University of British Columbia, 2008, p. 35.

② Ibid. .

③ Ibid. , p. 556.

④ 费正清：《剑桥中国晚清史》上卷，中国社会科学出版社2006年版，第542页。

一　教会医院与近代河南的西医人才

近代中国的历史上，河南因贫困多灾、战乱不断，一向是"着着落后"。西医的发展亦如此。在北洋政府中央层面的西医建制基础上，南京国民政府时期，全国性的卫生体系已初具规模，地方卫生体系也处于建设时期，河南因经济极度匮乏，推进受阻；因为经济落后，河南学习西医的人不多，一些人自西医院校毕业后，也多到沿海及大城市工作，在河南本地医院工作者很少。但是，传教士开办的教会医院，却不仅聚集了各国的医学人才，也聘请有本国的医学毕业生，而且还通过实习带徒的方式，培养了一批医护人才。

（一）教会医院集聚的河南最早一批外国医学人士

清末及民国时期，美、英、法、德、加拿大、意大利等国教会组织基于各自宗教、政治等利益的考虑，动员各种力量，在社会上筹集资金，购运设备，采买药品，并派医护人员到中国进行借医传教活动。这些外国教会人员凭借自己的医术治病救人（尽管其目的不仅于此），有的长达二三十年（也有的在中国去世）。据《中国基督教会年鉴》统计显示，到1936年，外国传教士在河南各地创办了许多教会医院（诊所），其中规模较大的现代化医院有10家。① 这些教会医院均是当地规模最大、设备最先进的现代化医院。如加拿大传教士在卫辉创建的惠民医院，1920年扩建后，新建了现代化的病房大楼，医院化验室能做四大常规及康华氏试验，有一台英制100毫安X光机，并带有小型发电机。这在内地是非常少见的。医院1935年又增设一台X光机和一台电冰箱。X光机的运用提高了医院诊疗结果的准确性，电冰箱有助于保存疫苗和其他药品。

除较强的硬件设施外，教会医院的技术力量一般也是当地最强的。各国派到教会医院的医生，有的拥有较高的医术，有的本身就是该国医学界的骨干人员。如加拿大基督教新教长老宗最早派到中国来的传教士医生中，罗维灵医生原是加拿大著名的脑炎和震颤麻痹诊断专家、蒙特利尔总医院的总监，史雅阁是毕业于皇后大学的医生。其后，长老宗向

---

① 笔者据《中国基督教会年鉴》（1936年，第十三期）第477—490页和《中国基督教会年鉴》（1936年，第十二期）第335、341、347页的数据统计而来。

豫北地区派遣的医护人员，如医生敖尔德、海瑞斯、梅秀英、杜儒文，护士饶秀英、雷润田、盖麻姑、傅印德等，都拥有相当高的医护水平（见表3—10）。

表3—10　　　　　　　　卫辉惠民医院的外国医护人员名单

人　名	到豫时间	来院时间	离开时间	工作性质	附　注
［加］罗维灵	1888	1903	1916	医生	博济医院第一任院长
［加］史雅阁	1888	1903	不详	医生	
［加］孟思士	1895	1903	1920	医生	又作孟恩赐，1920年去世
［加］敖尔德	1910		1927	医生	1916年后任博济医院院长
［加］海瑞斯		?		医生	
［加］梅秀英		1910	1947	医生	先是安阳广生医院医生，常来院协助治疗
［加］饶秀英		1910	1947	护士	与梅秀英一起来院
［加］雷润田		1910	1947	护士	与梅秀英一起来院
［加］盖麻姑		1910	1947	护士	与梅秀英一起来院
［加］杜儒文	1915	?	1942	医生	1920年后任院长
［加］傅印德		1920		护士	

注：该表系笔者据相关资料汇总而得。

在豫北地区，除惠民医院外，安阳广生医院也有加拿大传教士医生或护士，如早期男医院的雷实礼医生、女医院的登美百医生，20世纪30年代后有贺雅阁医生、任明志医生、窦大夫和护士彭存修；[①] 怀庆府（今沁阳）恩赐医院的罗明远医生等。

在省府开封，基督教内地会传教士开办的福音医院里，有金纯仁医生和柯维斋大夫，二人均毕业于英国著名医学院校，其中金纯仁医生于1896年获得英国伦敦医院附属医学院内外全科医学士证书。1913年11月

---

① 宋家珩主编：《加拿大传教士在中国》，东方出版社1995年版，第148页。

6 日,年仅 25 岁的英国女宣教士美德纯医生抵达中国,成为福音医院第一位女医生;另一位英国女宣教士施爱仁姑娘在英国完成护士课程后,也来到开封加入福音医院的医疗队伍,和美德纯医生成为一对好搭档。1915 年,吉培生医生(Dr. Douglas M. Gibson)也被派到福音医院工作,使医院实力大增(见表 3—11)。①

表 3—11　　　　　　　　　　开封福音医院外国医护人员名单

姓　名	中文名字	来院时间	离院时间
G. W. Guinness	〔英〕金纯仁	1902 年 2 月	1927 年 4 月病逝
Sidney H. Carr	〔英〕柯维斋	1902 年 7 月	1913 年 4 月病逝
Jessie McDonald	〔英〕美德纯	1913 年 11 月	
Miss Mabel E. Soltau	〔英〕施爱仁	1913 年	
Dr. Douglas M. Gibson	〔英〕吉培生	1915 年	
	〔英〕魏礼科	1925 年	1938 年
	〔美〕窦润生	1939 年	1941 年
	〔瑞典〕吴礼克	1941 年	1946 年
	〔澳〕李瑞思	1946 年	1948 年

　　注:此表系笔者据李亚丁主编的《华人基督教史人物辞典》(*Biographical Dictionary of Chinese Christianity*)及《开封基督教文化研究·医疗事业》综合而得。

　　在郑州,美国浸信会在施爱礼夫妇"垦荒"成效甚微的情况下,于 1905 年派美籍医生劳茇担来郑州行医传教,免费为周围百姓治病。② 劳茇担的到来,标志着西医传入郑州的开始。他在郑州购地建立了美华医院,并与赖德医生、麦秀岐护士一起主持工作。北伐战争期间,美华医院一度受到冲击;1934 年,美国医生艾义梅夫妇再度接管医院,并改名为"华美医院",到 1936 年,医院有美籍医生 2 人,美籍护士长和护士 2 人

————————

　　① 李亚丁主编:《华人基督教史人物辞典》(*Biographical Dictionary of Chinese Christianity*),http://www.bdcconline.net/zh-hans。

　　② 侯天德、邢秀英:《郑州华美医院的创建与兴衰》,《郑州文史资料》第三辑,1987 年,第 133 页。

（见表 3—12）。[①]

表 3—12　　　　　　美华医院建院早期美籍工作人员名单

姓　名	中文名字	来院时间	离院时间
A. D. Louthen	劳莪担	1905 年	1920 年
Lila McIntire	麦秀岐	1908 年	1912 年去世
	赖德	1905 年	
H. L. Hargow	哈鲁	1912 年	
Gordon Polead	普医师	1917 年	
Marry L. King	金医师	1918 年	
Samuel O. Pruitt		1922 年	
L. O. Wilkerson	魏医师夫妇	1922 年	1925 年
Wirrifred Maxon	马护士	1922 年	1925 年
E. S. Ayeis	艾义梅	1936 年	

资料来源：郑州市第三人民医院院志编写组编《郑州市第三人民医院院志》，内部资料，1985 年，第 1 页。

此外，加拿大传教士在商丘开办的圣保罗医院开业后，医院的加籍医护人员有胡大夫、曹慨瑞、贝美瑞三人。随后，加拿大也不断派医护人员到医院工作，如 1924 年，加拿大饶医生（Rowswell）曾来医院工作过一段时间；1928 年，郭海伯（H. H. Gelbert）大夫被派到医院工作并担任总务主任（1939 年因日本侵华战争爆发而回国）；1929 年包志德（Richard Brown）到医院工作。[②] 郭大夫擅长妇产科，包大夫擅长眼科，二人不仅医术高超，而且还精通医疗设备，因而医院发展顺利，前来就诊的病人日增。1933 年，郭海伯院长从加拿大招来 4 名护士人员，充实到医院的护理队伍中，更加壮大了医务力量。

在潢川，美籍挪威人施更生于 1910 年在那里首开北城私人诊所，用西医免费为周围百姓治病。1922 年扩建并定名为"信义施医院"后，仍

[①]　郑州市第三人民医院院志编写组：《郑州市第三人民医院院志》，内部资料，1985 年，第 2 页。

[②]　宋家珩主编：《加拿大传教士在中国》，东方出版社 1995 年版，第 219 页。

由施更生任各科总医师,并担任该院首任院长;加拿大人金国士任内科医师,美国人费义德任外科医师,美国人毕德生担任护士长,另有美国女护士裴德生和蒯乐二人（其中费义德直到1941年太平洋战争爆发后才离开医院回国）。[1]

在淮阳,19世纪末戴存义医生夫妇即已开始行医传教。在许昌,信义医院里有美国人林道夫大夫及其爱人安护士（1919年林道夫病故,美国人申亚娜来许昌和安护士一起主持工作）,其后在此医院工作的先后有美籍瑞典人孔亚德（1921年任院长）、[2]美国人费爱兰（后接替孔任院长）等,直到1944年日军占领许昌。[3]在漯河,美国传教士德文波1916年开设的西医诊所不断发展,后扩建为"普济医院",1922年之后,美籍医生纪墨士、卜明德先后来院工作并担任院长。[4]在洛阳,美国基督教信义会传教士付以明1909年来华时,既是传教士,又是医生。他在来华前即已在国内行医多年,且擅长内科、外科、儿科。1912年,他在教会诊所的基础上建成了洛阳基督教福音医院。医院建成后,美国又陆续加派毕尔逊（女,美国人,1912年到洛,内科）、黄某（美国人,1933年到洛,外科）、莫瑞斯（女,美国人,1937年到洛,护理）、灵亚娟（女,美国人,1937年到洛）等来院工作。[5]

总之,在近代河南各地的基督教教会医院里,集中了一批外国医学人才,他们怀揣为上帝"拯救"灵魂的梦想,在多灾多病的河南从事医疗工作。而对河南百姓来说,一名技术精湛的外国医生就是医院的一个招牌。

天主教会在河南开办的公教医院也集聚了一批外国医生。

在天主教会开办的医院里,也有许多外国医生。如开封天主教诊所与公教医院的意大利人曹修女、白修女、王修女、江如锦,郑州天主教

① 年惠民、蔡学志、程永祥、罗作舟、丁秀荣口述:《潢川美国医院》,《光州文史资料》第九辑,1993年,第72页。

② 许昌县基督教三自爱国运动委员会:《许昌基督教》,《许昌县文史资料》第四辑,1991年,第165—168页。

③ 曾友山:《河南基督教沿革述略》,《河南文史资料》第十七辑,1985年,第121页。

④ 刘国胜:《西医西药传入与建国前漯河西药业状况》,《漯河文史资料》第五辑,1993年,第97—98页。

⑤ 蔡健主编:《洛阳市第一人民医院院志》,第12页。

公教医院的意大利人贾师谊、樊奇才，商丘天主教诊所的西班牙人贵达义，周口天主堂诊所的意大利人文师明，太康天主堂诊所的意大利人艾治安，襄城天主堂诊所的意大利冉修士，汲县天主堂眼科诊所的意大利人林栋臣，新乡天主教公教医院的姚启明（意大利人）、杨杰（美国人）、杨善策（德国人），封丘公教医院的德国人林生博，安阳公教眼科医院的意大利人罗光达，洛阳公教医院的柏长青（意大利人）、纪奥嘉诺撒（意大利修女）、巴友仁（意大利人），偃师县天主教医院的意恒志（梵蒂冈人），陕县公教医院的司徒康（意大利人）、席光启（意大利人），汝南北天主堂的冯修士（德国人），南阳天主堂医院的安日拉（意大利人），驻马店的戴修女（德国人）等。尽管天主教会所办的西医机构多属诊所性质，大规模的医院数量不多，医疗服务也多以眼科为主，影响不如基督教差会所办医院，但它们也是与中国传统中医相别的另一类医疗力量。

（二）教会医院聘请的中国医学毕业生

教会医院聘请中国医学毕业生（多是教徒）到医院工作也是它们扩充技术力量、扩大医院影响力的一种手段。如卫辉博济医院（后改为惠民医院）刚成立时，聘请了毕业于天津北洋医学堂的浚县教徒代九成来医院当医生。1916 年，毕业于齐鲁大学医科的范元文来到医院当医生。①1925 年，齐鲁大学医科毕业的王国宝在北京协和医院实习一年后也到该医院工作过一段时间。1930 年，齐鲁大学医科毕业的马金堂到惠民医院工作（1938 年以后到焦作矿区医院工作），任外科医生。1937 年，齐鲁大学医科毕业的段美卿由六合煤矿到惠民医院工作，任外科医生兼诊内科、妇科、儿科。1937 年，宫德泉在沈阳一所教会医院——小河沿医学院——毕业后也来到医院任外科医生，安阳广生医院的崔义田大夫也常到惠民医院参加外科手术。总之，在惠民医院开办的半个多世纪里，这里集聚了豫北地区最多的西医生，也是医疗设备最为先进的医院。据笔者不完全统计，先后在惠民医院工作的西医医护人员达 60 多人（见表 3—13）。

---

① 宋家珩主编：《加拿大传教士在中国》，东方出版社 1995 年版，第 83 页。

表 3—13　　　　　　　卫辉惠民医院的中国医护人员名单

人　名	到豫时间	来院时间(年)	离开时间(年)	工作性质	附　注
代九成		1903		医生	毕业于天津北洋医学堂的教徒
马纪良		1903		助手	阳武县人
申铭林		1910		助手	敖尔德助手,1920 年后为医生
郭新		1910		助手	敖尔德助手,1920 年后为医生
范元文		1916		医生	毕业于齐鲁大学医科
林某		1920		医生	
王国宝		1925	1926	医生	毕业于教会医院齐鲁大学医科,后到沁阳恩施医院工作
张会亭		1925		医生	道口医生,不久到商丘圣保罗医院工作
马金堂		1930	1938	医生	毕业于齐鲁大学医科
四名实习生		1933	1934		齐鲁大学学生
刘泽		1935		护士	毕业于惠民医院护士学校,后行医
张敬波		1935	1935	医生	毕业于齐鲁大学
郭兰田			1935	医生	1935 年到道口惠民医院工作
王明远			1935	医生	1935 年到道口惠民医院工作
栗秀珍		1935		护士长	毕业于惠民医院护士学校
苏秀英		1935		护士	毕业于惠民医院护士学校
胡美秀		1935		护士	毕业于惠民医院护士学校
蒋爱连		1935		护士	毕业于惠民医院护士学校
段嘉宾(段美卿)		1937	1945	医生	毕业于齐鲁大学医科,从六河沟煤矿来院工作,1939—1945 年任院长
宫德泉		1937	1937	医生	毕业于沈阳教会医院小河沿医学院
李素英		1936		护士	毕业于惠民医院护士学校
郎子成		1936		护士	毕业于惠民医院护士学校
范文华		1936		护士	毕业于惠民医院护士学校
张凤芝		1936		护士	毕业于惠民医院护士学校
刘全喜		1936		护士	毕业于惠民医院护士学校
刘清荫		1936		护士	毕业于惠民医院护士学校
欧阳斌		1942		护士	毕业于惠民医院护士学校

续表

人名	到豫时间	来院时间（年）	离开时间（年）	工作性质	附　注
郭瑞吾		1942		护士	毕业于惠民医院护士学校
崔义田			1937	医生	常来院参加外科会诊
助理护士6人		1936		护士	
护士生24人		1936		护士	

注：本表系笔者据宋家珩《加拿大传教士在中国》（东方出版社1995年版）及新乡医学院第一附属医院院志整理而成。

商丘的圣保罗医院建成开业后，国内一些医学毕业生也开始来院工作，"医院内的中国大夫逐渐增多，并在业务上发挥越来越大的作用"①，如1924—1933年，张惠庭在医院工作，他的技术逐步得到病人的认可。1925—1926年加籍人员因"五卅"运动冲击撤离医院时，张惠庭一度担任院长职务。1925年，徐淑眉从齐鲁大学医科毕业后也到医院工作，成为医院的另一名华人骨干。② 还有一些华人担任着医院各科室负责人的职务，如何思惠、王浩源、吴秋轩等。

美华医院1925年关闭，1927年被中国医生高固亭、贺普安、郝伦轩租借开办"永安医院"。1934年美国医生艾义梅夫妇再度接管医院改名为"华美医院"，后聘有中国医生1人、中国护士4人、护士生9人，1936年护士生增多到20多人。③

在美国人施更生开设的信义施医院里，齐鲁大学毕业的张亚东、一位乔姓医生都曾在医院工作。其中，张亚东擅长外科手术，有"张一刀"的美称。④

洛阳福音医院也吸引了一批医学人才。医院于1912年开诊时，就有

---

① 宋家珩主编：《加拿大传教士在中国》，东方出版社1995年版，第221页。

② 同上。

③ 郑州市第三人民医院院志编写组编：《郑州市第三人民医院院志》，内部资料，1985年，第2页。

④ 年惠民、蔡学志、程永祥、罗作舟、丁秀荣口述：《潢川美国医院》，《光州文史资料》第九辑，1993年，第72页。

3 名中国医生在医院工作：王斐然、郭根午、李海艮，另有护士兼检验师史秀云。1947 年，基督教教会护校毕业生郭柱来到洛阳，专门治疗黑热病。①

聘请中国医生到医院工作的形式在天主教会医院里也多有存在，不过天主教会诊所较多，治疗的疾病也比较单一，主要培养修女当医生为百姓治疗眼疾。当然，随着医院规模的扩大、科室的完备，一些公教医院也会聘请各类西医人才，充实到各科室。如新乡天主教公教医院聘请有上海震旦大学的马树林，毕业于北京某大学、获医学博士的贺粹夫，还有董玉法、田金铸等。这些人到后来都成为新乡地区医疗界的骨干。

为了留住难得的西医人才，教会医院往往要付出相当高的薪酬。如1930 年，惠民医院聘请马金堂时，支付的月薪达 125 元；1937 年聘请段美卿时，支付的月薪为 70 元。② 这在当时都是相当高的待遇，远远高于当地普通工作人员的工资水平。

（三）教会医院培养的中国医护人才

在教会医院开办过程中（尤其是早期），人手短缺是一个共性问题，不仅缺乏优秀的医生，也缺少医生助手和护理人员。没有医生，吸引不了病人；没有配套的西医护理，西医的治疗效果也难以体现——尤其是外科手术，术后的护理显得更加重要。为了缓解医护人员不足的状况，教会医院从办院一开始便注重培养本地人做助手。

第一，医院通过带徒弟方式培养的医生。

加拿大医学传教士在豫北地区开办的教会医院是豫北地区最早的西医院，教会医院的活动将西医最早传入豫北一带。安阳最早开办男医院后，因人手不足，雷实礼医生聘请了 4 名中国人当助手，用带徒弟的方式培养他们。雷实礼在第一次世界大战期间赴欧洲战场后，医院停办。"4 名中国学徒离开医院，独自开办了西医诊所，贺子宾创办了福华医院；吴作福、董昭才在安阳合开了一所医疗诊所；霍启信在临漳县柳园集也开办了一所诊所。这些私人诊所不但挂牌行医，还广收门徒，门徒出师后又另行开办诊所，整个安阳城的西医诊所都是由这 4 人的子弟及再传

---

① 参见蔡健主编《洛阳市第一人民医院院志》，第 12 页。
② 宋家珩主编：《加拿大传教士在中国》，东方出版社 1995 年版，第 83 页。

弟子创办的。"① 安阳内黄县籍的基督徒张汉卿自教会学校毕业后，被招到广生医院当护士，后雷实礼将他调到手术室做助手，"在雷大夫的培养下，张汉卿成为广生医院的'第二把刀'"②。在卫辉，博济医院（后改名为惠民医院）也先后招收了一些基督教徒家庭的子女做助手，如最早招收阳武人马纪良当助手，后来又招收郭新、申铭林、刘培明等人来医院当助手。在多年的医疗实践中，耳濡目染，他们从帮助医生处理较容易的病症开始，逐渐通过观察、琢磨、实践，逐步医技成熟，成为一方人才。修武县的教会人士李继陶在沁阳恩赐医院学医，抗日时期曾任国民政府军医官，抗日战争胜利后，一度担任修武县卫生院院长；修武县教会人员阎志贞也在卫辉府（汲县）惠民医院担任医生助手，后也成为医术高明、医德高尚的地方名医。③

　　加拿大恩赐医院设计的医疗卫生网在培养当地医务人员、方便百姓就医方面的贡献更值得注意。20 世纪 30 年代初，恩赐医院的医生罗明远④先在怀庆属下的 8 个县挑选一些当地医生（实际上是恩赐医院原来的医生助手）进行短期培训，培养"快速医生"，教他们接受基本知识和技能，并让他们在医院的药房和化验室进行实习，学会使用 X 光机，能诊断和医治常见病，会做一些普通小手术，然后再把他们送往汉口的教会医院接受短期训练，获得传教士内地会医疗技术委员会的证书后，让他们在县里开设诊所。每个诊所约有 6—10 张床位，挂牌恩赐医院"联合诊所"。这些诊所可以从恩赐医院批发药品，并实行医疗技术合作——罗明远每两周乘医院的汽车到这些诊所巡回 1 次，指导和解决疑难问题，并将重病号随时送往恩赐医院治疗，病情平稳后返回诊所渡过康复期；诊所需要化验的抽样可以送到医院，医院则须在 48 小时内送回化验结果。在这 8 个县级医院的每一个医院之下，又有各级分院，它们的医生仅能治疗小伤小病，但可以及时发现病人，并将病人转移到上一级医院

---

①　宋家珩主编：《加拿大传教士在中国》，东方出版社 1995 年版，第 151 页。

②　同上书，第 152 页。

③　王永川：《对修武耶稣会堂的回忆》，《修武县文史资料》第十三辑，1997 年，第 148 页。

④　也称罗光普（Robert B. McClure，1924—1948 年在华），其父罗维灵是卫辉教会医院的第一任院长。

进行治疗。罗明远构建的这种医疗网，辐射了周围 55 公里的农村，既培养了地方医生，又方便了百姓就医，在当时的中国影响最广、反响也最大。① 在恩赐医院的示范效应下，广生医院和惠民医院也建立了类似的医疗网或分院，以普通外科和妇产科为主，均负责周围几十公里内百姓的疾病诊治。如广生医院在滑县道口建立分院，惠民医院派出医生、护士专门负责周围百姓的疾病诊治。

　　开封福音医院也注重中国本土医生、护士和传道人员的培养和训练。这些人学成后散至各处，成为西医的直接传播者。金纯仁医生接收的第一位助手就是开封第一个基督徒的儿子朱华男，② 后来还有何慎乾、高建成等。三位医学生后来均成为医疗宣教士。朱华南成为本地教会长老，何慎乾回到老家周家口，担任起牧养教会的责任，而高建成则远赴甘肃兰州，在博德恩医院协助金品三医生 (Dr. George E. King) 建立医院后，继续西行，到甘州建立诊疗所和教会，在中国的西北地区行医传教。③ 另外，1910 年，何寄山从开封南关福音医院学成后，在杞县城内中山北街辘轳把湾路东开设西医诊所，将西医传入杞县。④ 刘玉恒 1927 年在开封福音医院学习西医后，在通许县城东关基督教堂开设西医诊所，以传教方式为群众治病，以外科为主，兼行内科杂疾等。⑤ 高楷林 1937 年从开封福音医院毕业后，回家乡临颍县开办了慈惠医院，将西医带到临颍，等等。

　　鹤壁人张景义、汤阴人赵备才由安阳教会医院学医后，先后到汤阴一地开业行医，将西医带进了汤阴地区。⑥ 新蔡县名医冯寿芝在 20 世纪 20 年代中期到美国基督教资助的确山慈仁医院学习，返乡后开办了新蔡第一家西医院——华康医院。1920 年，基督教徒田协堂在许昌福兴堂跟孙欣师学徒（外科）后返禹，在城关镇南大街设立第一家西药医院"淮

　　① 宋家珩主编：《加拿大传教士在中国》，东方出版社 1995 年版，第 248—249 页。

　　② Mrs. Howard Taylor, *Guinness of Honan*, London: The China Inland Mission, 1930, p. 195.

　　③ 李亚丁主编：《华人基督教史人物辞典》（*Biographical Dictionary of Chinese Christianity*），http://www.bdcconline.net/2h-hans。

　　④ 《杞县卫生志》，1986 年，第 180 页。

　　⑤ 《通许县卫生志》，第 191 页。

　　⑥ 《汤阴县卫生志》，1984 年，第 337 页。

新医院",从此在禹打开了西药渠道。1926 年毕业于商丘圣保罗医院护士班的开封考城县人张吉亭,学成后在家乡开设了"诚华诊所",也成为西医传入考城县之始。①

尽管教会人士招收当地人员到医院工作的目的最初是给医生当助手,而不是教会他们医学知识、培养他们治病,但是,这些人长期处在医院环境中,通过从旁观察、用心实践,逐渐掌握了西医的治疗方法,总结了一些治病经验。俟条件成熟后,他们即开业行医,成为百姓心目中的"先生"。他们以"本地人"的身份出现在百姓周围,带来了一种新的医疗实践,是西医在华本土化转向的开始,也补充了河南医学人才,一定程度上缓解了百姓看病难的现象。

第二,医院通过开办护士学校培养护理人员。

开办教会医院附属护士学校是外国教会培养护理人员、扩充医院实力、扩大医院影响力的一种有效方式。河南最早的护士学校也是基督教传教士开办的。1921 年,经河南教区议会商定,商丘圣保罗医院开办归德圣保罗医院护士学校,由加拿大人贝美瑞(Ruly Peters)任校长。第一期招收学员 4 人,成为最早的一批河南护士学生。② 该护士学校开办了三期,因战乱停办。1931 年改称商丘圣保罗医院附设高级护士职业学校。

在省会开封,福音医院于 1922 年也正式设立"开封内地会福音医院护士学校",每届招收学生 2—10 人不等,学校采用半医半读形式,每月根据学生年级与在医院工作的情况,发给 1—4 元不等的生活费。从 1922 年到 1949 年,福音医院护士学校共招收 21 届学生,毕业生近 200 人。③

在豫北地区,惠民医院也在 1922 年创办了惠民医院护士专科学校。该护士学校有严格的招收要求和培养的程序,如第一届招收的 12 名学员,最后仅有 3 人完成了学业。④

恩赐医院附设的护士学校实行与惠民医院联合培养制度,护士生学习期满后到惠民医院实习一段时间,再参加护士协会组织的统一考试,

① 《兰考县卫生志》,1984 年,第 128 页。
② 宋家珩主编:《加拿大传教士在中国》,东方出版社 1995 年版,第 223 页。
③ 河南省人民医院编:《河南省人民医院院史(1901—1984)》,1987 年,第 152—154 页。
④ 宋家珩主编:《加拿大传教士在中国》,东方出版社 1995 年版,第 88 页。

考试合格后即可取得护士资格。

1927 年,许昌路德医院在开业的同时开办了一所护士学校,学制四年。

郑州华美医院在 1935 年也开办了附属护士学校,后共开办三届,招收 26 人（见表 3—14）。

表3—14　　　　　　　　郑州华美医院护士学校情况

入学时间（年）	主办单位	主办人	学员人数（人）	学习年限（年）
1935	华美医院	艾义梅	9	2
1937	华美医院	艾义梅	7	2
1938	华美医院	艾义梅	10	2

資料来源:郑州市第三人民医院院志编写组编《郑州市第三人民医院院志》,内部资料,1985 年,第 106 页。

这些护士学校有相对严格的入学要求:男女不限,但必须是基督徒的子女,未婚,年龄要求在 18—25 岁,具有初中文化水平,持有当地教会牧师的介绍信。学生入学前还要参加体检和文化课考试。考试科目有数学、语文、物理和化学。因经费、办校目的所限,这些教会医院每年招收的学生数额不多,但这些年轻学子在教会医院学习后,毕业时经过考试合格,由中华护士学会发给毕业证书,可自谋职业。尽管多数都留在教会医院工作,但也有的学得护理知识后到各地参加工作,如许昌医院护士学校 1935 年有 6 名护士完成了学业,"在这 6 人当中,3 名已经被医院雇用,在岗位上工作得不错。另一名学生在洛阳诊所协助工作,还有一位年轻男性在郏县最近新开的医院做事"①。总之,这些人是近代河南省的医护人才,新中国成立后成为河南省乃至全国各个医疗战线上的早期医务人员,为西医在河南的发展做出了一定的贡献。也有的在国家卫生岗位上工作,如惠民医院护士学校毕业的范日新 1935 年即在南京国

---

① 齐小新:《口述历史分析——中国近代史上的美国传教士》,北京大学出版社 2003 年版,第 149 页。

民政府卫生部工作，后升任副部长，新中国成立时任湖北省卫生厅副厅长；护士栗秀真在抗日战争时期参加抗日救亡运动，从事卫生工作，新中国成立后担任湖北省卫生厅厅长，后调到国家卫生部工作。[1]

表3—15 　　　　　基督教会在河南开办的护士学校情况[2]

位置	学校所在医院名称	学校负责人	是否注册
郑州	华美医院		是
许昌	路德医院	许海伦（Helen hsu）	否
开封	福音医院	戚荣光	是
商丘	圣保罗医院	［加］贝美瑞	是
信阳	豫南大同医院		是
卫辉	惠民医院	［加］饶秀贞	是
郾城	郾城疗养院		是

二 教会医院带动下的河南早期西医医院和诊所

外国教会组织在河南的借医传教活动，用实际疗效向周围的人们展示着西医的治病理念、疗病方式和救治效果，故而也刺激了一些当地人去学习、仿效。笔者通过研究大量资料发现，在20世纪30年代国民政府提倡西医时，教会医院所在地区开办的西医医院和诊所明显多于其他地区。

在安阳，受广生医院的影响，该地除雷实礼医生的4名中国助手开办的医院外，还有张汉卿于1931年在安阳北门东1号开设的"张汉卿诊所"。由于张擅长外科手术，开业之后，声名大振。他不但能诊疗常见病，还能做一些复杂的手术。"张汉卿在开办诊所的同时，还收了许多中国学徒。第一批学徒有董眙才、胡得周、石秀峰、王宝伦等人；第二批

① 宋家珩主编：《加拿大传教士在中国》，东方出版社1995年版，第103页。

② Complied by K. C. Wong（ed.），"Flowers：Directory of Christian Medical Work and Prayer Cycle—（1947—1948）"，Published by the National Christian Council of China and the Council on Christian Medical Work of the Chinese Medical Assoisation，p. 21.

学徒有张凤梧、贾梦山、张敏、石云生。这些学徒出师后也大都自己开办诊所"①，并逐渐成为安阳医疗卫生界的骨干。

在卫辉，因惠民医院的影响，由当地人创办的医院更多。如②：

和庭医院，1927—1930年，由李和庭开办；

同善医院，1928—1933年，由李东启开办；

济华医院，1928—1955年，由石荣启开办；

平民医院，1932—1948年，由官府开办；

长寿医院，1932—1948年，由顾天寿开办；

木良医院，1942—1948年，由赵木良开办；

复明眼科医院，1943—1956年，由冯海刚开办；

光明医院，1943—1949年，由李德明开办；

天主堂医院，1945—1955年，由张雅秀开办；

健明眼科医院，1945—1955年，由冯文尚开办；

德民医院，1946—1949年，由耿贵轩开办；

段大夫医院，1945—1954年，由段美卿开办；

佩民医院，1946—1952年，由刘佩民开办；

创臣医院，1949—1951年，由赵创臣开办；

返岭医院，1946—1951年，由魏返岭开办。

另外，还有惠民医院化验员冯哲修离开医院后到原阳县开设的私人诊所，赵乐天、刘培明等人在家乡开设的私人诊所。③

尽管因社会动荡等原因，私人医院的开设非常艰难，但到新中国成立前期，卫辉仍开设有西药房14家、医院11家，有西医30多人。④

1921年，西医传入新乡，一批西医院及西药房迅速在新乡成立，如先在惠民医院学习、后到北京协和医院进修年余的汲县人徐义忱开办的同善医院（1921—1936），早年学习于惠民医院的汲县人段耀祖开办的济民医院（1929—1954），汲县万户寨赵良臣开办的圣约翰医院（1927—

---

①　宋家珩主编：《加拿大传教士在中国》，东方出版社1995年版，第153页。

②　同上书，第97页。

③　同上书，第96页。

④　河南省汲县卫生局编：《汲县卫生志》（征求意见稿）上册，1986年，第476页。

1937），汲县人王国宝和罗光普合办的国光医院（1933—1949）和曾在沁阳恩赐医院工作的沈文平开办的联友诊所等12家，另外还有西药房10处。① 其中以国光医院规模最大，也最有名。王国宝在惠民中学毕业后，被教会推荐到齐鲁大学医科学习，后与罗维灵之子罗光普合办国光医院（罗光普出资，王国宝主持），设内、外、妇、儿、耳鼻喉、透视、药房、化验等科室，职工多时达40余人。医院还同时进行培训医生的业务，不少男女青年在该医院学医。有资料统计，1949年5月，新乡地区共有公私立西医药单位29个（其中1个为中西医兼营），从业总人数为500人。② 这些医院和药房都是新乡西医药业的先驱，为发展新乡的西医药事业、为解除人民疾苦，做出了一定的贡献。

1922年，信阳地方绅士薛温伯在美籍信义会教会人士狄士达等帮助下，筹资建立"信阳大同医院"。医院最初聘请的院长和医生都是中国人。第一任院长为齐鲁大学医科第一期毕业生李慕文，外科医生为山东人周之岐，内科医生为广东人欧阳思琛。1923年，经信义会努力，施更生由潢川调到信阳大同医院主持医务工作，薛温伯任董事长，但董事会只管医院行政工作，医务工作全由"信义会福音堂"即美国"西差会"出资办理，教会负责购置医药器材，施更生为院长兼各科医生，另有美籍女护士二人，李慕文后来离开，但另两位齐鲁大学医科毕业生继续在该院工作。③ 在信阳大同医院的影响下，西医院迅速发展起来，仅1931年信阳城内就有五处西医院开业：④

吴汉涛在信阳城内凯旋胡同设"惠人医院"，资金2160元（银元，下同）。

戴安德在信阳城内中山大街设"小补医院"，职员2人，资金7000元。

---

① 新乡县卫生局卫生志编辑室：《新乡县卫生志》，1985年，第161—166、171页。

② 新乡市卫生局编：《河南省新乡市卫生志（1368—1985）》，1987年，新乡市档案馆藏，属类N1，编号：801，第41—43页。

③ 年惠民：《美国在鄂豫边区传教和开办学校、医院的概况》，《光州文史资料》第一辑，1985年，第72—76页。

④ 《信阳县卫生志》，1985年，第182页。

姜沛沂在信阳车站新华街乐子胡同设"大济医院"，资金700元。

边播亚在信阳城内商会街设"维生医院"。

胡彩绸由大同医院护士职业学校毕业后，到达河南大街租房开设西医诊所，主治外科，能治疗枪伤和深部脓肿切开，用福自龙注射治疗疟疾，群众称为"神药"。

在豫西洛阳，天主教圣心医院与基督教福音医院建立后，逐渐带动了当地人开办医院的兴趣，到民国二十四年（1935年）洛阳共有西医院13所，有西医师26名、护士25名。①

在天主教教会医院活动的地方，百姓也不断仿照教会医院的形式，建立西医诊所或医院。1947年，天主教南阳教区管辖的南阳、唐河、方城、南召、镇平、内乡、淅川、邓县、新野9个县中，建有西医医院、诊所11处，其中不少医务工作人员此后长期从事医务工作，成为地方医疗骨干，如地区医院五官科的蔡医生、南阳市医院小儿科主治医生张安民、南阳县医院外科主治医生乔庆阳等人，都是在教会医院的影响下走上从医之路，并逐渐成为医务界的骨干力量的。②

可见，民国年间，教会医院的活动与西药房、西医院在民间（尤其是乡村）的建立具有一定的关联性。这种关联性还体现在，西药房、西医院或诊所内的医生，多数是教会医院早期雇佣的中国人或与教会有着一定关系的人员。虽然这些人的医术及医院的设备无法与规模较大的教会医院相比，但他们能用西医医治百姓的一些小病，在一定程度上缓解了当地乡民看病难的局面，他们也由此构成了近代河南早期的西医群体。

三　乡村卫生运动与教会医疗势力向社会延伸

民国初年，卫生知识宣传在河南乡村还是一件"稀罕"事。为了扩

---

① 洛阳市地方志编纂委员会：《洛阳市志·卫生志》，中州古籍出版社1998年版，第397页。

② 刘志庆、尚海丽：《河南天主教资料辑注》，宗教文化出版社2011年版，第64页。

大教会在社会上的影响，吸引更多的人走进教堂、皈依宗教，传教士除在教会医院开展宗教宣讲活动、借医传教外，还积极寻求其他宣教形式，以扩大他们在社会各界的影响力。1915 年 10 月，加拿大传教士采取的借宣传卫生知识之机向外布道的形式就是其一。这次布道大会聘请上海广学会总编辑季理斐先生[①]主讲道德研究会，并以卫生展览会为先导，聘请基督教青年会全国协会讲演部卫生科干事毕德辉先生[②]主讲卫生知识。10 月 4—30 日，"豫省八处，即开封、卫辉、彰德、修武、焦作、怀庆、道口、武安等，依次开布道大会。颜曰道德研究会。又，开封、卫辉两处，以卫生展览会为先导"[③]。在卫辉，传教士搭建了一个可容纳 1200 人的大席棚，邀请各界人士参加，"故河北道道尹范鼎卿，县知事樊仲明，中校校长靳仲涛，实业中校校长李湘岑，视学员李寅叔，教育会会长郭俊生，高小学校长高星垣等，小校校长冯庆余，保卫团长李旭桥，商务会长吉子高，公款局长侯镜海，警务局长康伯玉，官盐店总管张相九等君"都应邀参加了大会，并设宴欢迎季理斐与毕德辉。[④] 8 日上午至 14 日安排及到会人员如表 3—16 所示。

表 3—16　　　　　　　　**1915 年卫辉布道大会召开情况**　　　　　单位：人

内容 时间	主讲	主席	听讲对象	听讲人数	合计
8 日上午	毕德辉	范知事	官绅、中校	804	
8 日下午	毕德辉	吉子高	商界	969	
9 日上午	毕德辉	陆军督连长李云鹏	军界及高等小学	1002	3975
9 日下午	毕德辉		女界	1200	

———————————

① 季理斐是加拿大 1888 年赴豫传教的"河南七贤"之一，后到上海工作。

② 医学博士毕德辉在教会医士中首倡中国公共卫生，"极力讲求，欲其利益普及全国"，并周游通都大邑，开会展览，登坛演讲（参见比必《教会医业之概况》，《中华基督教会年鉴》1916 年，委部第 77—79 页）。

③ 胡庭樟：《豫省大布道》，《中华基督教会年鉴》，1916 年，委部第 7—11 页。

④ 同上。

续表

内容 时间	主讲	主席	听讲对象	听讲人数	合计
12 日下午	季理斐	靳仲涛		817	
13 日下午	季理斐		官绅学军 各界	943	2255
14 日下午	季理斐			495	

注:该表系笔者据《中华基督教会年鉴》第三期统计而得。

据教会人士报告称,这次布道大会"乃河南自有教会以来,唯一无二吸引若多上流社会人士听道者也"[1]。足见卫辉各界人士对基督教会的态度。不容忽视的是,这次布道会将卫生讲座排在前面,且连讲两天,目的很明确,即"此项会事,非为奋兴信士之灵性,特冀吸引官绅学军商各界人士,有实行研究基督教经之决心"[2]。而听讲者由 804 人到 969 人,再到 1002 人,进而 1200 人,呈递增趋势,也反映了卫辉民众对医学卫生知识的渴求。这次布道会的成功是双重的:一方面它促进了百姓对西方卫生知识的认知;另一方面也吸引了若干百姓对基督教的兴趣。借卫生知识宣传推进宗教事业,在其后的河南,成为一种颇受重视的形式。而其真正的转折,是国民政府时期政府开展的乡村卫生运动。

20 世纪 30 年代,席卷欧洲的经济危机爆发,各国对外差会组织的支持力度减弱,教会的经济来源受损。

恰值此时,蒋介石国民政府为了笼络民心,也开始关注农村,而且以蒋介石、宋美龄的名义,从"剿匪"重地江西开始,在全国开展新生活运动。新生活运动的目标之一是提倡公共卫生教育。但实际上,多数地方政府既无钱也无技术力量开展卫生保健工作。河南亦如此。

对于这一变化的国内局势,有教会人士指出:"教会自身固要精神团结,而同时也应与有价值的伟大的关于心灵道德方面的活动切实合作,新生活运动关系人民至深且巨,应该极力鼓吹,并与合作。"[3] 传教士们

---

[1]　胡庭樟:《豫省大布道》,《中华基督教会年鉴》,1916 年,委部第 7—11 页。

[2]　同上。

[3]　陈文渊:《民国廿五年与廿六年中国基督教运动概况》,载中华全国基督教协进会主编《中华归主》(*China for Christ*) 月刊,2007 年第 187 期。

认为，他们的医疗工作必须有比以前更好的调适，他们的基督教医疗事业必须明确地与中国百姓的生活有关，在保持其独立地位的同时，必须与政府的健康计划整合。基督教医院必须认真考虑是在农村地区而不是城市做出它们的贡献；它们应该与政府医疗行政的乡村计划合作，投入到预防医学中去。①

在河南，基于政府能力与实力的考虑，为完成上级布置的政治任务，当局不得不考虑寻求私人医疗力量（包括教会医院）的支持。在1935年、1936年的工作计划中，河南省政府对私立医院的资格、设备、工作要领等，都做了具体规定，并要求"各县政府应就各私立医院中办理成绩最优良者，呈报本府，给证奖励，或由县补助津贴，并予以种种业务上之便利，以促进其发展，而资鼓励"②。

河南各地的教会势力行动积极。它们纷纷利用地方政府力量，采取各种形式，展开各种别具特色的卫生知识宣传活动。

1933年5月，惠民医院利用国家法定的"医院周"（5月14—20日），采取展示宣传画、播放幻灯片、演示家庭和学校护理方法、参观X光检查室、配售小册子等形式，开展了为期3天的面向卫辉城乡各界的卫生运动。医院把一间病房辟为演示室，墙上挂满了中国政府卫生部颁发的有关卫生和预防的宣传画，展示沙眼、白喉和猩红热病毒的生存方式；采用幻灯片的方式告诉人们有关预防、健康、治疗和接种的知识。整个房间分为病毒的传染方式、视力、儿童健康、卫生和对比图表四大部分，各部分都有许多小册子配售。在另一个房间，护士向人们演示家庭和学校的护理方法。门诊部、X光检查室、药房则向人们开放，以供参观和检查。③ 1933年，惠民医院还与汲县地方政府合作，开办了助产士训练班，改造旧式接生婆，向她们传授清洁消毒、助产、保护会阴、切除脐带、看护产妇和护理婴儿等知识，提倡用新法接生。对于在县城外

---

① 陶飞亚：《竞争与认同：〈教务杂志〉的医学文章研究》，载《中国基督教与医疗、社会事业研究》学术讨论会论文集，2008年。

② 河南省政府秘书处编：《河南省政府年刊·民政·行政计划·卫生》，1936年，第114—115页。

③ Jeannett C. Ratcliff, "Health Teaching in Honan Hospital", *Hona Ouarterly*, No. 3, 1933, p. 12.

的地方，它们也组织各种巡回演讲活动，宣传卫生，也传播"福音"。1936年春，医院还在汲县曹营街办了一个惠民医院保健处，主要任务是向妇女幼儿做卫生宣传，比如进行产前检查、婴儿保健指导、预防注射，并担负汲县第十二中学和第五师范学校的卫生指导以及华新纱厂的工人体检等。

在安阳广生医院，1936年4月，教会成立妇幼卫生所，每月一期，对妇女幼儿进行有关营养、清洁卫生、三岁以下儿童训练等方面的培训，且成果显著，第一期即有60名母亲和她们的孩子到卫生所接受培训。①

沁阳恩赐医院的活动更富吸引力。传教士利用集市等场所治病散钱，吸引民众。他们组织了七人小组（四男三女）到周围各地巡回治病。在博爱县南关的一个广场，"在靠近寨门口，拉起了白布帐篷，内设桌子，上面摆着各种药瓶和医疗器械……加上人们经常见不到的各种洋东西，都感到稀罕，于是人们互相喊叫，快来看吧！外国人来看病了，这样人越来越多。于是就有许多患者前来就医，他们诊断后，就叫交现钱，然后才给药，或打针。当时社会上的货币是银元、纸币、铜钱混合使用，元下面没有角分的货币，是用铜元代替，一元兑换铜元八串文、八百文即是一角。他们每给一个病人诊治，所要的钱都是有零有整，如两元五角等，这五角就是铜元，当诊治毕，他们把整元钱退还给患者，把铜元抓起来向四外扔，引起很多人抢拾"②。随后，他们就趁机讲解一些宗教内容和卫生知识、疾病预防要点等。这种活动引起了周围很多百姓的兴趣。传教士的这种先收费后退还的手段，无非是为了吸引集会上更多人的注意，扩大教会影响，从而将宗教的触角向农村各地延伸。但客观上，每一个接受治疗的百姓都是一个口头宣传者，通过他们的口口相传，西医在河南乡村的传播逐渐扩大。

另外，在政府的提倡和外国教会力量的影响下，一些有教会背景的中国医生也参与了这场乡村卫生运动。如周口基督教内地会牧师、河南省基督教联合豫东分会副会长何寄山医师，利用政府发放的疫苗，在他

---

① Sony Grypma, *Healing Henan——Canadian Nurses at the Northe Mission*, *1888 - 1947*, The University of British Columbia, 2008.

② 赵德昌：《一个"慈善"医疗队》，《博爱文史资料》第七辑，1992年，第92页。

的博济医院免费进行霍乱、伤寒预防注射和牛痘苗接种等，对治疗花柳病也做了不少努力。① 毕业于齐鲁大学医科的王国宝和加拿大传教士罗光普共同创办的国光医院，也利用政府发放的疫苗，免费为周围百姓注射；医院还在住院部专辟了两间"穷人病房"，接纳没钱治病的患者，免费供给食宿，② 为大量的贫穷患者低费或免费治疗，在当地百姓中享有很高声望。

外国教会力量开展的上述形式各异的卫生活动，既实用又灵活多样，使百姓在轻松、自由的氛围中，获得了许多救命的卫生信息，也在不知不觉中参与了教会的其他活动。

总之，从 19 世纪末到 20 世纪中期，外国传教士在河南活动的半个多世纪里，无论是创办教会医院或诊所，还是开设护士学校，抑或是开展各种卫生宣传活动，他们都向多灾多难的百姓输送了一些治病救命的知识，改变了他们对疾病的认知、对卫生与生命关系的理解。在烈性传染病肆虐的时期，教会医院和地方中医、政府办西医院以及私人西医诊所一起，成为对抗传染病的医疗力量，一定程度上降低了死亡率。外国教会医院长期在河南地方上的存在，是一部无形的西医宣传机器，让百姓透过周围的人和事，看到了西医的实际疗效，增加了百姓对西医的认可，并进而增进了西医在河南的传播，加快了政府西医建制的速度，减缓了其中的阻力。

---

① 林景华、刘斐然、何文化、杨衡如：《医德高尚的林叶如医师》，《周口文史资料》第一辑，1984 年，第 77 页。

② 田玉生：《怀念王国宝大夫》，《红旗区文史资料》第二辑，1989 年，第 98 页。

第四章

河南公立医疗卫生
机构的创建

传教士带动的西医医疗，只是西医在华传播的一个开始。西医在地方的真正普及，则是近代中国社会转型背景下政府标榜门面、转换职能的一个方面。这个过程从清末"新政"开始，但在清末及民国北洋政府时期，政府卫生机构建设主要集中在中央层面，地方卫生制度的设计与组织运作到南京国民政府时期才全面开始。

第一节　中国卫生行政体系的近代转型

清王朝的最后十年是近代中国社会转型的一个关键期。正如费正清所言："20 世纪早期的中国在动荡的时局中徘徊，旧秩序在甲午战争的冲击后开始瓦解，清王朝从 1901 年到 1911 年间的最终衰亡与其说是一个崩溃阶段，不如称之为一系列新开端的显现期。体制与社会的转变早已开始……中国国家事实上已遵循一条循序渐进的重建道路在前进。"① 这段话是费正清先生以后来研究者的身份，站在西学东渐场景下，依循社会运动的方向，对晚清"新政"给出的一个历史评价。晚清"新政"是清朝末年的一场经济和政治体制改革运动，在这场几乎无所不包的各项改革措施中，中国的近代卫生体系也开始由传统模式逐渐向近代

---

① ［美］费正清：《中国：传统与变迁》，张沛等译，世界知识出版社 2002 年版，第 452 页。

转变。

一 晚清"新政"初设的卫生机关

(一) 中央卫生机构的设立和变化

1905 年，清廷正式设立巡警部，下设警政、警法、警保、警学和警务五司，在警保司之下设有卫生一科，"掌考核医学堂之设置，卫生之考验、给凭，并洁道、检疫、计划及审定一切卫生保健章程"①。这是我国政府机构中第一次出现专管公共卫生的组织，也是中国卫生行政近代转型的开始，它表明清政府在内外交困的现实面前，开始将医学服务的对象由皇家转向社会大众。1905 年 12 月，清政府设置京师内、外巡警总厅，专管京师内政、司法、公安事务，归巡警部统辖。在内、外巡警总厅内，设有总务处、警务处与卫生处。其中，卫生处下分四股：清道股、防疫股、医学股、医务股。

1906 年，清政府预备立宪厘定官制，改巡警部为民政部，并扩充其职能。民政部内设五司：民政司、警政司、疆理司、营缮司、卫生司。卫生行政由科上升到司。卫生司下设三科：保健科、检疫科、方术科。其中保健科职掌检查饮食物品、清洁江河道、贫民卫生及工场、剧场公共卫生；检疫科职掌预防传染病、种痘、检霉、停船检疫；方术科主管考医、验稳婆、验药业、管理病院等。不久，内、外巡警总厅也归属民政部，只是机构做了一个调整，分设总务处、行政处、司法处、卫生处。②

(二) 内、外城官医院

体现清政府民政部开始关注民众疾患、重视卫生行政的机构是它奏准设立的直属机构——内、外城官医院。内城官医院设于 1906 年 8 月，外城官医院设于 1908 年 6 月。官医院分设中、西医科，要求中、西医并重，不能有门户之见。作为一个政府机关，官医院须定期上报工作业绩。而且，奏报时要写明中医、西医各自的诊治人数。③

---

① 韩延龙、苏亦工：《中国近代警察史》上册，社会科学文献出版社 1999 年版，第 65 页。
② 邓铁涛、程之范：《中国医学通史》，人民卫生出版社 2000 年版，第 328—330 页。
③ 同上书，第 330 页。

内、外城官医院最大的特点是其官办性质。最初,医院一切开销均由民政部实报实销,对病人概不收费,只是对住院者收取一定的饭食费用。但后来,由于就诊人数不断增多,经费日趋紧张,经济疲弱的清政府不得不进行改革,要求富人家的患者交纳"筹款号",以缓解官医院的经济压力。

辛亥一役,大清王朝寿终正寝,官医院也随之于无形中解散。无论成效如何,作为一个标志性事件,官医院的历史使命已经完成:它标志着中国政府开始组织专门的机构,选派专业人员,管理国家卫生事务。

晚清卫生行政机构与官医院的设立,表明在经历了漫长的封建社会之后,统治者终于将百姓的医疗、卫生事务纳入其行政管辖范围。在中国传统的官本位社会结构中,政府力量的加入,对改变国人的卫生观念、促进卫生事宜向良性化方向发展无疑有着推动作用。另外,晚清政府构建的卫生体系作为一个新生事物,为此后的各执政者沿袭与发展下去,成为标榜其"民国"的一个门面。

二　民国北洋政府时期的医疗卫生组织

民国初年,在国人去除"东亚病夫"称号、"强种保国"声浪的影响下,卫生问题开始逐步成为政府标榜其合法性的一个表征。从南京临时政府到北洋政府再到蒋介石南京国民政府的各掌权者,都在其政府组织机构建制中设有与卫生相关的部门。

(一)北洋政府医疗卫生组织的构成及权限

辛亥革命后,按照《中华民国临时政府中央行政各部及其权限法》,孙中山在内务部设立了专管卫生的机构——卫生司,由林文庆任内务部卫生司司长。林实际并未到任。政府由南京迁往北京后,伍晟随即被任命为卫生司司长。1913年,卫生司改为内务部警政司卫生科。1916年恢复为卫生司,唐尧钦任司长,后由刘道仁继任。除学校卫生属于教育部、工业卫生属于工商部、陆军军医及海军军医分别隶属于军政部及海军部之外,内务部卫生司执掌的全国卫生事务具体如下:

传染病及地方病的预防及预防接种以及其他卫生事项；

海港及铁道的检疫；

医师及药师的监督管理（西医）；

药品及药业的化验及管理（西药）；

卫生协会、地方卫生机关及医院有关事项的管理。

此外，卫生司下设两个直辖卫生机关：卫生试验所和卫生展览馆，卫生试验所负责药品的化验及标准化，卫生展览馆内陈列卫生模型、图表等用以卫生教育与宣传。

这些中央卫生机构的创建，是中国行政体系变化的一个重要内容，它适应了近代中国社会的需要，也表明政府开始将百姓的健康与卫生事项放到统筹社会稳定的码盘上。但实际上，由于事属新兴，既缺人才，又乏经验，再加上军阀混战，北洋政府卫生局的实际作用有限。

（二）北洋政府时期中央卫生组织的特点

首先，事权分散，缺乏效率。

在北洋政府时期，卫生行政事权不一的现象非常突出。隶属内务部的除卫生司、中央防疫处及各省卫生机关外，还有京师警察厅、京师市公所、中央卫生会。而同时，学校卫生属于教育部，工业卫生属于工商部，陆军军医及海军军医分别隶属于军政部及海军部，而东三省防疫事务所又归外交部。如此互不统属，杂乱无章，既不经济，又乏效力。而且，内务部的卫生司、警察厅的卫生处，都不是独立的行政组织，处于附属地位，以致它们的活动往往处于被动。颜福庆认为"吾国卫生行政之不统一，为唯一之最大缺点"[①]。所以，北洋政府时期，政府虽然设立卫生司统领全国卫生事务，但大量的卫生事务却由其他部门完成。更为重要的是，无论卫生工作在哪个部门都难成工作重心，因而难以真正得到该部门的重视，再加上各部门对卫生的理解与重视程度不同，所以最终形成一个机构重叠、各行其是、矛盾重重的局面（见图4—1）。

---

① 颜福庆：《国民政府应设中央卫生部之建议》，《中华医学杂志》1927年第13卷第4期，第233页。

$$\boxed{试办公共卫生} \longrightarrow \boxed{三个科室} \longrightarrow \boxed{官医院} \longrightarrow \boxed{各城警察股} \longrightarrow \boxed{卫生科}$$

图4—1　北洋政府时期卫生行政组织①

其次，政随人变，缺乏政策稳定性。

北洋政府时期，国内政局动荡，当政者像走马灯似的变化不定，作为中央卫生行政长官的卫生局局长同样频繁易人。黎元洪统治时期，虽将卫生一事划归内政部，但局长易人频繁，先后由唐尧钦、刘道仁、汪希、任焕黎担任。临时执政与安国军政府统治阶段，卫生司司长一职更是一年一个新面孔，任焕黎、吴贯因、林彦京都仅在位一年时间，其下各职能部门也是频繁换人（详见表4—1）。

表4—1　　　　民国时期中央卫生组织机构的变化情况

阶段	主管部门	名称	主要负责人	任职时间	留学（政治）背景及专业
南京临时政府	内务部	卫生局	林文庆	1912 年 1 月	留英，医学博士
袁世凯统治时期	内政部	卫生司	伍晟	1912 年 6 月	留日，医学专科
	内政部警务司	卫生科	伍晟	1913 年	
黎元洪统治时期	内政部	卫生司	唐尧钦	1916 年 6 月	中医师，医学
			刘道仁	1917 年 1 月	留日，专业不详
			汪希	1920 年 12 月	不详
临时执政时期	内务部		任焕黎	1922 年 4 月	国会议员
			吴贯因	1926 年 12 月	留日，政治学士
安国军政府阶段			林彦京	1927 年 7 月	留日，专业不详

注：此表系笔者根据相关资料整理而得。

如果加上国民政府初期的陈方之，可谓是"十七年中换了九个司长"②，有的任职仅短短几个月时间。其下属各职能部门同样是频繁换人。

---

① 颜福庆：《国民政府应设中央卫生部之建议》，《中华医学杂志》1927 年第 13 卷第 4 期，第 234 页。

② 朱季青：《我国历年来公共卫生行政的失策》，《医学周刊集》1929 年第 2 卷，第 289 页。

金宝善针对民国北洋政府时期的政局说："吾国自共和成立以来，政变相乘，迄无宁岁。为政者存五日京兆之心，辄置国计民生于度外，至于卫生行政，则更无暇顾及矣。"①

再次，"外行开车"，缺乏专业性。

卫生人才缺乏是北洋政府卫生组织的另一个弊端。在当时社会急促的变革中，医学人才缺乏是一个不争的事实。由于政治腐败、官场混乱，北洋政府在选用卫生行政人员时，很少考虑医学行政的技术性特征。例如，京师警察厅卫生处是当时卫生行政最重要的部门之一，然而，"京师警察厅卫生处处长换过四人，没有一个是医界中的"②。还有中央防疫处，在当时传染病肆虐的现实中，中央防疫处是指导全国卫生防疫的唯一机关，专管制造各种菌苗、血清及研究各种疫病，但也多次换人。1923 年，中央竟任命蔡琦为防疫处处长。蔡琦是前清候补道，历任兵工厂提调、电话局局长、面粉公司经理等职，到职后"不谙内情，妄事更张，对于该处应有之疫务科，正当疫务计划进行之中，谓无设立之必要，而骤行裁撤，于本非防疫处范围内事务，即随后所赘设之化验室，则力图扩充，即制造方面应用之动物、药品凡购置添设，均须经绝无智识之人核减，致处务滞顿，无由进行"③。所以社会上有人讽刺说："候补道虽万能，此则必非可强能者。"④ 时人批评称这是"外行开车"。卫生行政，是卫生知识与国家权力的结合，对于这种外行主管卫生行政的事情，有人批评说："世界各国的卫生行政当局，都须公共卫生专家且富有经验的人充任，而我国历年的卫生行政长官既非公共卫生专家，又多不是医界中人，这是贵中华民国的特色，为世界各国所未有的。"⑤ 正因为选用人才大半外行，所以"所有举动往往居于被动地位"⑥。这是北洋政府卫生行政进步迟缓的另一个重要原因。

---

① 金宝善：《北京之公共卫生》，《中华医学杂志》1926 年第 12 卷第 3 期，第 253 页。

② 朱季青：《我国历年来公共卫生行政的失策》，《医学周刊集》1929 年第 2 卷，第 289 页。

③ 作者不详：《中央防疫处长之易人》，《民国医学杂志》1923 年第 1 卷第 1 期，第 68—69 页。

④ 同上。

⑤ 朱季青：《我国历年来公共卫生行政的失策》，《医学周刊集》1929 年第 2 卷，第 289 页。

⑥ 陈志潜：《卫生行政应特别注意之事项》，《医学周刊集》1929 年第 2 卷，第 291 页。

最后,仿日现象严重,缺乏国情关照。

从表4—1可以看出,当时入主中央卫生司(科)长的人员,绝大多数是留日人士。当时的中央卫生行政事属初创,参考他国情状本无可厚非,但由于留日人士占据多数中央行政职位,"司内的卫生技术职员多由日派西医担任"①,单一的学缘结构造成他们在具体的行政活动中一味模仿日本,从组织名称到机构设置,再到主要的卫生事项,都存在着严重的仿日倾向。如日本早期的卫生行政归民政部警察厅,袁世凯统治时期的中国卫生行政也归内政部警务司管辖,认为警察强大的权力能够控制与国民健康相关的领域。1911年,日本卫生行政转归民政部内务局,中国的卫生行政也随后改隶内政部。

卫生行政是一项特殊的任务,它"重在实致而不空谈"。国内的卫生事业发展到什么程度,城市或乡村卫生机关能否执行此项计划,是政策制定者必须重视的问题。而北洋政府的中央卫生机关颁布的关于管理医药业务、防治传染病、取缔不洁食物等一些条例,几乎都是日本法规的译本,但却忽视了中日卫生情状的差异:日本卫生行政已经开展了25年,其中许多内容随着社会状况变迁、地方卫生事业的进展而多次改变,而中国却处在卫生事业开办之初,中央卫生机构尚不完善,地方卫生机构未设,何谈运作?盲目照搬的结果是,我国的卫生当局布排了各项职权,建立了详密的组织,也制订出了不少计划,但因缺乏人才,更无相当的地方卫生行政机关,所以社会医疗与卫生事业发展甚微。有人讥讽北洋政府挂空名学时髦的状况说:"……办卫生,如政府办其他虚设的机关一个方式:派几个毫无训练的人到日本,考察卫生三四个月,抄了一本卫生的书目,回国后就堂堂做起卫生官发起财来了。于是乎那处亦设一个卫生所,这处亦设卫生司,清道亦是卫生,禁止便溺亦是卫生,卫生竟成了一个做官发财的新名目……靠卫生吃饭做官的又何止数百,却是该城的自来水混冲了大小便至今还没有一个办法。"② 无视本国当时的经济程度与社会状况,一概照搬日本卫生行政,根本无助于中国卫生事

---

① 金宝善:《旧中国的西医派别与卫生事业的演变》,《中华文史资料文库》第十六卷,中国文史出版社1996年版,第846页。

② 杨济时:《建设时代之公众卫生》,《中国卫生杂志》1931年第2年合集,第6—9页。

业的推进，"未免贻削足适履之讥"①。

概括起来，在整个北洋政府时期，中国卫生行政的特点是：组织不独立、权限不明、号令不一，再加外行开车，因而，虽然卫生行政已被列为新名词多年，但百姓看不到真正的卫生事业，也少见更多的卫生设施。

还须注意的是，北洋政府统治时间短，且军阀割据、各自为政现象严重，全国没有形成统一的政局，卫生行政的统一规划也无从谈起，更兼内战不绝、经济凋敝，各届政府根本无暇顾及卫生工作，只是为了标榜自我为现代政府，才设立机构、安排人员，但"机关虽立，而无实际工作可以称述"②，属可有可无之机构。以这样的社会实际，求其卫生行政设计周详，施行妥合，实属难能之事。

尽管北洋政府时期的卫生行政有着诸多缺憾，但这是一个新生事物从无到有变化过程中的问题，事物"存在"本身的意义要大于具体的枝节性问题——近代医疗卫生体系的逐步形成，使中国传统的为皇家服务的医疗格局正在向近代化转向，呈现出新的特点与发展趋势；医院成为医疗活动的中心，公共卫生与防疫、百姓的健康与保健都正在成为政府的一项职责等，这是社会进步的一个表征。

三　国民政府时期卫生行政系统的构建

一般来说，随着政权的更替，社会的经济形态、民众的思想观念以及社会生活的某些方面，都会发生一些变化，有时甚至会是突变。南京国民政府成立后，"新民国"的呼声曾一度高涨，"新民国"要有"新国民"，所以民间保国强民的呼吁一度高涨："卫生乃关系民生最为切要"③，"强国的政策，首在强民，强民的方法，必须注意民众的健康。人民有了强壮的身体，才有高尚的志气，勇敢的精神，雄厚的魄力，奋斗的决心"，才可以"捍卫国疆，抵抗侵凌"，"树立强盛的国家"④。

---

① 黄子方：《中国卫生刍议》，《中华医学杂志》1927 年第 13 卷第 5 期，第 341—342 页。

② 刘瑞恒：《十年来的中国医药卫生》，载中国文化建设协会编《抗战十年前之中国（1927—1936）》，近代中国史料丛刊续辑第 9 辑，（台北）文海出版社1966 年版，第 421 页。

③ 王弼臣：《实行地方卫生之管见》，《中华医学杂志》1927 年第 13 卷第 4 期，第 266 页。

④ 薛鸿猷：《乡村卫生·概论》，正中书局 1936 年版，第 2 页。

"卫生事业为世界各国竞进之要图"①，"一国之文明程度，可以其卫生之程度测之"②，"地方卫生不独与人民生命有密切之关系，抑且为一国之体面……人民因之而强，民强则国强，岂不幸哉?"③，"盖有健康之人民，而后始可与言强国强种之道，雪耻御侮之方"④，等等，不绝于耳，将卫生建设视作整个民族谋健康、谋复兴的事情。对于这些舆情，立足未稳的国民政府是不能忽视的。

政治的合法性追求，也使国民政府无法忽视卫生事业。1924 年 4 月，孙中山先生在他手书的《国民政府建国大纲》第十一条列出："土地之岁收，地价之增益，公地之生产，山林川泽之息矿，产水力之利，皆为地方政府所有，而用以经营地方人民之事业，及育幼养老救灾医病与夫种种公共之需。"⑤ 将"医病"列入国家建设纲领，这在中国历史上还是第一次，它表明了孙中山先生建国的理念与决心。为了给自己披上合法的外衣、稳定社会秩序，国民政府处处打着"奉行总理遗教"、遵守"三民主义"的幌子，因而一度提出了"刷新内政，安定民生"的口号，而卫生无疑是民生中的重要内容。总之，无论是否情愿，卫生建设、百姓医疗问题都成为蒋介石政权合法性的一个条件、一扇门面。

推进卫生行政的关键，在于权力归属明确、责任明晰。1927 年 3 月 14 日下午，在中国国民党第二届中执会第三次全体会议上，宋庆龄提议中央设立卫生部，孙科、宋子文随即表示支持，该提案最后获一致通过。同年 10 月 20 日，国民政府即明令设置卫生部，直隶行政院，作为掌理全国卫生行政的最高机关。卫生部由冯玉祥的部下薛笃弼任部长，刘瑞恒任副部长（卫生部实权实际掌握在刘瑞恒手中，薛笃弼离开后，刘瑞恒掌卫生部大权达十一年之久）。内政部有关卫生行政事务均移交卫生部办理。

卫生部成立之初，即通令全国称："卫生行政之良否，不惟关系国民体质之强弱，抑且关系国家民族之盛衰。吾国对于卫生向多忽视，际兹

① 金宝善：《希望于北平卫生当局者》，《中华医学杂志》1928 年第 14 卷第 5 期，第 1 页。
② 黄子方：《中国卫生刍议》，《中华医学杂志》1927 年第 13 卷第 5 期，第 338 页。
③ 王弼臣：《实行地方卫生之管见》，《中华医学杂志》1927 年第 13 卷第 4 期，第 266 页。
④ 宋国宾：《医事建设方略》，《中华医学杂志》1934 年第 20 卷第 7 期，第 965 页。
⑤ 胡定安：《卫生建设委员会成立经过情形》，《医药评论》1929 年第 3 期，第 23 页。

时代，健全身体、锻炼精神、消除复疫，洵属要图，着即设置卫生部以便悉心规划。"① 这应该是国民政府卫生部成立的合理依据。1928 年 10 月 25 日，中国国民党第二届中执会第一百七十九次会议召开，会议通过了《下级党部工作纲领案》，将识字、造林、造路、保甲、卫生、提倡国货、合作列为七项国策运动。卫生事业第一次被提升到如此高度，成为国策运动之一；公共卫生甚至被视为国家重建和民族复兴计划的重要组成部分，这在中国历史上实属首次。

（一）中央卫生行政组织框架建构

健全组织是推进一项事业最重要的条件。中央和地方政府必须首先建立和完善相关的卫生行政系统，才能推进各地卫生事业的顺利进行。

1. 国民政府中央卫生行政的组织框架

国民政府建立之初，仍沿用中华民国初年以来的旧制，在内政部设卫生司，其组织和民国初年的内务部卫生司没有太大区别。卫生部正式成立后，按照该部颁布的组织法，部内组织框架包括：部长 1 人，政务、常务次长 1 人，秘书 4—6 人，参事 2—4 人，下设总务、医政、保健、防疫、统计 5 司，司下设科。组织法还对各司、各科的执掌事项进行了具体规范。②

1929 年 12 月，国民政府公布《全国卫生行政系统大纲》，大纲规定了卫生行政系统的上下组织机构及其归属："卫生部之下设卫生处，于各省隶属于民政厅，受卫生部直接指挥和监督；各特别市设立卫生局，隶属于特别市政府，兼受卫生部之直接指挥和监督；各市县设立卫生局，隶属于市县政府，兼受卫生处之直接指挥和监督；各特别市各市县卫生局及直接处理卫生事宜之卫生处，就其辖境内得依自治区划分若干区，处理卫生事宜；各大海港及国境重要地设海陆检疫所，直接受卫生部之指挥监督。"③ 国民政府的卫生行政建制，至此大致

---

① 国民政府卫生部总务司第二科：《国民政府令》，《卫生公报》1929 年第一卷第一期，第 1 页。

② 陈明光主编：《中国卫生法规史料选编（1912—1949.9）》，上海医科大学出版社 1996 年版，第 467—469 页。

③ 陈邦贤：《中国医学史》，商务印书馆 1937 年版，第 269—270 页。

确定。

在社会舆论的压力下，在总结北洋政府卫生行政经验、教训的基础上，也为了能将全国卫生事宜顺利推进，卫生部成立以后，国民政府开始采用增设、整合等手段，陆续理顺卫生部与其他卫生组织之间的关系。主要包括：

（1）中央防疫局归卫生部管辖。为了方便全国卫生试验、检验、预防等工作的开展，1929 年 2 月 11 日，行政院咨文内政部，将中央防疫局划归卫生部管辖。① 这是一个重要的变动，它对卫生部开展疫病预防工作起到了积极的作用。

（2）建立卫生部直属医院——中央医院。卫生部的一系列指导性医疗与卫生活动，离不开医院这一载体，为此，1930 年 1 月 29 日，蒋介石批令正在筹备中的中央模范军医院改名中央医院，归卫生部直辖，作为疾病治疗、预防以及医务人员实地训练基地。刘瑞恒兼任中央医院院长（1936 年辞职后由沈克非继任），曹晨涛任副院长（1930 年 3 月 28 日辞职后由事务主任赵连文暂行兼代）。中央医院成为卫生部的又一个直属机构。

（3）设立最高卫生技术机关——中央卫生设施实验处。1932 年 9 月，国民政府在全国经济委员会下设置中央卫生设施实验处（同年 11 月改称卫生实验处），为全国最高卫生技术机关。该实验处是刘瑞恒在美国的帮助下设立的一个重要卫生机构，其重要工作是创设各项卫生事业的实验与研究机关，设立各项实验区以及训练卫生专门人才。其主要科室有：防疫检验系、化学药物系、寄生虫学系、环境卫生系、社会医事系、妇婴卫生系、工业卫生系、生命统计系、卫生教育系。刘瑞恒兼任实验处处长（后于 1936 年辞职）。

（4）参与军队和实业部卫生的管理。对军队和实业部的医疗卫生管理也有所变化。起初，国民政府军政部下设军医司（后改为军医署）和陆军军医学校。军医署长由日系派西医张建担任。1938 年，军医署开始归卫生部直接管辖，刘瑞恒兼管军医，并兼任军医学校校长。在实业部，部内虽然也设工厂检查处，处内有卫生检查一项，但其工作实由卫生署

---

① 《卫生公报·咨》1929 年第一卷第三期，第 62 页。

派员参加管理。

（5）设立西北防疫处。为配合中央开发边疆、建设西北政策的实施，国民政府于 1934 年在兰州设立西北防疫处，1935 年在绥远设蒙绥防疫处。1939 年又在兰州设立西北卫生专员办事处，督促西北各种卫生医疗事业，并设西北医院和西北卫生人员训练所，训练当地的医疗、卫生人员。1944 年又将该办事处扩大为西北卫生实验院，从事西北地区卫生问题的实验研究。其他边疆地区，在西康内设有西昌、会理、雅安、富林 4 所卫生院（卫生署于 1946 年将雅安、富林两所卫生院移交西摩康省接办）。蒙古卫生院则于 1943 年改组为伊克昭盟及乌兰察布盟两所卫生所，并在宁夏的阿拉善旗增设卫生所 1 所，分别办理绥蒙及宁蒙一带的卫生医疗业务。[①]

这样，经过 10 多年的努力，国民政府卫生部中央层面的组织框架逐渐完善，相对来说，各部门分工比较明晰，各司其职，共同管理着国家的卫生事业。

2. 国民政府中央卫生行政系统的组织变化

国民政府统治时期，其卫生行政组织几经变化（见图 4—2）。1930 年，冯玉祥倒蒋事发，薛笃弼辞职他去，国民政府特任刘瑞恒代理卫生部部长职务。1931 年 4 月，国民政府明令卫生部裁并于内政部，改称卫生署，刘瑞恒简任卫生署署长，署下设总务、医政、保健三科。1936 年 12 月，卫生署升格，再度直属行政院，内部组织比隶属内政部时略增，设署长 1 人，由刘瑞恒特任，总理全署事务，监督所属职员及各机关。虽然从行政级别上改隶行政院是提升了一级，但经费却有所缩减，月减 2000 多元。[②] 1938 年 1 月，为适应抗日战争的需要，"国民政府设置卫生勤务部，任命卫生署署长刘瑞恒为部长，把行政院的卫生署、军政部的军医署，都划归该部领导"[③]。1939 年初，卫生署又一次改属内政部，颜

① 邓铁涛、程之范：《中国医学通史·近代卷》，人民卫生出版社 2000 年版，第 341 页。

② 《消息》，《中华医学杂志》1935 年第 21 卷第 8 期，第 937 页。

③ 傅惠、邓宗禹：《旧卫生部组织的变迁》，载《中华文史资料文库·文化教育编》第十六卷，中国文史出版社 1996 年版，第 856 页。

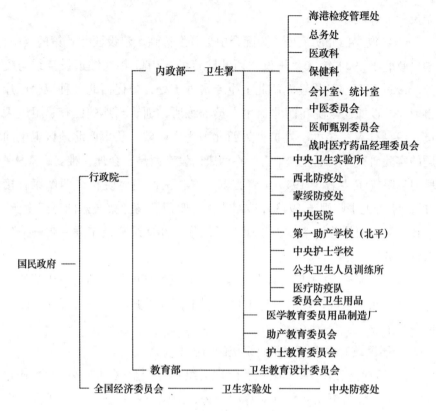

图4—2　中央卫生机构及其主要附属机关①

福庆任署长，恢复军民分管局面。1940 年，卫生署再度改隶行政院，金宝善被任命为署长，沈克非为副署长，但两人只是简任，署长仅可以列席行政院会议。这一时期，中西医论争激烈，完全由西医人士组成的中央卫生组织对中医排斥甚剧，但由于中医界人士的强烈要求，卫生署内增加了中医委员会，陈郁任主任。1947 年，国民政府又恢复了卫生部称谓，特任周贻春为部长，金宝善为政务次长。1948 年，周贻春因政局动荡而辞职，发表由金宝善继任的声明，但金宝善也已辞职他就，政府先后任命林可胜兼任、朱章赓代理。1949 年，迁到广州的国民政府再度将卫生部改为内政部卫生署，任命王祖祥为署长，不久即迁至台湾（见表4—2）。

---

① 甄志亚主编:《中国医学史》，人民卫生出版社 1991 年版，第 534 页。

表4—2　　　　国民政府时期中央卫生行政组织及负责人的变动情况

阶段	主管部门	名称	负责人	任职时间	留学（政治）背景	离职原因
军政时期	内政部	卫生司	陈方之	1928 年 4 月	留日医学博士	政治需要
训政时期	行政院	卫生部	薛笃弼	1928 年 10 月 24 日	冯玉祥部下	冯阎倒蒋事变
	行政院	卫生部	刘瑞恒	1929 年 11 月 4 日代理　1930 年 4 月 14 日特任	留美医学博士	因原军医署日籍军人闹事而辞职
	内政部	卫生署	刘瑞恒	1930 年 12 月 15 日简任		
	行政院	卫生署	刘瑞恒	1935 年 6 月 28 日特任		
	内政部	卫生勤务部	颜福庆	1938 年 8 月 27 日	留美医学博士	因经济问题引咎辞职
	行政院	卫生署	金宝善	1940 年 6 月 20 日简任	留日学医，后到美进修	因政府调整
宪政时期	行政院	卫生部	周贻春	1947 年 4 月 23 日特任兼	留美医学博士	因政局动乱而辞职
	行政院		周贻春	1948 年 5 月 31 日特任		
			林可胜	1948 年 12 月 22 日特任	留英医学博士	不详
			朱章赓	1949 年 1 月 13 日代理	留美医学博士	不详
	内政部	卫生署	王祖祥	1949 年 3 月 21 日		

注：此表系笔者据《国民政府职官年表（1925—1949）》及相关资料整理而得。

3. 国民政府中央卫生行政组织特点分析

国民政府时期，国民党中央卫生行政系统具有以下特点。

首先，机构及人员变动不定。由表4—2可以看出，在国民政府统治的20多年中，中央卫生行政组织归属多次变动。曾几度归行政院直辖，几度归行政院内政部管理;一度称卫生司,两度称卫生部,四度称卫生署,抗战期间还曾称为卫生勤务部,部(署)长也多次易人,除刘瑞恒、金宝善任职时间较长以外,其他部(署)长任职年限均在两年以下,职权也忽大忽小。

其次,西医学系统的特点突出。中央卫生行政组织负责人员几乎全部是西医学背景,这也是国民政府卫生行政系统的重要特色。在整个训政时期,卫生行政长官人选除第一任卫生部部长薛笃弼是冯玉祥部下外,其他都是西医界人士;卫生部主要技术部门的人员也均有西医学背景。这些专业技术人才执掌技术水平要求较高的医学职位,各负其责,这对国民政府初期卫生事业的快速发展,起到了一定的作用。但不可忽视的是,有数千年医学理论润泽与经验积淀、数量众多的中医界人士在中央卫生系统一度几乎没有自己的话语权。这对中国民族医学的健康发展和民众的医疗卫生需求必然带来负面的、长远的影响。

最后,国民政府卫生部人员安排及相应权限存在因人设事之嫌。卫生部成立之前,卫生司设于内政部,西北将领冯玉祥的部属薛笃弼为内政部部部长。1928 年 10 月,为安排阎锡山的幕客赵戴文为内政部部长,将内政部一分为二,成立卫生部,薛笃弼为卫生部部长,直属行政院。1930 年,冯玉祥倒蒋事发,薛笃弼离任后,政府即主张将卫生部仍归内政部管理。但因"国内有识之士,起而反对"①,以兰安生等为代表的一些美国人也因种种目的"复活动其间,在后台竭力的运动"②,加之军事又急,政府内一些人主张暂时维持现状,所以稍加延缓。1931 年,国民党四中全会仍决定裁撤卫生部,并入内政部,成立卫生署。不仅如此,部(署)的组织权限也因人而异。卫生部撤销后,为照顾刘瑞恒曾代理部长的特任待遇,特任刘为禁烟委员会委员长,卫生署署长为兼职,同时允许刘"照常出席行政院会议,对政府处理卫生事务在会议上有发言权"(后来的内政部卫生署署长却无法享

---

① 陈公鲁:《卫生部裁并之吾见》,《医药评论》1930 年第 46 期。
② 真霉:《一年来卫生部工作的回顾》,《医药评论》1930 年第 47 期。

有出席行政院会议的特权)。① 1936 年 12 月，刘瑞恒不能再兼任禁烟委员会委员长时，卫生署即升格，再度直属行政院，并将全国经济委员会有关卫生事务并入该部。可见，在中央政治运作的大盘内，卫生部只是他们摆弄的一个棋子。难怪有人撰文批评说："衮衮巨公，咸视该部为闲曹"，"视卫生若儿戏，忽部忽司，漫无定策，虽云改进行政组织，能无因人设事之讥乎？"② 这种因人设事的人事安排，必然导致内部的不团结与拉帮结派现象，对卫生行政的协调发展带来消极影响。

（二）地方医疗卫生系统的创建情况

1898 年，外国侵略者在上海市公共租界内设立卫生处，由外人主办租界内的公共卫生业务，这是为西方国家派遣来我国经商，设立教会、医院、学校等的各种侨民服务的卫生机构。1900 年，八国联军在天津设立的都统衙门里也附有卫生局，管辖天津地方卫生工作。1902 年天津都统衙门收回后，卫生工作也由清廷收回自办，改称北洋局，这是我国地方卫生行政组织的开端。1901 年，清政府在饬练巡警的过程中，已开始不同程度地筹办清道、建立公厕等卫生事项。1905 年，巡警部设立后，统一管理各省巡警，但因当时各省对卫生事务认识不一，卫生行政机构尚未在各省全面设立，所以巡警部对卫生行政没有统一的管理，直到 1907 年各省增设巡警道后，各省的巡警制度才逐渐统一。巡警道在所治地方设立警务公所，公所下设四科，其中之一就是"卫生科"，掌理卫生警察之事，清道，防疫，检查食物，屠宰，考验医务、医科及官立医院等各项事务都归卫生科管理。巡警道卫生科是中国地方省属机构中第一次出现的医药卫生机构，它表明中央民政司与巡警道卫生科成为一个上下统一的系统，共同负担国家从中央到地方的医疗卫生事业。但是，由于清政府很快寿终正寝，地方卫生机构实际有名无实。

北洋政府时期，军阀混战不断，政局动荡不安，政府对地方卫生之事更无暇顾及。北伐战争以后，各大城市相继设市，在城市卫生管理上，

---

① 傅惠、邓宗禹：《旧卫生部组织的变迁》，载《中华文史资料文库·文化教育编》第十六卷，中国文史出版社 1996 年版，第 854 页。

② 陈公鲁：《卫生部裁并之吾见》，《医药评论》1930 年第 46 期。

一些城市设立了卫生局,主持卫生事宜;也有地方设立的卫生管理机构称卫生事务所。总之,机构名目混乱不一,规格、所办事宜及行政程序也难言规范。

1. 地方医疗卫生系统的创设

1927 年南京国民政府成立后,巩固政治权威、借助国民力量发展实力,以便完成对"异己分子"的统一,成为国民政府面临的第一要务。在这个目标下,提升国家力量成为一项政治任务,而国家力量的生成,首先在于其权力触角的延伸,从街衢闹市到乡村僻巷,从庙堂之高到江湖之远,遍布国家的每个角落;其次在于制度和机构的再置,用细密的权力之网取代此前民间"无为而治"的散漫和不负责任,是巩固政权的一个重要手段。关乎每一个国民生命与健康的卫生秩序因而成为政府借重的一个重要工具。从历史经验看,19 世纪末,日本初得朝鲜时,与朝鲜民众很难融合,于是先从办理医院和卫生工作入手,使其势力慢慢渗入民间;日本占据中国台湾后,也曾利用医疗卫生事业收笼民心。曾经留学日本的蒋介石懂得其中玄机,因而,他一方面要用制度建设和机构重置手段实现其权力触角向各个领域延伸;另一方面要通过构建地方卫生行政秩序,络结民心,并用"有序"的国家卫生管理手段,控制细微至乡村百姓个人的生老病死及去向。

另外,1928 年 10 月,国民党第一百七十二次中央常务委员会会议通过并公布《训政纲领》,标志着国民政府进入训政时期。训政时期的关键是要推行实业计划,发展国家经济,同时推进政治建设和教育建设。社会安定是实业建设和其他活动的先决条件,而预防疾病、增进民众体质又是社会安定的重要指标,因此,基层卫生组织的设立成为国民政府第二次全国内政会议中心议案之一。议案要求各地根据自己的经济状况,设立县卫生医药机关,由内政部通令省民政厅,再传达到各县遵照筹办。据此,新成立的卫生部在 1928 年 12 月 26 日召开卫生行政会议时,第一个议程就是讨论地方卫生行政初期实施方案,并最终拟定了《卫生部六年训政时期施政纲领草案》。按照草案规定,卫生部在训政时期的六年中要执行的第一个纲领性任务就是完成行政系统建设。纲领任务下分四目:第一目是要完成市、县卫生机关建设。它又包括两个具体任务:一是要次第成立省卫生处及各市、县卫生局;

二是要在前三年试办乡村卫生机关，并从第四年开始扩充乡村卫生机关。第二目是规定卫生经费，包括：（1）规定中央及地方经费支出标准；（2）筹划专款举办重要卫生事项；（3）规定各项卫生公债募集办法。第三目是规定市、县卫生行政标准，包括：（1）订定各省、市、县初步卫生行政实施方案；（2）分期召集卫生行政会议；（3）统一各项卫生事项办理手续；（4）订定卫生行政考成办法。第四目是协助地方卫生，主要是审定区域及省县定期补助款项。① 可见，完善地方卫生制度与构建地方卫生体系已被列入国民政府卫生行政的主要议程。

　　但是，中国卫生行政当时处于创办之时，一切法令既无成规可循，各省市又均缺乏相应的卫生设施，国民政府虽然随后制定并颁布了《全国卫生行政系统大纲》（1928 年 12 月公布），要求各省设卫生处，县设卫生局，但一则因为省卫生机关组织法迟迟难以颁布，二来因为《全国卫生行政系统大纲》是一部单行法令，立于省县组织之外，各地对此自然难以重视，因而，到 1928 年底，全国仅几个特别市专门设立了卫生机构，普通市卫生行政仍多由当地公安局附设一科，进行办理；多数省份仅在民政厅内特设一科。最后，卫生部不得不呈请行政院，以行政院第 997 号指令的形式，通令各省成立卫生处，并要求各省政府转饬所属各市，根据卫生行政系统大纲及市组织法的规定，限期成立卫生局，各地卫生机构列入地方组织法内，② 地方卫生机构与地方组织系统的关系才算基本顺畅。但实际上，因国民政府当时的目标根本不在发展民生方面，而是要弭平内部异己势力和消灭共产党，所以，文件规定是一方面，切实贯彻执行却是另一方面。李廷安在其调研基础上写就的《中国乡村卫生问题》一书中描述的状况，反映了政府多年卫生建设后地方的执行状况及其原因："大县内之公安局，多设卫生股，人员极少，待遇甚薄，并无资格规定，多半不谙卫生，位置极不安定，因长官之更动而调换。每年在县行政费项下拨给之卫生经费甚微，其大部犹为工作人员之薪水。内政部颁

---

　　① 《卫生部六年训政时期施政纲领草案》，《卫生公报·呈》1929 年第一卷第九期，第 65 页。

　　② 《咨各省政府、内政部咨达限期成立卫生局一案已奉令通饬遵照文》，《卫生公报·咨》，1929 年第一卷第五期，第 65 页。

布之卫生法令, 鲜能奉行。偶有关于清道治疗等工作, 亦不过当局者点
缀门面之形式, 认真办理公共卫生之地方甚少。"① 这应该是当时中国多
数地方乡村卫生问题的真实反映, 也揭示了组织不健全、经费无保障、
人浮于事带来的后果。当然, 另一深层原因作者未敢提及, 即 1930 年
底, 卫生部被撤销, 改隶内政部, 成立卫生署, 不再具有单独制定部
务规章制度的权力, 因而活动受限, 监督地方卫生机构的积极性受
挫, 各地卫生建设成效的大小, 依靠的就只能是个人的意愿, 而非
制度。

真正拉动国民政府开始加快地方卫生建设的是军事需要。1931 年,
在连续三次对中共中央根据地军事进攻失败后, 蒋介石采取"智囊"杨
永泰"三分军事, 七分政治"的"新的谋略", 打算关注农村、巩固农
村、夺取农民, "渐使匪区民众日益脱离共产党, 不为共产党所左右"②,
最后彻底击败中国共产党在农村中的剩余力量。同时, 1931 年下半年,
"九一八"事变爆发, 东北全境沦陷; 1932 年, 淞沪会战开始, 日本侵华
野心膨胀, 民族战争的阴霾正在逼近。无论蒋介石是否抵抗、如何抵抗,
都不得不加快构建现代地方医疗卫生体系, 以为战争服务, 因为战争残
酷性最直接的体现是民命丧失。一旦战事爆发, 大量士兵死亡, 百姓被
杀; 战争也将带来大量百姓流离失所, 抵抗力降低, 极易遭遇瘟疫而毙
命。这对国民政府补充兵源和增加军粮税收是一个巨大挑战。所以, 构
建一套有效的疾病预防体系, 提高创伤救治和疾病预防能力以增强百姓
体质、降低死亡率; 战时补充卫生技术力量, 以救治伤员、减少战争伤
亡等, 都成为紧要的任务。

正是在这种背景下, 1932 年 7 月, 中国乡村卫生调查委员会在上海
召开常务会议, 会议指派李廷安为中国乡村卫生调查委员会主席, 从事
调查中国乡村卫生的状况。随后, 以宋子文为代表的国家经济委员会,
也带着几个国家人员形成的专家团以及李廷安等人, 开始到农村各地调
查农民情况。安准加·斯坦帕博士是专家团成员之一, 他是一位知名

---

① 李廷安:《中国乡村卫生问题》, 上海商务出版社 1935 年版, 第 10 页。
② 《蒋介石的高参杨永泰》 (http: //www. 360doc. com/content/13/0718/12/3607575 _
300811008. shtml)。

的公共卫生领导人，他到定县访问了陈志潜博士，了解他们卫生体系的设计及结构框架。①　他们的考察结论受到了国民政府一定程度的重视。

2. 卫生部（署）对地方卫生行政的要求

国民政府时期，卫生部（署）对地方卫生行政事项有着具体的要求，主要包括以下几个方面。

首先，制定与颁布各项卫生条例，规范各种医疗与卫生行政。

民国十七年（1928 年）9 月 18 日，卫生部在北洋政府《传染病预防条例》（1916 年颁布）的基础上，根据社会卫生发展需要略行改动后，又重行颁布，并于 10 月 30 日制定了《传染病预防条例施行细则》。施行细则结合传染病的发病、救治特征，对地方行政长官做出了相应的要求。其第二条规定，"地方行政长官认为有传染病预防上之必要时，得于一定之区域内，指示该区域之居民，施行清洁方法并消毒方法。其已办自治地方，应指示自治机关行之"。"第三条，人口稠密各地方，应设立传染病院或隔离病舍。"②　施行细则还规定这些设施及管理方法，由地方行政长官以单行章程来规定。但是，由于当时各地卫生机关尚付阙如，地方长官对卫生事宜一来并不重视；二来虽有责任却苦于无人担负，所以条例及其细则行同具文。

据不完全统计，至 1948 年，南京政府先后颁布了有关卫生行政方面的法规条例 19 个、医政管理方面的法规条例 36 个、药政方面的法规条例 13 个、防疫方面的法规条例 10 个、公共卫生方面的法规条例 16 个、医学教育方面的法规条例 12 个、妇幼卫生方面的法规条例 4 个、红十字会方面的法规条例 6 个。

关于地方医疗卫生事宜要求最集中的是卫生部颁布的"训政时期

---

①　陈志潜等人设计了一套适合农村的、比较完整的乡村卫生制度医疗保健体系：村以上设区保健所；负责门诊治疗、布置区内预防工作和监督村保健院工作。区以上设立县保健院，设病床 50 张，除开展一般医疗卫生工作外，还接纳当地护士和助产士实习。参见陈志潜《中国农村的医学·我的回忆》，端木彬如译，四川人民出版社 1998 年版，第 67—68 页。

②　陈明光：《中国卫生法规史料选编（1912—1949.9）》，上海医科大学出版社 1996 年版，第 523—524 页。

卫生行政方针",包括《特别市卫生行政应办事项》《省(区)卫生行政应办事项》《普通市卫生行政应办事项》《县卫生行政应办事项》,以及《种痘条例》及其规则、《传染病预防条例》等。其中,《省(区)卫生行政应办事项》规定,省(区)普通卫生机关要督促各地卫生机关人员执行部颁各项卫生条例章则;筹办卫生稽查教练班,训练各县选送人员;筹办种痘传习所训练各县选送人员,以防止疫病发生;疫病流行时应派遣防疫医员赴各地防堵;派防疫医员分赴各县轮流施行各种预防注射。普通市、县的卫生行政应办事项与省(区)基本一致,主要是依照省(区)的规定,负责具体实施工作和选派人员参加省(区)的培训。

关于地方卫生经费的来源及运用,上海市卫生局局长胡鸿基在一次卫生委员会上提议说:在此卫生事务草创时期,"各地自收入的卫生经费之不敷应用,可以断言,非赖其他地方税之支撑,不足以利进行,故他项地方税总署内,应拨卫生经费之最低分数,应予确定"①。他认为这样才能切实推进地方卫生事业。胡鸿基并提出了具体办法:"1.特别市之组织,须在任课百万以上,以任课最少额为百万计算,假定每人应摊卫生经费二角,则至少需卫生经费二十万元,故地方税内最少应拨二十万元为卫生经费,但各特别市之财力,须支配于各项事业之用。假定特别市之地方税(除关于卫生而征收之各费)每年收入最高总数为二百万元,则应规定各特别市地方税内每年至少应拨10%,充卫生经常费,其关于卫生征收各费,仍充卫生事业之需,不得移充别用。2.各省区亦应于省区之地方税内,专拨10%为卫生经费,其用途应以大部分补助各县卫生事业之进行。3.普通市之组织,须在人口二十万,始得成立,以任课最少额为二十万计算,假定每人应摊卫生经费二角,则至少需卫生经费四万元,故地方税内至少应拨四万元,为卫生经常费,但各普通市之财力,亦须支配于各项事业之用,假定普通市之地方税,每年收入最高总数为十二万元,则应规定在各普通市地方税内,每年至少应拨30%,充卫生经常费,其关于卫生征收各费,仍充卫生事业之需,不得移作他用。"他

---

① 《策进卫生行政之两要案——胡卫生局长向卫生行政会议提议:培植卫生行政专门人员;确定卫生经费以利进行》,《申报》1929年2月21日第1版。

说，如果能照这种办法执行，可以有五种利益：（1）关于卫生征收各费，目前尚无一定把握，而地方税则各特别市各省区、各普通市，均有收入，如于地方税内指定应拨成数，则经费较为确定。卫生事业，方有相当之发展可期。（2）各特别市各省区各普通市，既有基本的卫生经费，自不能不进行其最低限度之基本工作，则国内卫生事业，有平均发展之望，庶免畸轻畸重、顾此失彼之嫌。（3）如经中央明文规定，则各地卫生经费，不致因地方之牵掣，以致妨碍进行。（4）此项规定之成数，系指地方税内应拨卫生经费之最低成数而言，如各地能自增加其成数，本无限制，则注重卫生者，有推进之趋向，而漠视卫生者，无推诿遏制之可能。（5）按照内政部训政时期卫生方针内卫生经费之规定，如将上述办法采入，则各方易于遵守，且不过于甲项下，补充至少不得低于若干分之若干一语，事极便利。① 总之，经费为各项事业之母，卫生事业也不例外。胡鸿基的这番高论，道出了保障卫生经费来源的途径和效用。然而，当时全国训政时期刚刚开始，实业、教育为在需款，更加上国民党"剿共"行动需要大量银两，各地方已不堪重负，哪里还有余力兼顾地方民众的医疗保健与卫生之事？所以，他的想法于理至顺，但实践中很难执行。

其次，消灭蚊蝇，预防疾病。

近代以来，天花、霍乱、麻疹、伤寒等烈性传染病一直困扰着中国各阶层民众。国民政府卫生部成立后，结合中国当时社会实际，认为中国疾病预防的重要任务是加强卫生知识宣传，增进民众卫生智识，加强疾病预防观念，从根本上减少疾病发生。1929 年 1 月，刚刚成立不久的卫生部即发出训令，提倡种痘，要求各主管机关派员施种，"勿得稍事疏懈"②。根据当时各地种痘人员紧缺的事实，训令中建议各地可委托当地公私立医院协助办理，以便能普及。训令同时指出，"各省种痘、应用痘苗，业由本部令知北平中央防疫处制备，并准以半价出售"③，以示提倡。并在春季种痘时节再度用命令形式提醒各省按照种痘条例施行种痘，"勿

---

① 《策进卫生行政之两要案——胡卫生局长向卫生行政会议提议：培植卫生行政专门人员；确定卫生经费以利进行》，《申报》1929 年 2 月 21 日第 1 版。

② 《令各省民政厅、特别市卫生局令饬遵照种痘条例施行种痘文》，《卫生公报·训令》1929 年第一卷第五期，第 15 页。

③ 《卫生部提倡种痘之训令》，《申报》1929 年 1 月 14 日第 2 版。

得稍事疏懈"①。

为了在春季蛰伏期消灭苍蝇，减少肠胃病发生，1929 年 3 月，卫生部一方面印发卫生宣传小册子，广行各地；另一方面要求各省民政厅、特别市卫生局，"苍蝇为肠胃传染病之重要媒介，举凡霍乱、伤寒、痢疾等，几无不缘之……若不于其蛰伏期内迅谋扑灭，转瞬春深日暖，滋蔓堪虞。兹特编印扑灭苍蝇办法，令仰该厅遵照，迅即通饬所属，切实施行，并令仿印多份，广为宣传，务使尽人皆知苍蝇之产地为垃圾、为厕所、为粪坑与畜舍，从而清洁之，以灭绝其发育之根源。如再发现蝇蛆或成蝇，更须随时扑杀，无任滋长，庶几肠胃性传染病失其媒介……而最要办法，尤在照此小册子竭力推广宣传，仿印分发之外，并须责成主管机关设法讲演，或编拟警策醒目之各项布告，广为张贴，务使家喻户晓，人人照办，更应及时办理，不可延缓，幸毋以其办法平易，视同具文，致滋延误，是为至要"②。

1929 年 3 月 28 日，卫生部制定并颁布了《灭蚊防疟办法》，训令各省民政厅及特别市卫生局灭蚊防疟，并分发各地执行。③ 通过这些活动可以看出，卫生部在疾病预防方面的思路是比较清晰的。然而，政策的推行需要各地政府组织部门及相关人员切实认识到问题的必要性和重要性，百姓须有意识、有余力切实遵照执行。但问题的症结也恰在此。当时的中国社会，正值军阀混战、灾荒不断，自然灾害与人为灾难并至，百姓几无宁日，命且不保，如何顾及蚊蝇和卫生。实际的结果是，政府在"走过场"，百姓在逃命，哪里有讲求卫生之谈。

最后，要求各地开展卫生知识宣传活动。

1929 年 4 月 18 日，卫生部颁布了《卫生运动大会宣传纲要》，规定每年的 5 月 15 日和 12 月 15 日为卫生运动大会日。在运动会期间，各地机关、学校、公仆全体人员、领袖及夫役必须一律出席，和民众共同参

---

① 《令各省民政厅、特别市卫生局令饬遵照种痘条例施行种痘文》，《卫生公报·训令》，1929 年第一卷第五期，第 15 页。

② 《令各省民政厅、特别市卫生局令发灭蝇办法饬即切实施行文》，《卫生公报·训令》1929 年第一卷第四期，第 17 页。

③ 《令各省民政厅、特别市卫生局令发灭蚊防疟办法饬即仿印宣传文》，《卫生公报·训令》1929 年第一卷第四期，第 23—24 页。

加卫生运动。为唤起民众注意清洁和其他一切公共卫生，《卫生运动大会宣传纲要》还专门出台了宣传意见，要求各地就改良厕所、清洁饮水、扫除污物、扑灭蚊蝇、防除疫病、取缔不洁的饮食物、改良接生婆、扫除嗜欲、实行各种"卫生十二要"等方面，进行宣传。卫生部同时希望，卫生运动大会后，各地还应该在卫生行政方面、民众行为习惯方面、身心健康保护方面进行相关知识宣传。尤其是，在卫生行政方面，卫生部希望：（1）实现卫生建设的新计划；（2）厉行卫生的管理和取缔各法规；（3）添设卫生警察；（4）登记医生和助产并改良接生婆；（5）筹设平民医院和平民保产院及公共浴堂；（6）多请名人专家给民众演讲卫生问题；（7）展览卫生模型图表、电影和书籍；（8）奖励体育团体添设公共运动场和儿童游戏场；（9）禁止茶馆、戏院、游艺场与理发馆、浴堂等使用公共手巾或公共用品挖耳、打眼、刮鼻、刮脚。① 卫生部还随同颁布了《污物扫除条例》，要求城市及经地方长官指定之区村地方执行扫除任务，其中第七条规定，"私人不履行扫除之义务时，应由该管官吏切实劝告，限期扫除，届时如仍不履行其义务，得由该管官吏代为执行其费用，向义务者征收之"②。这些今天看来非常具体而琐碎的规定，在当时却是为了规范卫生行政秩序、改变百姓卫生习惯，一定程度上推动了社会的文明与卫生进程。不过，通过宣传纲要的内容可以看出，宣传运动指向的对象仍主要是城市居民，对于广大乡村百姓的卫生宣传尚付阙如。实际上，传染病流行是社会问题，疫病一旦暴发，不分城乡，而且，由于乡村百姓生活条件差、身体免疫能力低，更易患病或被传染瘟疫，从而造成大面积流行。这是既发传染病流行过程已证明的事实，所以，仅关注城市的宣传活动不免偏颇。当然，卫生部的预防管理和宣传工作，在一定程度上增进了百姓对传染病的认知水平，并在有限范围内改善了街道与家居卫生环境。

3. 各地卫生行政机关的设立

（1）省卫生处的设立状况

国民政府首先加强的是各省卫生行政机关的筹建。

民国二十三年（1934 年）以前，各省都未设立专门的卫生管理

---

① 《卫生运动大会宣传纲要》，《卫生公报·训令》1929 年第一卷第五期，第 24—25 页。

② 《污物扫除条例》，《卫生公报·训令》1929 年第一卷第五期，第 20 页。

机关。1934 年 4 月,卫生署召开卫生行政技术会议,通过省、县卫生实施方案,要求省设卫生实验处、县设卫生院,各省的卫生行政机关才次第设立。1934 年 6 月,江西省首先设立全省卫生处,陕西省设立卫生委员会。1934 年相继成立卫生机构的还有湖南、甘肃、宁夏、青海四省。随后成立卫生机构的还有浙江省 (1935 年)、云南省(1936 年)、广东省 (1938 年)、福建省 (1938 年)、贵州省 (1938 年)、四川省 (1939 年)。① 但是,国民政府《省卫生处组织大纲》直到 1940 年 6 月才公布施行,大纲规定,省卫生处隶属于省政府,掌握全省卫生事务,下设省立医院、卫生试验所、卫生人员训练所、卫生材料厂等附属机关。此后各省已设立的卫生机构陆续依照大纲规定进行调整,其他各省也相继成立。截至 1947 年 6 月,全国各省成立卫生处的,除各直辖市外,还有江苏、浙江、江西、安徽、湖北、湖南、四川、西康、福建、台湾、广东、广西、贵州、云南、陕西、河北、河南、山东、山西、甘肃、宁夏、青海、热河、察哈尔、绥远、新疆共二十六省。东北各省则在东北行辕政治委员会设卫生处,主管东北各省卫生事务,② 各省辖卫生机关共 214 个。(见表 4—3)③

表 4—3 　　　　　　　　　东北各省所辖卫生机关

省立医院	妇婴保健院	结核病防治所	传染病院	卫生试验所	卫生材料厂	医疗防疫队	卫生人员训练所	其他
109 个	7 个	4 个	6 个	12 个	5 个	37 个	5 个	29 个

(2) 县卫生院的设立

在卫生组织体系中,如果说省卫生处相当于该体系的中枢神经,那么县卫生院便是神经元,而遍布全省各区、保的卫生所与卫生员便是神经末梢。中枢神经发出指令,神经元接收指令后即传达到各神经末梢。

---

① 内政部编纂委员会编纂:《内政年鉴》,商务印书馆 1936 年版。

② 主计部统计局编:《中华民国统计年鉴》,(南京) 中文化事业公司,民国三十七年 (1948 年) 铅印本,载殷梦霞、李强选编《民国统计资料四种》第 14 册,国家图书馆出版社 2012 年版,第 488 页。

③ 邓铁涛、程之范:《中国医学通史·近代卷》,人民卫生出版社 2000 年版,第 340 页。

神经元是构成神经系统结构和功能的基本单位。同样，在全省卫生组织体系中，县卫生院的地位也十分关键。县医院的筹办效果，直接关系到百姓疾病的预防、治疗以及西医推广，各县卫生机关的工作，倘能次第进行，国民政府卫生部的各项工作才能顺利展开，因此，国民政府卫生部还是比较重视县卫生院的建设的。

依照1929年颁布的县组织法，县卫生工作归公安局执掌，必要时才须呈准设专局。公安局与卫生局的职责显然不同，公安局之职责在于地方治安，所以训练的多系保安警察。责成这些保安警察执行卫生法令，则第一卫生知识不足；第二精力不济，无暇顾及卫生事项；第三权限不明，易生误会，必然对卫生部推进卫生行政有诸多不便之处，所以，卫生部内部组织基本稳定后，即着手进行全国性卫生系统设计与建设工作。1929年3月4日，卫生部要求各省民政厅、特别市卫生局，按照《地方卫生行政初期实施方案》，尽早整理旧有官立医院，筹设公立医院及诊疗所，延聘正式学校毕业之合格医师，以治疗病症、预防疠疫。"至经费一项，应就各该地方原有公产公款内酌情筹设。如有私人团体自愿措资筹设者，亦应酌于补助，或将公地公屋廉价让与，以资提倡。至于各省县如有已经成立之官立或公产医院，并应积极整顿，以符议案。"① 随后，又在1929年10月至12月的卫生部计划中，将改善医事教育、整理医院列为该阶段促进医术活动的主要任务，并指出："各地设立之医院，多未完善，拟责成地方次第整理，俾臻完善并筹设公立医院机关，以为实施社会医疗政策，及为医学人员研究之用。"② 在当时农村医疗卫生工作推进阶段，虽然名为"医院"，实际就是一种医疗卫生工作机关，它既要实施社会医疗政策，还是医学人员研究的场所，所以，县卫生院的主要工作包括防疫、医疗、助产、卫生教育以及戒烟事项等，其中，防疫与治疗是县卫生行政的基础。

1930年2月10—12日，中央卫生委员会召开第二次会议，会议议题

① 《令各省民政厅、特别市卫生局饬筹设医院诊疗所仰转饬遵照文》，《卫生公报·训令》1929年第一卷第四期，第16页。

② 《卫生部十八年十月至十二月三个月预定行政计划》，《卫生公报·呈》1929年第二卷第一期，第134页。

共七项，其中第一项即是"关于促成地方卫生行政机关案"；第二项是"关于公医制度意见案——各乡村及小城市由官厅任用开业医师兼办卫生行政"①。可见，筹设地方医疗卫生行政组织已成为卫生部的首要任务。卫生部改为卫生署，隶属内政部后，1930年12月9日的第二次内政会议也曾要求各地，"依照各地方情形，设立卫生医疗机关，以为办理医疗救济及县卫生事业之中心案"。该议案由内政部通令各省民政厅，分令各县遵照筹办。这次会议还公布了《县卫生工作实施纲领》，纲领对县卫生工作的总则、行政组织、医事、防疫、环境卫生等工作都做出了明确的规定。尤其需要一提的是，纲领在总则中规定，"县各级卫生组织实施预防工作，对于贫苦民众之医疗工作，以不收费为原则"②。这一点体现了国民政府笼络民心的卫生宗旨。

经办卫生院，开展卫生工作，最关键的问题是经费。按照国民政府规定，县卫生院的经常费是每月1000—2000元，区卫生院的经常费是每月300—500元，乡镇卫生所的经常费是每月50—100元，而卫生员的经常费每月仅2—5元。③实际上，作为一个集医疗、预防、卫生教育等行政事务于一体的卫生机关，这些经费已不充裕，但具体到各地，则绝大多数地方难以执行，有的地方的所有经费仅为规定的1/10，有的则更少。一方面要免费治疗，一方面又经费缺乏，其结果只能是导致许多地方因经费不足，或人才缺乏，或具体行政方案尚不明确为由，拖沓不进，使县卫生院建设工作的推进速度迟缓。

1934年，全国卫生行政技术会议通过县卫生行政方案，再次要求推进各地卫生组织建设，在各县设立卫生院，这样，江西、湖南、陕西等省才逐渐成立。有资料统计，截至抗战开始，各县设立卫生院或县立医院者计有江苏25县、浙江14县、江西83县、山东2县、河北1县、陕西9县、福建118县，共252县，广西12区每区设卫生事务所

---

①　《中央卫生委员会第二次会议议题》，《卫生公报·公函》1929年第二卷第二期，第151—152页。

②　张在同、咸日金编：《民国医药卫生法规选编（1912—1948）》，山东大学出版社1990年版，第271页。

③　同上书，第274页。

1 所。[①]

抗日战争期间，因军事和政治需要，地方卫生机构也渐有发展。1938—1939 年，县级卫生机构已普设于江西、福建、广西，湖南、贵州五省。[②] 1940 年 5 月，县各级卫生组织大纲公布，这一大纲基本按照定县探索的医疗保健模式，确定县设立卫生院，掌理全县一切卫生行政及技术工作，县以下区设卫生分院，乡镇设卫生所，保设卫生员，分别办理各该区域内卫生保健事项。如简易疾病的治疗、传染病处理、种痘、预防注射、改良水井、处理垃圾、助产、学校卫生、出生及死亡报告等。1945 年卫生署又公布了公立医院设置规则，后方各省也有增设县卫生院的。战时至抗战胜利为止，除收复区不计外，各省已设卫生院达 978 县。到 1947 年 6 月底，计已成立县卫生院 1387 所，县卫生所 18 所，区卫生分院 352 所，乡镇卫生所 783 所；[③] 县级医疗机构共有病床 11226 张。[④] 可见，这一时期，县卫生院数量还是有所增加的。

总之，清末民初，国家已开始被要求对民众的身体健康担负基本的责任，保卫生命开始成为职责之一；健全的医疗技术与制度，已成为直接关乎保种强国的宏大政治，这是社会进化的表现，但同时也是政治统治力量延伸的一种形式。各届政府为维护自身统治秩序，均通过动员、汲取、规训与整合等形式，采取了一定的卫生建制措施，逐步关照到民众生老病死的诸多方面。尤其是国民政府时期，政府通过构建从中央到地方村落的医疗卫生组织系统，将其统治势力的触角，直接延伸到民间的各个角落，人的生老病死、迁转流向等，都在政府的管控之内。从这个侧面看，国家卫生行政的建立，"乃是国家职能的深化和具体化，也是

---

① 邓铁涛、程之范：《中国医学通史·近代卷》，人民卫生出版社 2000 年版，第 341 页。

② 金宝善：《我国战时卫生设施之概况》，《中华医学杂志》1941 年第 27 卷 3 期。

③ 主计部统计局：《中华民国统计年鉴》，（南京）中文化事业公司，民国三十七年（1948 年）铅印本，载殷梦霞、李强选编《民国统计资料四种》第 14 册，国家图书馆出版社 2012 年版，第 488 页。另据邓铁涛、程之范所著《中国医学通史·近代卷》载，1946 年设县卫生院达 1440 所、区卫生分院 353 所、乡镇卫生所 783 所。笔者认为前后数据有出入的原因，是因为当时国内局势不稳，统计地区有所变化而造成的，总体上应该承认，抗日战争后，各地县医院的成立有所增加。

④ 邓铁涛、程之范：《中国医学通史·近代卷》，人民卫生出版社 2000 年版，第 341 页。

国家权力的一种扩张"①。也正因此，近代中国卫生行政系统的构建值得我们认真反思。

(三) 近代中国医疗卫生行政系统构建的反思

晚清以降，经由清政府的改革与初创、北洋政府时期的承继与发展，到国民政府时期，中国的卫生行政逐渐向现代化转型，其最基本的标志是建立了纳入政府各级系统的医疗卫生组织。反思这一过程，既有成就，也存在着明显的缺憾与不足。它的成就主要表现在，经过近半个世纪的努力，中国的医疗卫生体系逐渐向现代化转型，建立了全国性的集预防和医疗于一体的卫生组织，它与各种卫生团体相互补充，共同服务于各级民众的医疗保健事业。这在当时疫病肆虐、医疗卫生人员缺乏的情况下，有助于提高百姓的健康水平。尤其是，国民政府初期实施的疾病预防与宣传工作，对提高百姓对疾病的认知水平、提高疾病预防能力起到了很大的作用。

但是，近代中国医疗卫生行政的建构也存在着许多缺憾，这些缺憾影响了中国此后医学发展的方向和进程，也影响了今天中国医学事业的发展进程。

1. 中医价值贬损导致卫生系统结构性失衡

中医价值遭遇贬损是中国医疗卫生格局发生变化的主要标志。在传统的中国社会里，无论是中央还是地方，中医都处于绝对的优势地位。1840 年以后，在西洋炮舰的冲击下，中国的政治、经济、教育、文化等方方面面都急速西化，西学东渐已成社会发展大潮驱动的方向和主流，西医在中国的传播也是其中的一个主要内容。随着西医的不断传播，西医的效力（尤其是外科手术）、西医团体势力和影响力也日渐增大，中医学一家独尊的局面被打破，形成中西医并存的局面。

进入 20 世纪后，中医的境况开始变得复杂。当时中央卫生行政机关中，有西医留学背景的人员扮演了重要角色。他们深受西洋文化、医学教育的熏陶，对现代性的想象、对现代化的强烈向往与追求，使其处处以西方医疗卫生秩序与体制为追求目标来改造中国的社会环境、疾病治

① 余新忠:《历史情境与现实关怀——我与中国近世卫生史研究》,《安徽史学》2011 年第 4 期,第 9—12 页。

疗手段、方法与空间，希望它与西方趋于一致而走向科学化，从而使民族能尽快摆脱"东亚病夫"的辱没性称号，实现强国强种的目标，和西方各国并驾齐驱乃至后来居上。尤其是民国初年，在当时流行的"科学"大旗鼓噪之下，欧化之风日盛，整个中国传统文化受到抨击和破坏，中医学作为中国传统文化的一个重要组成部分不可避免地面临"被改革"的局面，中医的阴阳论以及"致中和"的治疗准则（寒者热之，热者寒之；实者泻之，虚者补之；结就要散，逸就要劳；以平为期，以和为重等）均备受怀疑与批判。部分国人更失去了民族自信力，要对中医进行彻底的批判，力图从根源上消灭中医。一时间，中医成了"旧医"，成为"障碍"医药卫生事业发展的绊脚石、旧文化，有人还"规划"在 50 年内让中医消亡！这一问题成为民国时期大规模中医抗争运动的导火线。

民国三年（1914 年），教育厅厅长汪大燮力主废去中医，结果在余德埙等联合各地中医而组织医药救亡请愿团的努力下，未获通过。1916 年，曾留学日本的浙江医师余岩（字云岫，号百之）刊布《灵素商兑》，率先向中医基础理论宣战，在国内影响很大，但由于中医界向无组织，直到 1922 年才有恽铁樵著《群经见智录》，正面回应余岩的挑战，中西医论争正式开始。其后 20 年间，中西医日趋对立，论争日益激烈，卷入者也愈来愈多。这场论争持续时间之长、参与论争的人员之广、论争程度之激烈，在中国历史上少见。

国民政府时期，中西医论争成为国民政府内部政治势力斗争的附属品。1929 年 2 月，余岩在汪精卫、褚民谊的支持下，开始借重行政权力，压制中医。他在第一届中央卫生委员会议上联合其他西医人士，提出了"废止中医案"，并在全部是西医人士组成的中央卫生委员会议上获得了通过。[①] 虽然随后因中医界人士的集体上书抗议，"废止中医案"最终没有实行，但双方论争的性质自此成为中医存之争。这次"废医"，对中医的打击是致命的，它标志着"废医"作为一种运动已由民间进入官方。1934 年，时任行政院院长的汪精卫在

---

① 1929 年 2 月 23 日召开的第一届中央卫生委员会，主持人是时任卫生部副部长的刘瑞恒，与会的 14 人中没有一个中医，且多数人之前都曾有废止中医的言论。就在这样的氛围中，会议通过了争论了十年之久的"废止中医案"。

中华医学会大会上的致辞,最能表达当时政府一些人士对医学的看法。① 他说:

> 科学医学在我国,还是在萌芽时期,发展起来,颇有不少的困难和阻碍……但是关于铲除现代医学发展的障碍,协助现代医学的推进方面,是应该由政府负责的。我很抱歉地说,以往政府实质没有尽它这份应尽的责任,所以使得科学医学在我国尚未得充分地发展,以后政府应该负起这个责任,来铲除科学医学发展的障碍,推广医事的设施。……医学在中国,很不幸的,有了中医、西医的区别,中医是代表医学界顽固势力,也是中国人守旧观念的表征。他们把中医举起来,称为国医。其实医学哪里应有国界的区别,医学是一种科学,科学没有国界,医学也当然不应该有国界……我们假如中医有价值的话,应该有科学的方法研究。但是研究中医、中药是应该用科学的方法去研究,也应该由现代医学的医师同仁们去研究,绝不是一般中医自己所能胜任的。假如说用科学的方法来研究中医,整理中医,是应由现代医学的同仁们负责,然后中医的科学化,一定会达到目的。

尽管有在什么场合说什么话的政治因素影响,但汪精卫的上述言论,却说得过于极端,他完全无视中国传统医学的成就和中国社会的实际情况,称中医的存在是医学在中国的不幸,是中国人守旧观念的表征,他一方面承认科学没有国界,医学没有国界;另一方面却声称中医的研究应当由拥有"现代医学"的西医人士去研究。无需中医界人士的批驳,即便普通的国人也能看出其中的武断成分;甚或客观的西医人士,也未必完全赞同他的这种中医"科学化"方法。西医是一种科学,但中医未免不是。中医的整体理论、治病观念及治疗疾病的方法和手段是与西医不同的。对于中医的医学理论与价值,中医界前辈邓铁涛曾经说过:"中医的五行生克,不应简单地把它视为循环论、机械论。它包含着许多朴

---

① 《行政院汪院长对医学界的期望》,《中华医学杂志》1934 年第 20 卷第 4 期,第453—455 页。

素的辩证法思想，它所概括的生克制化关系，实质是脏腑组织器官之间、人与环境之间、体内各个调节系统促进和抑制之间的关系。五行学说指导临床实践的过程，实质是使人体遭到破坏内稳态恢复正常的过程。因此，这一学说值得我们好好研究和发扬。"① 但是，在当时政治势力的作用下，中医的发展颇受阻梗。1930 年 5 月，国民政府颁布了《西医条例》，卫生当局允诺不久另订国医条例，但因西医派的阻挠，② 直到 1936 年 1 月 22 日，《中医条例》才得以颁布，因程序法未备，《中医条例》无从执行。抗战后，虽然政府希望中西医共同担负救死扶伤的任务，但各地摧残中医的事件并无减少的趋势，中医界不得不继续奋力抗争。中医界的各次抗争、请愿，虽有的一时解决或缓解了困局，但严重影响了中医的正常发展。

---

① 《邓铁涛医学文集》，人民卫生出版社 2001 年版。

② 中央国医馆成立以后，国医馆长焦易堂联合中央委员石瑛、褚民谊、居正、叶楚伧、邵力子等 29 人，于 1933 年 6 月 7 日中央政治会议第 306 次会议上，提出了"制定国医条例，责成中央国医馆管理国医以资整理而利民生案"（参见《国医公报》1933 年第 1 卷第 8 期），建议参照《西医条例》（1930 年 5 月 27 日国民政府公布），制定《国医条例》。在国医条例原则（草案）中提出了"国医非经中央国医馆登记、给证后不得行医，其施行细则由中央国医馆另定之"，"中央国医馆审查国医资格，得组织审查国医资格委员会，其章程另定之"等有关条款，遭到汪精卫的反对，说什么"国医言阴阳五行，不重解剖，在科学上实无根据，至国药全无分析，治病效能殊为渺茫"，主张"凡属中医不许执业，全国中药店，限令歇业"（《范天磐、汪精卫先生废弃国医国药之检讨》，《国医评论》1933 年第 1 卷第 2 期）。经过激烈的辩论，会议议决将《国医条例》（草案）送交教育、内政两部审查。在审查《国医条例》（草案）的过程中，行政院长汪精卫极力从中作梗。6 月 27 日，行政院举行第 112 次会议（教育、内政两部均隶属行政院），以中央国医馆为学术团体，不宜管理中医，将此案予以否决。不久，焦易堂（法制委员会委员长）主持法制委员会第 43 次会议通过了《国医条例》，"于所谓《国医条例》……弟意此事不但有关国内人民生命，亦有关国际体面，若授国医以行政权力，恐非中国之福。……惟盼吾兄设法补救，是所至祷。"（《汪精卫致孙科书》，《医界春秋》1935 年第 105 期）由于行政、立法两院的反对和拖延，致使《国医条例》迟迟未能公布。1935 年 11 月，中国国民党召开第五次全国代表大会，冯玉祥、石瑛等联合中央委员、各省市及海外代表 82 人，提出"政府对中西医应平等待遇以宏学术而利民生案"，提案中写道："岐黄于中国上下数千年，治效昭著。自西医东渐，政府锐意维新，举凡卫生行政一俾西医，而国医不与焉，似不免失之偏执。倘举数千年无数先贤先哲体验研究所结晶之国医，一旦委之沟壑，不惟典籍忘祖，即于民生上、实业上、学术上，亦均蒙不良影响。'并拟定三条办法：（一）前经立法院议决通过之《国医条例》，迅予公布实施。（二）政府于医药卫生等机关应添设中医。（三）应使国医设立学校。'"（《明日医药》1936 年第 1 卷第 4、5 期合刊）此案提出后，经议决交中央执行委员会办理。1936 年 1 月，由国民政府主席林森、立法院院长孙科签署，国民政府训令 126 号明令公布《中医条例》。

中医与西医,孰优孰劣,如何去留,熟谙中医的章太炎在中西医论争最激烈时说的一句话,似为公允。他说:"夫医者以愈病为职,不贵其明于理,而贵其施于事也,不责其言有物,而责其治有效也。"① 也就是说,医学是一种保护人类身体健康、祛除患者身体疾病的一种手段,无论东西中外和新旧,其目的都是要治愈人们的疾病。"废止中医案"的始作俑者,多是留日医学人士,因中日两国历史文化背景不同,日本一些人士的观点对中国来说未免偏颇。西医学博士俞凤宾在 1916 年也针对中医存废问题发表了自己的看法:"我以为中医之弊,在数千年间一成不变。而中医之有价值,在数千年间之阅历功深,正不少精确处。凡应验良方,莫不为名医穷智竭虑之作,故可谓国粹的而非偶然的,研求国学者,每觉中医学之可宝,诚以其中有的确不磨之论理,间有卫生方法,与西洋所先行者,相吻合也。若徒以其旧而全费之,则将昔人所阅历者扫荡尽净,丧失国粹,岂不可惜乎?"② 他认为中国和日本不同,日本本无所谓自己的医学,它的旧医学是从中国传过去的,非其国粹,当然没有保存的必要。他又从历史发展的进程角度进行中西医比较:"且西洋医学,至十九世纪而始发明,而中医则数千年来之旧物,不能谓西医皆善而中医皆不善,又事理之极明者。"这一评价是客观的,中医有中医之长,西医有西医之短。从医学的责任与目的来看,这种争论也是没必要的。中西医皆通的余无言(1900—1963)说过:"医分中西,系以国界限之。其实医为仁术,不应有所谓中西之分,宜取长补短,熔治一炉,以为人民司命,久而久之,使其学说(指中医——笔者注)……成为世界医学。"③ 但事实是,近代国内中西医激烈的论战,让双方都走向了极端,"拘守者迂腐,厌弃者浮躁,两失之也"④。正因为浮躁而乏沉稳,近代中国卫生行政组织从构建之时开始,即已发生偏颇,没有认识到整顿、发展、利用中医的价值和作用。

实际上,政府创设医疗卫生体系的目的,应该是抵抗疾病、救治民

① 恽铁樵:《伤寒论辑义按·章太炎序》,《苏州国医杂志》1936 年第 10 期。
② 俞凤宾:《保存古医学之商榷》,《中华医学杂志》1916 年第 2 卷第 1 期,第 4 页。
③ 李经纬等主编:《中国医学百科全书·医学史分册》上,上海科技出版社 1987 年版,第 161 页。
④ 俞凤宾:《保存古医学之商榷》,《中华医学杂志》1916 年第 2 卷第 1 期,第 5 页。

瘵、促进民族健康，中医与西医，只是采用的具体方法而已，只要能达到目的，方法与手段何须强求？日本医学博士渡边熙固曾经说：凡事可顺潮流，独医学不可靡然从风。① 但近代的中国却恰恰犯了这一禁忌，忽视了医学发展与民族认同之间的关系，忽视了在学习他人的过程中，也应该从中国千百年来形成的医疗传统、用药习性以及从百姓饮食起居习惯中，汲取有用的医疗保健、防疫避疫等知识，而一味照搬日、美。平心而论，笔者认为，如果中国各界能够以公允的态度正视中国医学和西方医学的优劣，进而能"中西并重，择善而从，不分门户，唯效是求"②，则近代中国医学的发展，本当是一个非常好的时机。但历史的结果是，因为中西医论争，彼此互相攻击，西医的发展受到影响，中医的进程也颇受阻梗。

2. 盲目照搬而缺少国情关照

站在国家的角度看，辛亥革命后，中央内政部开始设立民政司，管理全国卫生行政，但其实是有头无尾、有首无肢，法令不行，形同虚设。国民政府虽然展开了地方卫生建设进程，但从实效来看，收效甚微。其间的吊诡，与陈志潜批评的"瞎胡抄袭"不无干系。中国向来是一个农业国家，小农经济是其基本的特征，尽管近代中国的小农经济开始破产，但覆巢之下，安有完卵？更多地区的小农经济一变而为"糊口经济"，有的甚至连糊口都难以保证，这是中国的具体国情。但是，北洋政府的卫生行政，从机构设置到具体开展的卫生事项，从法律条文颁布的时间顺序到具体的内容，都一概抄袭日本。及至国民政府时期，英、美势力开始左右中国政局，国内卫生界又开始照搬美国的卫生体制建制，盲目照搬的结果，只能是卫生行政缺乏实效。正应了一句谚言：播下的是龙种，收获的却是跳蚤。"糊口经济"的国民实力，托不住主要依赖进口的西医西药。

3. 卫生组织建制不稳

从表4—2还可以看出，从北洋政府到国民政府时期，中央卫生组织

---

① 曾觉叟：《以中医不能科学化之理由敬告同人书》，天津市国医研究会编《国医正言》1935年第9期，第13页。

② 邓铁涛、程之范：《中国医学通史·近代卷》，人民卫生出版社2000年版，第178页。

机构最明显的特征是组织建制不稳，从机构到称谓、从机构权限到内部人员都更换频繁。这种变化反映到地方，也是一样，同一卫生机关，时而改科，时而改处，时而改股，各地各自为政，随地方官的兴趣和好恶而任意变更。再加上地方机关从县长到各科科长、科员更换频繁，政令屡改，卫生事业的发展，更在变换之中几被忽略。民众更根本不知如何适从，因而，各地难以遵照上级指示，切实执行卫生任务，行政效率受到很大影响。

4. 系统构建中派系现象严重

我国西医界内德日派与英美派的帮派分歧早在民国初年即已显现。在清朝末年的留学热潮中，我国学子多留学日本。晚清及北洋政府时期，建设在即，主要由留日学生组成的中华民国医药学会成为政府的重要咨询组织，该会创始人汤尔和因此成为国民政府卫生行政中炙手可热的人物，因而，留日归国学子多占据中央卫生系统的管理职位。在地方上开办医院、医学校的也多是留日学生，他们和留德归国学子在医学教育形式、内容等方面有许多相通之处，所以互相声援，形成西医中的德日派。北洋政府后期，我国留学英美的学子归国后，形成英美派。英美派西医人士尽管人员数量不如德日派，但因与教会在华医学团体有着各种联系，所以上升的空间较广。

国民政府成立后，政府的亲英美倾向突出。起初，在薛笃弼等人的努力下，曾经成立了一个各派势力相对均衡的卫生部组织。1930年，刘瑞恒任卫生部部长后，卫生部内派系现象开始严重，英美派占有明显优势。卫生部改设卫生署后，"编制缩小，只设技正及三个科长，而没有司一级的职位了，因此日、德、法派西医的高级职员都自动去职"①。此时，署中从署长刘瑞恒到秘书许世瑾、邵秀明，都是英美派人物；技正中除严复孙子严智钟外，蔡鸿、杨崇瑞、周文达、孙润晨、钱建初、于达望以及1933年后任职的王祖祥、潘骥等都是英美派人士。在刘瑞恒主持的卫生部，首届中央卫生委员会16人中，英美派西医人士伍连德、颜福庆、刘瑞恒、俞凤宾、牛惠生、胡宣明、黄子方、胡鸿基、全绍清等占

① 金宝善：《旧中国的西医派别与卫生事业的演变》，《中华文史资料文库·文化教育编》第十六卷，中国文史出版社1996年版，第848页。

了一大半。这不能不引起德日派西医的强烈不满，最后，不得不于1930年2月增聘中央卫生委员，蒋崞欧、余云岫、褚民谊、胡定安、汪企张等留学德国、日本、法国的著名人士才列入其内。实际上，"卫生署直属的其他医疗卫生机关，如中央防疫处、西北防疫处、西北卫生实验处、西北医院、公共卫生人员训练所、蒙绥防疫处、全国海港检疫总管理处及各地检疫所，和抗战期间后方各地区所设立的医疗防疫队、公路卫生站、边疆卫生院等，其主要干部也几乎都是英美派西医所充任的。地方卫生行政机关的主要干部也是一样。到抗战胜利为止，全国各省、市设立的卫生处，和抗战期间在重庆、贵阳、成都、昆明等城市所设立的卫生局及卫生事务所的主管人员，除个别的省、市外，绝大多数是英美派西医充任的"①。

西医界内部的派系之争严重影响了西医事业的发展。1930年卫生署改隶于内政部后，由于德日派与英美派的纠葛，《内政部卫生署组织法》迟至1934年4月才公布。由于没有相应法规，"卫生署的一切工作仅是日常工作，卫生工作几乎等于零"②。1931年长江流域发生水灾，武汉三镇和江苏江北地区灾情更为严重。但因卫生署《组织法》还未制定公布，卫生署没有印章，不能发布公文命令，刘瑞恒只好用内政部大印发出公文，通令各省的卫生局及民政局遵照办理。在其他的日常事务中也一样，因为有派系之分，它们"甚或自己夸其好处，批评他人的不是"③，左右掣肘，互相打击，毫不关心卫生事业的进行，西医发展颇为艰难。仅就如何发展西医而言，"有主张研究精造者，有主张由浅入深者，有谓锻炼新医，以除异说者，有谓统一新医，加以改进者"④，彼此互称偏倚，纠纷不断，发言盈庭而莫衷一是。无奈，卫生部不得不聘请当时国联卫生部部长拉西曼来华，以考察的名义做一公断，双方就此问题的争执才停止。

---

① 金宝善：《旧中国的西医派别与卫生事业的演变》，《中华文史资料文库·文化教育编》第十六卷，中国文史出版社1996年版，第849页。
② 傅惠、邓宗禹：《旧卫生部组织的变迁》，《中华文史资料文库·文化教育编》第十六卷，中国文史出版社1996年版，第854页。
③ 杨郁生：《希望国人对于医药应有新认识》，《医药评论》1929年第2期，第7页。
④ 庞京周：《拉西曼来华以后》，《医药评论》1930年第25期。

又因为派别之争,医学教育也是"朝发一令而暮易焉! 甲倡一制而乙非焉! ……医育既无一定之方针,人才自难收相当之成效"①。全国各大医学院校,虽然是国立医校,但教学文字难以统一。中山大学医学院用中德文,国立中央大学医学院用中英文,而国立北平医科大学则用中日文。各有各的语言,各有各的学制,有三年制的,有五年制的,也有加上预科班七年制的。

在地方,德日派与英美派在给百姓看病时也表现出不一致,同一种病名,德日派和英美派在书写时就不一样,药包的形状也不一样,德日派是四方形包,英美派是三角形包。对于西医界内部的派系之争,一些医界人士对此非常不满,宋国宾称,留学欧美与留学日本的医学生回国后,皆应"出其所学以周旋于社会,然因其所留学国籍之不同,与其所读文字之有异,而派别生矣! 派别生而竞争起矣,各是其所是,各非其所非,权力之攘夺既兴,学术之研究遂减,以致造成今日中国医界之纷纭现象"②。他认为这是造成新医输入中国一百多年而进步迟钝,"与夫旧医淹滞不前"③ 的原因之一。

总之,在外国传教士带动的西医东渐背景下,鉴于国内外各方面的压力,清末王朝开启了医疗卫生体制改革的进程,百姓的医疗、保健、疾病的预防与社会的清洁卫生等事项开始逐步纳入国家管理的范围。北洋政府和国民政府时期,政府对中央与地方医疗卫生行政机构进行了进一步的设计与组建,但由于事属初创,经验缺乏,再加上政治势力、思想观念影响,这一进程颇为曲折,医疗卫生组织系统不定,人员变换不稳,行政事项时而仿日、时而仿美,缺乏对中国国情的关照。但无论如何,中国的医疗卫生事业逐步走向近代化,对近代中国医疗卫生事业的发展,确实起到了一定的积极作用。

---

① 国宾:《新医学输入中国百年来进步迟钝之原因》,《医药评论》1935 年第 10 期,第 1 页。

② 同上。

③ 江晦鸣:《一年来之中国医药卫生》,《医药评论》1935 年第 7 卷第 2 期,第 37 页。

第二节　河南省立医院的创建
与运作特色

一　历史变迁中的河南省立医院

（一）河南省地方行政建制的变化

清朝官制，以总督和巡抚为地方最高军政长官，分掌军、政大权。但河南、山东、山西三省均只设巡抚一人，为本省最高军政长官，直接听命于清廷。1912 年，中华民国建立，民国初建，除旧布新，县政体制改革，废县衙设县公署，为县行政机关，县级长官为县知事。县公署内设第一科、第二科，另设征收处（有的地方仍沿袭清制，分为"十房"，即吏房、户房、礼房、兵房、刑房、工房、库房、仓房、户盐房、承发房）、政警队（实为清之"七班"，即头皂、二皂、头壮、二壮、头快、二快、捕役）、书记室，置科长、科员、征收员、收发员、政警队长、警士、书记等职官。县知事由上级委任，县知事以下职官由县知事委任。但北洋政府时期，河南政局混乱，军阀割据，互相攻伐；地盘经常易手，驻军不断更换。当时军阀主宰一切，省府通令很少接受执行，他们又随意废立县长，因而出现了省派县长不能到职任事，各军阀擅定县长也不报省府加委，以至于出现某些有任命但并未到职，而任事的县长却又档案无名的现象。

1927 年，冯玉祥任河南省主席，县公署改为县政府，县知事改称县长。各县统一取消"十房""七班"，县政府内设第一科管理民政，第二科管理财务，设承审、司法书记，负责审理民刑诉讼，县长不再兼理司法，实行司法独立。县政府外设公安局、教育局、建设局、公款局等机关。为了加强政府对地方的控制，国民政府统治时期，根据 1929 年 10 月颁发的《县组织法》《区自治施行法》《乡镇自治施行法》等划区办法，在县以下设区、乡、镇、间、邻编制，五户为邻，五邻为间，百户以上、千户以下之村庄为乡，百户以上、千户以下之街市为镇。这种规定将政府对地方的统治力量，一直延伸至广大的农村，既有利于政府的政治统治，也是为了适应社会行政事务变革的要求。但国民政府统治时期，政府内部派系林立，政局变幻不定，县知事、县长因是更迭频繁，任期短暂，最长的四五年，一般在一两年左右，更有一年之中换四五任的，如修武县1929年内三换县长，① 1930年又五次更易。② 宝丰县在1925年至1948年间县长人选也是多变不定，其中，仅1925年年内竟七变，③ 1926年前后4人登台，④ 1927年又有4人在此"走马观花"，⑤ 1929年和1930年更甚，每年竟都有6人在县长任上轮番"表演"。⑥ 总之，作为一地区主事者，县长人员变动不定，甚至有的只干几天，如钱昌祚任宝丰县县长仅4天（1912年2月23—27日），随后的贾治安也仅代理4个月（1914年2月27日至6月）。⑦ 如此频繁地更换地方官员，使作为"亲民之官"的县长无心深入基层、了解民情、纾解民困，而只能心不在焉、敷衍政务，缺少任事的责任感。少数因考而仕的官吏在军阀制约下，无法施展其政治抱负；多数因贿而得官者，更须加速集聚私财以不负前番"付出"。这是乱世地方政治生态的最真实写照。谁能真心顾及普通百姓的生存？

（二）民初河南省医疗卫生机构的建立

辛亥革命时期，因河南是袁世凯的"桑梓之地"，未曾经历大的社会震荡。民国初年，河南都督先是由巡抚齐耀琳出任，后由（1912年3月）袁世凯的表弟张镇芳、亲信赵倜担当。所以，尽管河南已是民国体制之一部分，但实际上"凡事多出亡清之故辙"，所以，河南省卫生建制未有明显改观。直奉战争后，冯玉祥出任河南督军。期间，他将恢复秩序，安抚人民作为治豫的第一要务：严惩贪官劣绅，兴办教育，发展交通，还创建了一些平民服务设施。但因他不久之后即再度被调离，他的建

---

① 先后由徐亚屏、韦孝孺、杜若芳担任。
② 先后换为刘家庆、高礼廷、凤元熹、李心健、肖国桢。
③ 先后由周世藩、张著明、马吉笙、张续陞、李国钧、张凤城、吴启炽、刘懋昭担任。
④ 先后由贾庆云、吴邦俊、黄煜林、张豪贤担任。
⑤ 先后为张豪贤、辛超、余华甫、刘锦淦。
⑥ 1929年先后更变为乔秉祯、丁海（环清）、陆龙、余徇铎、水玉瑸、王世阁；1930年先后为水玉瑸、王世阁、靳瑄、甄裕宾、张长庚、孙光华6人任县长一职。
⑦ 张显明、牛中家：《1911—1948年宝丰驻军与知县（县长）更迭考实》，《宝丰文史资料》第四、五辑，1989年，第155—168页。

设计划也未能真正落实。总之，由于政局动荡，政府行政缺乏连续性，即便一些点缀门面的卫生行为也是零星的，根本谈不上组织性和系统性。

1927 年 6 月，冯玉祥再度督豫，任河南省政府主席，直到 1930 年中原大战前夕。在他制定并宣布的《治豫大政方针》中，提出了许多"抚恤灾民""使民安居乐业"的措施。随后，他主持起草的《豫陕甘行政大纲·第二期》（1928 年 1 月）七个行政项目中，第四项即为"推行地方警察并注重公共卫生"①，开始注意并积极筹谋民生中的卫生事项。

国民政府卫生部成立后，因为有了卫生专管机构，以及因上文所述原因，河南省的卫生机构建制工作逐渐展开。国民政府时期政府卫生机关包括中央和地方两个层次，中央主要有内政部的卫生署和全国经济卫生委员会下设的中央卫生设施实验处。在地方，主要包括行政院属特别市政府（如南京、上海、北平、青岛）等下设的卫生局（所）和各省政府民政厅下设立的各级医疗卫生机关。按照国民政府卫生部颁布的《全国卫生行政系统大纲》以及《卫生部六年训政时期施政纲领草案》要求，各省均应首先成立卫生处，隶属于民政厅，兼受卫生部（署）之直接指挥监督，管理全省卫生行政事宜；民政厅下辖三个卫生管理机构：各市政府卫生局或卫生科、各县政府公安局卫生科和县立医院、省立医院。在河南，由于省卫生处直到 1940 年抗日战争时期才成立，所以，河南的地方卫生行政职责就主要由省立医院和县立医院兼管。

（三）河南省级医疗卫生管理机构的历史变迁

清光绪三十一年（1905 年），河南布政使司投资在开封组建"河南医学堂"。这是科举制度废除背景下河南省最早的以医学知识传授为目标的新学堂。学堂课程中不仅有中医科，还设有西医科。宣统二年（1910 年）医学堂停办。次年，经河南省会（开封）巡警道批准，在医学堂旧址创办河南官医院，委派开封名中医王如洵为院长。医院以中医为主，

---

① 《豫陕甘行政大纲》，《大公报》1928 年 1 月 4 日。

西医为辅。这是河南最早的官办社会医疗机构。

进入民国时期后，河南省会（开封）巡警道改为省会警察厅，厅下专设有"卫生科"。这是近代开封最早的卫生行政管理机构。1919 年 5 月，河南官医院迁址到相国寺后街，经省会警察厅令，改名为河南官立施医院，"掌理全省卫生事宜"①，并形成以西医为主、中医为辅的医疗格局，先后委任西医于少堂、郑芳洲任院长。"官立"表明了医院的性质，而所谓"施医院"，实际是每日只发放少量免费牌号给贫民就诊，口惠而实不至，虚名而已。

民国十六年（1927 年）冯玉祥主豫，开封的卫生行政管理事务由警察厅移交省政府民政厅，从此结束了自清末以来警务兼管卫生的体制。次年，民政厅遵冯指令，在寺后街创办"河南接生传习所"，令全省各县选送学员，到传习所接受培训，然后再回各县开展接生婆培训。这是开封最早的新法接生训练机构。1928 年 3 月，河南省民政厅遵照冯玉祥的要求，将医院改名为开封市立医院；同年 6 月，将医院由相国寺后街迁到河道街公茂典房内；1928 年 8 月，国民政府卫生部要求各地开设平民医院时，它又被改名为开封平民医院；1933 年 4 月，经河南省政府会议议决，该院又在扩充了组织后被改名为河南医院，直隶民政厅，掌理全省卫生事宜；② 1935 年 4 月，当国民政府卫生署要求各省设立省立医院时，它再次被改名为河南省立医院，归省政府民政厅直辖（见表4—4）。总之，同一所医疗卫生机构，在三十年间，几次变换地址，数次更易称谓。不过，从这种变化的背后，似乎也能看出，无论政局如何变幻，卫生事项已成为政府行政格局中的一个组成部分，无法随意抹去。根据卫生署的要求和省政府的制度设计，省立医院是河南地方卫生体系的首脑机构，它负责一省的疾病预防与治疗工作，也是全省医疗卫生人才（如种痘技术人员、助产婆、公共卫生人员等）的培训机关。

---

　　① 申报年鉴社编：《申报年鉴》，1936 年，第 1291—1293 页。
　　② 内政部年鉴编纂委员会编纂：《内政年鉴（四）·卫生篇》，商务印书馆 1936 年版，第 G5 页。

表4—4			抗日战争前河南省立医院变动情况			
属性 时间	隶属机构	地点	名称	院长 (中西医)	医院性质	备注
1905 年	河南布政使司	开封	河南医学堂	未详	中医院,内设西医科	1910 年停办
1911 年	河南省会巡警道	同上	河南官医院	王如洵 (中医)	以中医为主,西医为辅	
1919 年 5 月	河南省会警察厅	开封相国寺后街	河南官立施医院	未详	以西医为主,中医为辅	
1928 年 3 月		同上	开封市立医院			同年 6 月迁至开封河道街公茂典房
1928 年 8 月		同上	开封平民医院			
1933 年 4 月	河南省民政厅	同上	河南医院			
1935 年 4 月	同上	同上	河南省立医院	上官悟尘 (西医)	西医	

二 刘峙主豫时期河南省立医院的建设

刘峙入主河南后,根据卫生署的要求,1933 年 4 月,经河南省政府会议议决,该院无论面积还是实力都得以扩充,且更名为河南医院,直隶省民政厅,掌理全省卫生事宜。① 同年 7 月,医院添设化验室,进行病理检验,兼为毒品鉴定工作。1934 年 1 月,又设置理疗室,但因经济困难,只好与河南大学医学院②附属医院共同购买 X 光机、太阳灯、透热器各

① 内政部年鉴编纂委员会编纂:《内政年鉴(四)·卫生篇》,商务印书馆 1936 年版,第 G5 页。

② 1928 年,设在开封贡院旧址的河南留学欧美预备学校改建为河南中山大学,学校增设"医科",这是民国时期开封医学教育的最高学府,并将接生传习所移交中山大学医科改组为助产学校,民国十九年(1930 年)医科改组为河南大学医学院。

一座。太阳灯及透热器，安装于本院，X 光机分装于河南大学医学院附属医院，以备双方使用。至此，医院改组工作基本完成。1935 年 4 月，当国民政府卫生署要求各省设立省立医院时，它又被改名为河南省立医院，归省民政厅直辖，委任上官悟尘充院长。

1935 年改为省立医院后，医院一度发展较快。据 1935 年《河南统计月报》第一卷第一期载，到 10 月份时，省立医院共有职员 69 人，其中医师 31 人、看护 28 人、其他人员 10 人；医院拥有病床 90 张，共诊治病人 6890 人次。[①] 但因省立医院的地位及其对地方卫生事业建设具有指导作用，1935 年 7 月 23 日、8 月 30 日，河南省政府先后两次召开会议，议决扩充医药卫生事宜，会议议决省立医院卫生经费列入本年度预算，"一俟年度开始，当即督饬该院分别办理"[②]。会议也指出，"省立医院本院，亦尚有须扩充之处，如增设科门、购置爱克司光机、太阳灯，以及其他各种新式医疗器械"[③]。除扩充医疗设备外，政府还投资整理和兴建医院诊病楼和可容病床 120 张的养病楼，另外，又腾出东偏院房舍 12 间，改修为男女施诊病室，以为贫苦病人免费住院之用。这样，到 1937 年，河南省省立医院发展到医务人员 63 人、病床 120 张，是当时卫生署统计的全国九所省立医院之一，且医务人员数量和病床数在全国也均居于前位，分别是第一名和第三名（见表 4—5）。

表 4—5　　卫生署统计的九所省立医院情况（至 1937 年）[④]

省份	河南	湖北	甘肃	江苏	贵州	宁夏	陕西	青海	江西
设立时间（年）	1934	1930	1936	1929	1921	1935	1931	1929	1931
医务人员（名）	63	20	11	42	23	10	53	2	不详
床数（张）	120	64	52	280	30	40	120	16	200

---

① 河南省政府统计室编：《河南统计月报》1935 年第一卷第一期，第 79 页。
② 同上书，第 91 页。
③ 同上书，第 90—91 页。
④ 张大庆：《中国近代疾病社会史》，山东教育出版社 2006 年版，第 114 页。

按照省政府的要求，省立医院原本计划设立三处分院，以使"全省会居民皆得有求诊之便利"①，但基于经费考虑，1936 年先在南关东顺河街成立第一分诊所，② 希望以后能另觅其他地址，继续成立第二分诊所及第三分诊所。但因日本侵华战争爆发，第二分诊所及第三分诊所的建设计划未能实现。

三 省立医院的运作特色及成效

医学知识的应用和卫生组织的效能主要取决于医疗卫生机构的合理运转，只有建立合乎社会民众实际情况的医疗卫生机构，并运用各种行政的或民众自觉的手段予以切实贯彻和实施，才能达到保障民命的卫生行政目标。

河南省立医院成立后，鉴于河南百姓极度贫困、百姓对西医信任度有待提高的事实，也积极开展了一些有特色的医疗服务。

第一，免费送诊服务。省立医院开诊后，在疾病救治、传染病预防、帮助人们康复等方面，还是有一定贡献的。省立医院分为门诊部及住院部，门诊部每日上午 6 时开始挂号，7 时半开诊，10 时止，这一段时间为送诊时间，每日限定 300 名。③ 医院对这些患者的挂号、药资、敷料等费，一概免收。④

第二，对地方的技术指导服务。省立医院作为全省最高的医疗技术机关，也指导和帮助全省各地的疫情救治工作。例如，1934 年，安阳辛村一带发现猩红热，省立医院随即派医护人员到安阳地区，协助这一传染病的扑灭与救治工作。1935 年省立医院与河南大学医学院组织"巡游队"，分赴其他地区救治疾病。省立医院"工作一月，诊治三千余人"⑤。其中，安阳先后出现 9 种传染病，均获救治，其中，省立医院的指导作用也功不可没。但 1938 年日本侵占河南后，省立医院各处迁移，救护作用减弱。

---

① 河南省政府秘书处编：《河南省政府年刊·行政计划》，1935 年，第 90—91 页。
② 河南省政府秘书处编：《河南省政府年刊·行政计划》，1936 年，第 152 页。
③ 300 名病人之分配，计内科 55 名、外科 100 名、眼科 70 名、牙耳鼻喉科 30 名，皮肤花柳科 30 名、妇产科 15 名。
④ 河南省政府秘书处编：《河南省政府年刊·工作报告》，1935 年，第 146—148 页。
⑤ 缪诚、刘清民：《开封市卫生志》，河南人民出版社 1990 年版，第 374 页。

　　不过，医院的主要工作还是收费治病。每天 10 点钟以后，为普通门诊时间，病人如需诊治疾病，都要收取挂号费、医药费。

　　对于住院病人，医院也有具体规定。医院将病房分为四等：特等病室，每人每日住院费洋 5 元；头等病室，每人每日住院费洋 3 元；二等病室，一人单间的每人每日住院费洋 1 元 5 角至 2 元，二人共住一间的每人每日住院费洋 1 元；公共病室，每人每日住院费洋 5 角。当然，对于以上各等病室，除贵重药品外，医药饮食等费均在内。① 开封省立医院开诊后，在疾病救治、传染病预防、帮助人们康复等方面，还是有一定贡献的。

　　客观而论，当时河南省立医院的经营状况，虽然比不上上海、广东等沿海大城市的，但在全国并不算落后（见表4—6）。

表4—6　　　　　　　　　　　　　**1937 年各省省立医院情况**

省别	河南	湖北	甘肃	江苏	贵州	宁夏	陕西	青海	江西
医院名称	省立医院	省立医院	省立兰州医院	省立医院	省立医院	省立医院	省立医院	省立中山医院	省立医院
直属上级机关	民政厅	武昌市政处	省政府	民政厅	民政厅	卫生试验处	省政府	省政府	全省卫生处
设立时间（年）	1934	1930	1936	1929	1921	1935	1931	1929	1934
医师数（名）	10	8	4	15	4	4	12	2	
护士数（名）	35	5	5	20	16	4	40		
药师数（名）	15	2	1	3	1	1	1		
助产士数（名）	3	5	1	4	2	1			
床数（张）	120	64	52	280	30	40	120	16	200
经费（元）	34735	46512	46500	81336	30000		30000	23760	108000
住院人数（名）	680	966	660	996	251	296			
初诊人数（名）	29387	25395	5079	11849	4000	6415			
复诊人数（名）	61751	56335	9109	22593	9000	5589			

　　数据来源：金宝善、许世瑾《各省市现有公共卫生设施之概况》，《中华医学杂志》1937 年第 23 卷第 11 期，第 1235—1248 页。

　　注：表中的经费、住院人数、初诊、复诊人数均以 1936 年为据。

---

① 河南省政府秘书处编：《河南省政府年刊·工作报告》，1935 年，第 146—148 页。

但是，因经费有限，省立医院的处境也非常艰难。1934 年、1935 年河南省拨给省立医院的经费均 34736.00 元，[1] 1936 年"该院每月经常费 2800 余元"[2]。当时省立医院有医师 10 人、护士 35 人、药师 15 人、助产士 3 人，[3] 要维持该医院的长期正常运转，仅依靠这些经费是远远不够的。免费医疗者的费用，每人仅合药资洋 5 分钱，所以医生多数只能给开一些最基本的、价格便宜的药物来搪塞病人，根本无法达到真正解决百姓疾病困扰的目的。新病室建成后，各项开支更是猛然增加，原有经费不敷分配，以致各科诊疗器械无法随时添设。1936 年，省政府决定："拟将该院挂号、住院两项收入余款，由该院视事实上之需要，详密设计，呈准动支，作为扩充整顿之用。"[4] 这是政府变通经费款项的一项策略，应该说具有一定的合理性。然而，每天 10 点钟以后为普通门诊时间，要收取挂号费、医药费。但是，通过表 4—7 我们可以看出，到医院看病的人绝大多数是奔着免费而来的，属于施诊患者，挂普通门诊号的患者数量很少，平均每天不足 27 人。[5]

表 4—7　河南省立医院 1934 年 11 月 14 日至 1935 年 11 月 14 日施诊病人统计

年　月	总　计	施诊号数	普通门诊号数
总　计	97661	87981	9680
1934 年 11 月	7513	7042	471
1934 年 12 月	8092	7537	555
1935 年 1 月	7622	7159	463
1935 年 2 月	6988	6424	564
1935 年 3 月	8138	7291	847
1935 年 4 月	8497	7639	858
1935 年 5 月	8527	7688	839

① 河南省政府秘书处编：《河南省政府年刊·本省总概算》，1935 年，第 202 页。
② 河南省政府秘书处编：《河南省政府年刊·行政计划》，1936 年，第 114 页。
③ 数据来源：金宝善、许世瑾《各省市现有公共卫生设施之概况》，《中华医学杂志》1937 年第 23 卷第 11 期，第 1235—1248 页。
④ 河南省政府秘书处编：《河南省政府年刊·行政计划》，1936 年，第 114 页。
⑤ 河南省政府秘书处编：《河南省政府年刊·工作报告》，1935 年，第 146—148 页。

续表

年　月	总　计	施诊号数	普通门诊号数
1935 年 6 月	8286	7459	827
1935 年 7 月	8463	7367	1096
1935 年 8 月	8952	7653	1299
1935 年 9 月	7923	6962	961
1935 年 10 月	8660	7760	900

至于住院人数,1936 年的统计数字显示也只有 680 人。[①] 如此大规模的一家省级医院,如此少数量的患者,其经营艰难的情状可以想见。这种现象透视出了百姓贫困的事实,也从另一侧面凸显了政府投入的重要意义。

第三节　河南县立医院的建设与运转状况

一　民国初年的河南平民医院建设

医疗卫生行政的建制是适应政府的发展需要而建制的。民国初年,因无地方卫生组织,机构的设置无从谈起。南京国民政府时期,由于卫生部、卫生署权属变化不定,组织法及相应的规章制度不健全,地方卫生行政机构的建立也参差不齐,河南的卫生行政建制也是变来变去,机构名称、属性、地点等都变化不定,缺乏系统性,直到刘峙主政河南后,卫生行政才进入了一个较为稳定的建设时期。

1928 年,国民政府曾拟定章程,通饬各县市设立平民医院;同年 12 月,河南省民政厅饬令各县设立平民医院,由县长监督,公安局管理。对于这一新设机构,为便于管理,公安局只好在内部添设卫生专员一缺,由政府拨付专款,同时在各地委派 70 多名卫生专员,专门负责地方公共卫生。但实际上,因事属新兴,人才难觅,这些凑集起来的卫生专员多

---

① 数据来源:金宝善、许世瑾《各省市现有公共卫生设施之概况》,《中华医学杂志》1937 年第 23 卷第 11 期,第 1235—1248 页。

既无卫生知识，也无相关经验。对于地方医院，各地也因经费无着，设立平民医院者寥寥，有的县虽然也应令设立了医院，但经费寥寥，工作成效不大。

二 刘峙主豫时期县立医院的"快速"发展

刘峙入主河南后，面对"军事甫定，匪共猖獗"[①] 的状况，以及军阀战争中伤病增多，而各县的卫生专员却无力援手的事实，不得不开始着手整顿河南卫生事业。1931 年 8 月、9 月，刘峙先后两次主持河南省政府委员会会议，议题之一就是推进卫生事业。刘峙推进卫生事业的第一措施是考核卫生人才，直接目标是各地吃公饷的卫生专员。河南省政府对这些人详加考核后发现，"各员中办有成绩者，甚属寥寥！"[②] 于是一律裁撤各县卫生专员，"关于卫生行政事宜，仍责成公安局长负责进行。原有卫生经费，全数移作办理平民医院，其不敷用之数，再由各该县长设法募集"[③]。

1931 年，刘峙又拟定了卫生事业分期进行计划，"通令各县已经成立之医院，应积极扩充，其未办者，第一期定为郑县等十四县，限各成立平民医院一处，然后再调查地方繁简、人口多寡，遂渐推及各县"。计划同时规定，平民医院的"经费以原定卫生经费拟充，不敷用时，伤由县长负责就各地方原有救济公益等费，或公款公产内酌量拨发"[④]。1932 年 9 月，河南省再次召开省行政会议，议决扩充平民医院经费。"拟定各县平民医院每月职员薪俸暨公杂费收支数目预算表，一等县月支二百元，二等县月支一百五十元，三等县月支一百元，由地方款项下按月筹给，医药费临时呈准实报实销，通令各县遵办。""俾一般患病贫民，疗病有所"[⑤]，希望以此推进卫生行政事业。具体如表 4—8、表 4—9、表 4—10 所示。

---

① 河南省政府秘书处编：《河南省政府年刊·计划》，1931 年，第 6 页。
② 河南省政府秘书处编：《河南省政府年刊·工作报告》，1931 年，第 23 页。
③ 同上。
④ 河南省政府秘书处编：《河南省政府年刊·计划》，1931 年，第 9 页。
⑤ 河南省政府秘书处编：《河南省政府年刊·工作报告》，1932 年，第 16 页。

表4—8　　　一等县平民医院每月职员薪俸暨公杂费收支数目预算

		实收数目	说　明
收款类别	地方款		
	慈善捐		
	挂号费		
合计		二百元	
支款类别	院长薪金	三十元	
	医员薪金	八十元	西医两员每员二十四元 中医两员每员十六元
	助手工资	二十元	助手两名每名十元
	勤务工资	二十八元	勤务四名每名七元
	公费	十八元	笔墨纸张邮电报章等费
	杂费	二十四元	煤水灯油购置建设等费
合计		二百元	
备考		1. 各县平民医院医药费临时呈准实报实销 2. 春秋两季种痘痘苗费亦准此例办理 3. 所有收入慈善捐款及挂号费作为临时补助费	

表4—9　　　二等县平民医院每月职员薪俸暨公杂费收支数目预算

		实收数目	说　明
收款类别	地方款		
	慈善捐		
	挂号费		
合计		一百五十元	
支款类别	院长薪金	二十六元	
	医员薪金	五十八元	西医两员每员二十二元 中医一员每员十四元
	助手工资	十元	助手一名
	勤务工资	二十一元	勤务三名每名七元
	公费	十五元	笔墨纸张邮电报章等费
	杂费	二十元	煤水灯油购置建设等费
合计		一百五十元	

续表

	实收数目	说　明
备考		1. 各县平民医院医药费临时呈准实报实销 2. 春秋两季种痘痘苗费亦准此例办理 3. 所有收入慈善捐款及挂号费作为临时补助费

表4—10　三等县平民医院每月职员薪俸暨公杂费收支数目预算

		实收数目	说　明
收款类别	地方款		
	慈善捐		
	挂号费		
合计		一百元	
支款类别	院长薪金		酌给车马费十二元，院长由西医或中医兼任
	医员薪金	三十六元	西医一员每员二十二元 中医一员每员十四元
	助手工资	十元	助手一名
	勤务工资	十四元	勤务两名每名七元
	公费	十二元	笔墨纸张邮电报章等费
	杂费	十六元	煤水灯油购置建设等费
合计		一百元	
备考		1. 各县平民医院医药费临时呈准实报实销 2. 春秋两季种痘痘苗费亦准此例办理 3. 所有收入慈善捐款及挂号费作为临时补助费	

在政府官员的强力要求下，从1930年开始，河南省各地县医院设立渐增。1932年12月，第二次全国内政会议召开，要求各地"依照各地方经济情形设立县卫生医药机关，以为办理医药救济及县卫生事业之中心"①。此时的河南，已建设了80多处县平民医院，占全省111个县份的

① 内政部编制委员会：《内政年鉴（四）·卫生篇》，商务印书馆1936年版，第G10页。

72.7% 。这一规模和速度，在全国绝对位居前茅。但如果考察其建设质量，则令人不无担忧。按照 1930 年卫生署公布的《县卫生工作实施纲领》的规定，"县卫生院应设二十至四十病床"①，但在河南省已成立的县立医院中，绝大多数没有或仅有少数几张病床，且设备简陋，不符合政府规定的建设标准，"因陋就简，希图塞责者，亦所在多有"②。

　　在组织上，县立医院的处境也比较尴尬。因河南省当时无卫生厅，不得不将平民医院"归各县公安局管辖"③。一个专事地方治安的机构，突然增添了技术要求较高的卫生管理工作，显然难以专责。公安局在平民医院的建设与工作指导上所起的作用有限。1933 年 11 月，根据中央卫生署的要求，河南省民政厅专门制定了《县政促进纲要》，要求各县于第二年陆续完成纲要任务，并将此作为县政考核的重要内容。其中即包括"卫生"一项，规定各县必须加快整顿医院，保障百姓健康。同年，各县平民医院一律改称县立医院，归县政府直接管辖。④ 并规定各地"未设立平民医院者，应从速筹设县立医院"⑤，聘请那些研究医学、富有经验的人员充任。随后颁布的《河南各县县立医院简章》对县立医院的各种资格及活动提出了具体要求：如第三条规定，各县县立医院设院长一人，医员两人，助手一名至两名，唯三等县院长由医员兼任，统由县长遴选合格人员委任之，并呈报民政厅备案。

　　河南省的县立医院于 1933 年以后仍有所增加，这主要是有两方面的影响因素：其一是卫生署的强调——1934 年在内政署卫生行政技术会议上，卫生署再度要求各地尽快设立县卫生院，并完善已有县立医院。其二是外部力量的帮助。蒋介石备战的一个重要措施是建筑铁路，修筑公路。这是布兵运粮的重要保障。但修筑公路过程中，人员聚集，劳动强度大，如果天气炎热，极易发生传染病，死伤民工，影响工程进度，为此，国民政府卫生署专门成立公路卫生队，分赴各省，随同筑路队伍进行服务，另外也

---

　　① 陈明光：《中国卫生法规史料选编（1912—1949.9)》（二），上海医科大学出版社 1996 年版，第 492 页。
　　② 河南省政府秘书处编：《河南省政府年刊·工作报告》，1933 年，第 31 页。
　　③ 同上书，第 4 页。
　　④ 同上。
　　⑤ 同上。

沿路宣传西医及卫生知识。河南省充分利用了这次难得的发展卫生的机会。1933 年，公路卫生组先后到达河南的开封、襄城、叶县、方城、南阳、潢川等地，也派人员到过沙宁集、小界岭、清水沟、段家集、商城、光山、官渡河、泼陂河、经扶、中途店、项家河、罗山、竹竿河、小横河、信阳、五里店、浉河等地。为宣传西医、提倡卫生，卫生组无论走到哪里，都要在各地分时段为百姓实施疾病诊治服务，并向群众演讲卫生及疾病预防知识，散发《卫生宣传大纲》。而且，卫生组也积极帮助各县组建卫生机构，设立县立医院。到 1934 年 4 月，在工作组的帮助下，河南先后成立的县医院有方城县立医院、罗山县立医院、潢川县立医院。① 卫生署的这些医疗活动颇受河南各地百姓的欢迎，因而到 1937 年，除一些实在不合格的县立医院被迫关闭外，河南省共有县立医院 72 家，② 在全国属于"先进"行列（见表 4—11）。但与前者设立平民医院的状况近似的是，合乎标准的不多，以至于《内政年鉴》评论说："其设备及组织去部定标准甚远。"③

表 4—11　　　　　　1937 年全国部分地区县立医院设置情况

省份	县立医院数（家）	病床（张）	平均每院病床数（张）	备　注
浙江	83	149	18.6	
陕西	9		15.8	
河南	72		9.8	大部分医院无正式医师主持，离标准还远
江苏	44			大多是由戒烟所改设，设备多需改进
江西	81			设备、人员多欠缺，正在充实
湖南	6			
湖北	2			

① 《卫生事业消息汇总》，《中华医学杂志》1934 年第 20 卷第 2 期，第 295 页；及《中华医学杂志》1934 年第 20 卷第 3 期，第 426—427 页。

② 另据内政部编纂委员会编纂《内政年鉴》（商务印书馆 1936 年版，第 G10 页）统计，当时河南省有县立医院 77 处。

③ 内政部编纂委员会编纂：《内政年鉴》，商务印书馆 1936 年版，第 G10 页。

续表

省份	县立医院数（家）	病床（张）	平均每院病床数（张）	备　注
福建	15			
云南	1			
山东	3			
甘肃	1			

数据来源:金宝善、许世瑾《各省市现有公共卫生设施之概况》,《中华医学杂志》1937年第23卷第11期,第1235—1248页。

从上表可知,到1937年,在已经上报的11个省份中,河南省的县立医院数字仅次于经济发达的浙江和"剿匪"重地江西,有72家之多。这在经济困顿、着着落后的近代河南实属难得。

三　县立医院运转状况考察

虽然到1937年,在已经上报的11个省份中,河南省的县立医院数字仅次于经济发达的浙江和"剿匪"重地江西,有72家之多,但建设质量参差不齐。

安阳的县立医院成立时间较早,发展也较稳。民国初年,安阳县知事范寿名主持创办了一所平民医院,聘李可亭为院长,但因经营不善而停废。1929年,江苏南通医学院毕业的王陞云、赵天恩二人回安阳开办了一所"彰德医院",历时三四年,疗效显著,颇受百姓欢迎。1933年,该医院改为县立医院,王陞云任院长,医员3人。1935年在省第三行政专员方策的帮助下,人员增至12人。"院内以西医为主,兼设中医、内、外、妇、五官和西药房、挂号室等科室。又经年余,取消中医。内科由赵天恩、王陞云负责,能治疗一般常见疾病。并可施行洗胃、灌肠、急救、心脏注射、抽胸腹水等术。外科由张汉卿、王宝伦、张冰洁负责,可以进行普外手术。五官科附设在内科内,能处理一般常见的眼部疾患。妇产科由张家宾负责,处理一些常见妇科病,采用新法接生。药房、挂号室各有一人专管。院内的每日应诊量可达200余人次。后经战乱而停止。"[1]

---

① 《安阳县卫生志》,安阳县卫生志编委会出版社1990年版,第468页。

　　杞县县立医院也颇受百姓欢迎。1929 年 8 月 15 日，杞县县政府建立"杞县平民医院"，院址在县城内大佛寺（现南关小学），院长杨云庵（山西省人），内科医师菊濂溪，外科医师沈泽民、徐宝山，司药田霖，会计胡香峰，妇产科医生江联河。见习生索永祥、杨镜湖、黄遐方、边树藩、王继善。门诊设置内科、外科、五官科、妇产科、眼科。可以做腹部、截肢、痔瘘、疝气等手术。设有病房，床、被褥由病人自备。1932 年，平民医院改名建为"杞县县立医院"，院址仍在大佛寺，平民医院或县立医院经费均由杞县政府拨款，全年 2000 元（硬币）。平民医院还开办了三期学员学习班，先后共有学员 15 人在这里边学习边实践。[①]这些人后来也成为周围乡村的医生。

　　因该医院办院颇有成效，深获周围百姓信任。1931 年，县医院在城内三眼井附近建立分院，由黄遐方、索永祥负责。1934 年 12 月 28 日，河南省又在杞县设立省立杞县教育实验区乡村医院，院址设在葛岗西首，后来逐渐扩充，规模增大，医院还制订了应诊的办法。当年 6—12 月共接诊 5690 人次，收入达 683000 文钱。[②] 可见百姓的医疗需求状况。

　　商丘县立医院的发展规模也较令人满意。1934 年，商丘县立医院成立，有员工 18 人、病床 32 张，[③] 但四年之后，日军侵占商丘，医院随之解散。

　　但更多的公立医院却发展缓慢，医院品质不高。一些地方为了完成政府委派的任务，竟然弄虚作假，临时将一些私人诊所更换标牌，变身为县立医院。如王泽甫曾于民国十六年（1927 年）在开封陈留县马号街开办"平民医院"，民国二十二年（1933 年）王泽甫私人开设的"平民医院"被改为陈留县县立医院，其人员及设备丝毫未曾改变，院长即王

---

　　① 《杞县卫生志》，杞县卫生局出版社 1986 年版，第 25—26 页。

　　② 同上。

　　③ 陈江琪、赵立海：《商丘县人民医院今昔》，《商丘文史资料》第七辑，1993 年，第 67 页。另据孔庆项编《商丘地区卫生志》称，"有职员 10 人，分内、外、妇产科门诊，有病床 20 张；1940 年复建称县医院，有职员 10 人，分内、外、妇产科门诊，无病床，1945 年改称卫生院，职员 17 人；1946 年 10 月改称第二行政区公立医院，设病床 30 张，职员 30 人。1948 年 11 月商丘县解放，改为商丘行署公立医院，至 1950 年人员增至 70 人，病床 70 张"。但无论如何，该县立医院是笔者所见到的资料记载中设备比较齐全，人员较多的县医院。

泽甫，"一切开支由县政府拨给"①。新乡县医院也是由私人医院改头换面而来。更有的地方开的是空头支票，只有名称，没有场地和设备，只为骗取政府卫生经费。另外，许多县立医院没有正式的注册医师。这样的县立医院水平，自然距离百姓的需求还很远。

> 修武县政府亦创办了县立医院……每月经费仅一百元，设备简陋，普通药品，尚不齐备。②
> 中牟县卫生院设备简陋，医术也落后，没有病床，西医护人员也只有6人，仅有的两间房也是租赁的，一般只为政府公务人员服务，寻常百姓则难以就诊。③
> 鹿邑县曾于1937年秋设立了平民医院，院长孙灿远。但只有平房两间、十多种药品，根本称不上规模。不久，因战乱关门。④
> 长葛县立医院创建于民国二十一年（1932年）……医院设备比较简陋，仅有一般常用的听诊器、血压计、体温表、注射器具等，较高级的器械是一台牙钻。⑤医院院长薛敬奚原是国民革命军第三集团军军医，其他人员均无技术职称……就医者寥寥无几，"仅是一些疮疖、补牙、外伤、创伤之类的患者，也只能作一些消毒、缝合、包扎等一般处理"。
> 邓县县立医院设在古庙里，有病床20张，工作人员10余人，医生仅3人。而且药物奇缺，药价昂贵，普通百姓很少临诊，每日门诊人数仅20余次。⑥
> 襄城县立医院建立后，缺乏医生，于是聘请私人医院"信义医院"的康仁亭兼职县立医院医师，康仁亭上午到县立医院工作，下

---

① 缪诚、刘清民：《开封市卫生志》，河南人民出版社1990年版，第232页。
② 李继陶：《西医西药传入修武县城述略》，《修武文史资料》第四辑，1988年，第43页。
③ 娄云海、李凤彬：《城关地区医疗卫生事业》，《中牟文史资料》第七辑，1996年，第197页。
④ 李四端：《新四军在汲水集创建医院始末》，《郸城文史资料》第一辑，1987年，第56—57页。
⑤ 李永瑞、张可信整理：《建国前长葛县立医院简介》，《长葛文史资料》第六辑，1992年，第137—138页。
⑥ 姚万绪：《邓县人民医院简史》，《邓县文史资料》第二辑，1985年，第53—57页。

午回自己的诊所看病。①

　　商水县立医院……学生教师、公务员外，老百姓就诊者为数很少。……但及至抗日战争时期，"商水县立医院人员虽由几个人增到十多人，地址房屋却没有大的变动，业务也没有大的开展"。②药物和医疗器械更在随后的战乱中丧失殆尽。

　　临汝的县立医院1934年建立时，有医务人员9名、房舍16间，但因经营不善，到1941年迁址后，仅剩房屋10间、人员5人，没有病床，因兼戒烟，百姓干脆称其为"戒烟所"。③日本侵略军到达该地后，医院干脆停办。

　　从政府1935年派出的政治视察组对各地县立医院的评价中也可以直接看出许多县立医院当时的情状：汜水县立医院"药品不多，设备简陋，每日诊病者平均七人。设备未能周全，医务人员缺乏应具能力，现拟速即延觅相当人才，从简易治疗，实事求是，以免虚糜公帑"④。唐河县卫生院"院长由救济院长兼任，经费不足，药品简单，设备殊欠完备。此外关于公共卫生方面均有警察负责处理，公共厕所及垃圾箱虽已添设，但街道仍污秽，人民住宅亦不清洁，足见平时于公共卫生，未能认真提倡"⑤。广武县立医院"每月经费40元（包括药品、工资），药品几种，镊子几把……实与定章不合，院中只有破屋一间，系旧庙改修，设置方面仅药瓶数个，诊疗器械零散几件，此种机关，实形同虚设"⑥。新郑县卫生院原来附设于私立惠济医院，后不得已单独设立，但医院"设备简陋，地址亦狭隘，药品及诊疗器具，均欠完备，每日平均诊治病人约三十名"，"每年春秋两季，照章购买痘苗，在院施种牛痘。只是县中各区没有分设医院，无法普种"⑦。可见，河南省当时已有的县立医院，无论

---

① 单文斌：《记襄城名医康仁亭》，《襄城文史资料》第三辑，第65—66页。

② 贾明善、郜兰亭：《商水县立医院梗概》，《商水文史资料》第三辑，第72—73页。

③ 临汝县卫生局编：《临汝县卫生志》，1986年，第23—24页。

④ 《荥阳县卫生志》，1986年，第123—124页。

⑤ 《唐河县卫生志》，1985年，第125页。

⑥ 《荥阳县卫生志》，1986年，第124页。

⑦ 刘雨中供稿：《1935年河南省政府对新郑县政治视察报告》，《新郑文史资料》第四辑，1994年，第57页。

是医员人数，还是设备、医疗场地、分院设置状况，都没有达到卫生署规定的标准。

造成上述医院发展状况不佳的原因是多方面的，但主要有以下几点：

首先，经济困顿。"经费既缺，各事即无从着手；其他如防疫工作，更非钱而不行。盖徒手不足与病菌抗，秃笔无以作却病符。"① "夫以经费之困难若是，而欲求成绩之磊磊，能不令人有巧妇难炊之叹乎？"② 所以，无论医院经费短缺的原因是什么，它都严重影响了当时县立医院的正常运营与发展。

其次，医疗技术人员缺乏。各地县立医院医务人员缺乏是一个不争的事实。在当时全国西医人才均感普遍缺乏的情况下，地处内地的河南更难称满意。然而，医学是一项特殊的事业，它的职责是救民命、保健康，直接关系到百姓的健康与生死，没有合格的医学人才，再优良的医疗设施都难以发挥作用。1928 年河南中山大学在原有的文、理、农、法四科外，又增设医科（1930 年秋改称河南大学医学院）。第一班学生招收 40 名，六年制，以便培养医学人才，为社会和百姓服务。但是，尽管这些人大部分为河南人，但"河南因卫生事业不发达，医疗机构很少，且多简陋，因此学生毕业后势必往他处就业"③，留在河南当地的很少。1935 年，河南省政府重新整顿医疗人才，要求各地医师到公安局注册，领取执照。"医药师虽系自由职业，但关系人民生命，自不可不严厉监督限制，对于西医及西药房之执业状况，本省向极注意，本年度拟于相当时期，通饬各主管机关，举行检查，凡不合格之医师、药剂师，以及未领执照之西医药房，一律勒令停业，至中医则仍举行考试，非考试合格人员，亦一律禁止营业，以重民命。"④ 所以，1935 年前后应该是西医人员注册最多的年份，然而，1936 年河南公安局医生执照收入是 600 元，⑤ 当时每张执照费用为 20 元，依次推

---

① 杨敷海：《近数年来国内卫生行政之观案暨以后施政方针》，《中国卫生杂志》1931 年第 2 年合集，第 1—5 页。

② 同上。

③ 宋玉五、李玉如、张静吾：《解放前的河南大学医学院》，《河南文史资料》第一辑，1979 年，第 146 页。

④ 河南省政府秘书处编：《河南省政府年刊·行政计划》，1935 年，第 91 页。

⑤ 河南省政府秘书处编：《河南省政府年刊·工作报告》，1936 年，第 177 页。

算，可知当年登记者仅 30 人，各地县医院能有几人？

而按照当时河南省政府的规定，县立医院必须以聘请那些研究医学、富有经验的合格西医为主，所以，各地县立医院的成立在人才延聘上颇费周折，有的聘用曾担任过军医的人，如商水县立医院聘用军队溃败时留下来的靳云鹏部某旅军医王氏为平民医院医生；[①] 有的聘用私人医院医生，如襄城县立医院聘请"信义医院"的康仁亭；[②] 有的干脆先设医院完成任务，然后再让医院医生一边学习、一边行医，如民权县 1932 年春成立平民医院，首任院长申景松（1859—1944）就是自学西医。[③] 总之，人才奇缺严重制约了河南卫生事业的顺利发展。

最后，卫生事业被漠视。在一些地方，医疗卫生事业之不被重视的程度也表现得非常突出，例如豫西的三门峡市，1934 年，在政府的一再要求下，终于在原陕县城内东南隅宝轮寺处，建起了陕县医院。这是三门峡地内的第一所官办医院。"该院有工作人员六名：院长一名、医员二名、助手一名、勤务二名。经费由陕县政府每月拨给 160 元（内含人员工薪 86 元，办公费 24 元，药费 5 元）。"[④] 医药费用少得可怜，如何开展治病救人的工作？但是，该县当时专员兼县长欧阳珍月工薪竟是 380 元。[⑤] 一个卫生院连工资加经办费，每月的总经费数，尚不及县长工资的一半。厚薄如此不均，反映的自然是为政者的心态。

也正因此，20 世纪 30 年代，尽管中央一再督饬各地加快建设进程，河南省政府也以行政命令、派员督查等形式要求各地建设与扩建公立医院，但总体来看，公立医院发展缓慢，就诊者寥寥。对于一家医院来说，没有病人，就等于断送了发展门径和存在的必要性。

---

① 贾明善、邰兰亭：《商水县立医院梗概》，《商水文史资料》第三辑，1989 年，第 71—72 页。

② 单文斌：《记襄城名医康仁亭》，《襄城文史资料》第三辑，1989 年，第 65—66 页。

③ 县志办：《首任民权县医院院长》，《民权文史资料》第四辑，1996 年，第 17 页。

④ 《三门峡市卫生志》，1985 年，第 18 页。

⑤ 同上。

第 五 章

抗日战争时期及战后河南
各地公立医院的生存状况

第一节　河南省卫生处的建立

由于种种原因，河南省卫生处迟迟未能建立。1940年之前，卫生事务的管理，只是在民政厅内"酌设一二职员董理其事，经费既属有限，亦无组织可言"①。1934年，国民政府内政部卫生行政技术会议再次要求各省成立卫生处，但河南仍没有执行这一命令，只是将卫生管理机构的归属，做了些许变动：1934年9月以前，河南省民政厅第四科执掌全省卫生行政事项，称卫生科；② 1935年，河南省政府实行合署办公改革，"民政厅因第四科所管卫生及行政罚款等项，时有与一、三科相互牵涉之处"，于是专设禁烟科，又裁撤第四科，将原有第四科事务，分规第一科和第三科管辖。这样，合署办公后，卫生行政事项归第三科管辖。③ 无论机构如何改革，河南省的卫生行政都只是民政厅下一个科室的活动事项，其权限和职能的发挥，可想而知。

抗日战争爆发后，河南省的地位日显重要，它地处中原，既是抗战的前线，又是后方：被划归第一战区的河南省，是一个农业大省，可为

① 《河南省政府二十九年度行政总结报告·卫生》，载张研、孙燕京主编《民国史料丛刊·政治政权机构》，大象出版社2009年版，第246页。
② "民国丛书"编辑委员会编：《中国省行政制度》，民国丛书第四编，商务印书馆1939年版，第92—93页"1937年底为止省设立的医疗卫生机关概况表"。
③ 河南省政府秘书处编：《河南省政府年刊》，1935年，第22页。

战争提供大量的军粮和粮食税收；它人口众多，且以农业为主，能提供大量壮丁以补充兵源，维持战争的持续性。而且，战争必然造成大量人员流血受伤、瘟疫流行，卫生工作必然项目增多、任务加重。因此，这一时期，河南人口的健康生存成为一个重要的政治性问题，卫生组织建设被视为军事部署内容，中枢军事长官白崇禧视察华北各战区后，以参谋总长名义提出河南省设置全省卫生处的建议。他的建议立即得到了执行，1940 年，第一战区长官兼河南省政府主席卫立煌即派遣刘书万和范日新到接近前线的河南省战时省会洛阳组设卫生处，直属省政府。1940 年 12 月，河南省卫生处正式成立，除设处长、副处长各一人外，还设技术室、防疫、保健、医政、总务等科以及财会科室等。1925 年毕业于北京协和医学院的刘书万为省卫生处处长，北平协和医学院毕业的范日新任副处长兼技术室主任（即主任技正），防疫科科长为马敬之（兼），保健科科长为邬秀池，总务科科长为刘年熙。[①] 当时，河南卫生系统省直机构仅有河南省立医院（上官悟尘为院长）和河南省牙科医院（牙科医院是卫立煌到河南后，请华西医科大学口腔科专家黄子濂医生到洛阳成立的一个牙科医院，随黄一同到院的有四五人）。河南省卫生处还设立了一个门诊部，以方便洛阳市民就近看病。门诊部医生是吴学愚、易鸿匹等，吴、易二人均于 1939 年毕业于国立上海医学院。[②]

省卫生处是管理全省医疗与卫生事业的专职机构，按照国民政府的规定，它兼医疗、卫生防疫、疾病统计、传染病申报、疫情救助等各项职责于一体，是推进全省卫生行政工作的重要部门。然而，从 1928 年卫生部规定各省成立卫生处起，到 1940 年正式建成，期间空置了 12 年，它最终成立的原因，竟是战时白崇禧的亲自干涉。从这一点可以看出，国民政府时期，像国内其他省份一样，河南省政府并未真正把解决民众疾苦的医疗与卫生问题放在执政者重要考虑事项范围内，他们最关心的是自己的乌纱帽和金钱。匆促设立的河南省卫生处在卫生规划方面的明显特征是为军事服务。例如，1940 年，河南

---

① 范日新：《创建河南省卫生处的会议》，《河南文史资料》第三十七辑，1991 年，第 127—128 页。

② 同上。

省卫生处所办之事中，第一项就是扩充省立医院，将省立医院经费每月增至7000元，并拨给设备费15000元，将该院第一分诊所改组为战区卫生队，扩充经费，派赴战区各县推行防疫工作。[①] 因而，河南省卫生处的成立，不是社会发展、民生疾患的需要，而是应军事战争需要而设的一个政治机关。

第二节　战时河南公立医院的生存状况

一　辗转求生的河南省立医院

1937年7月7日，卢沟桥事变，日本全面侵华战争爆发。1937年11月5日，日军占领豫北重镇安阳。1938年2月，豫北全境各县沦陷。1938年5月，豫东各县沦陷，省会开封受到威胁，省政府西迁。河南省立医院也随之西迁。此后，一路奔波辗转迁徙：1938年夏到镇平；1939年秋因第一战区司令长官兼河南省长卫立煌部设在洛阳，省政府各部门奉令也移至洛阳；1941年春又因蒋鼎文接替卫立煌任战区司令官，而不是省政府主席，即以政府机构庞大，是军事上的累赘为由，要求政府各机关择地另存，因而政府各机关搬迁至鲁山；同年夏，因日军进犯而受到威胁，随即撤到内乡县丹水镇；1945年春又一次因日军进犯而再迁至卢氏县朱阳关。几年之内，五次搬迁，办公地点一变再变，人员在迁徙中有的失散、有的留居地方，因此人员、器械流失严重。

省立医院西迁造成的一个意外收获是西医及其技术成效远播河南省西部边区、山区，促进了当地卫生条件的改善和西医的发展。如1942年4月，省立医院随民政厅迁到鲁山县袁寨村后，对村内百姓规定三条：第一，要求大街两侧不准堆粪，不准有粪便；第二，猪羊牛驴等牲畜不准过街；第三，铁轮牛车不准在街上过。同时，清道夫每天洒扫街道，保

---

① 《河南省政府二十九年度行政总结报告·卫生》，载张研、孙燕京主编《民国史料丛刊·政治政权机构》，大象出版社2009年版，第246页。

持清洁。[①] 另外，每到一处，就在当地开设医院，不仅救治伤病员，也免费给当地百姓诊治疾病。

直至日本投降，长达八年之久，开封的卫生医疗事业呈现沦陷区的特点。开封沦陷时，日本侵略军在省立医院原址搞了个"开封市同仁会医院"，医务人员多为随军侵华的日本人，设内、外、眼、妇诸科。医院前街有留日华人医生组织的"河南医学专科学校"，招生两班。另有日本侵略军的小林防疫部队，曾在车站及城门口强迫市民打防疫针。

二　战时河南县立医院的破败与抗争

日本侵占河南省以后，各地县立医院有的停止，有的被日本侵略者占据。日伪政权为了收买民心，在原有县立医院的基础上，也通过改建或改组的形式，建立县平民医院，自称要维护百姓健康，但实际成为日伪服务的机构。

1937—1940 年，河南省没有成立一个县卫生院。这在传染病肆虐的当时，确实造成了恶劣的影响，而且全省的卫生行政，也无法顺利推行。

1940 年，国民政府行政院公布实施《县各级卫生组织大纲》，除要求省内各县设卫生院外，还规定区设卫生分院、乡镇设卫生所、保设卫生员，这些组织作为县卫生院的下级单位，便于患者就近诊治疾病，也便于及时发现传染病症，及早报告。1940 年河南省卫生处成立后，鉴于县公立医院运作不灵、弊端太大、作用甚微的情况，要求各地县医院一律改称县立医院。由于卫生处的作用，"河南省卫生院数字逐年增加：1941年仅有两个，1942 年增至 16 个，1943 年则增至 70 个"，到 1943 年全省共有 111 个县设立了县立医院。[②] 但是，一些医院仍只是更换名称却无实际措施的改革，换汤不换药，根本无助于医院的进步。由于"分区诊疗所暨巡疗团等悉由县立医院筹设管理"[③]，各地县立医院自身运营尚且艰难，遑论经营分院，所以乡镇、村的卫生组织几乎没有进展。

---

① 李文运口述，陈金晨整理：《国民党河南省民政厅在袁寨》，《鲁山文史资料》第十辑，1994 年，第 112—116 页。

② 范日新：《创建河南省卫生处的会议》，《河南文史资料》第三十七辑，1991 年，第 128 页。

③ 政部编制委员会：《内政年鉴（四）·卫生篇》，商务印书馆 1936 年版，第 G10 页。

第三节　战后各地公立医院的短暂发展

一　战后省级医院的重建与发展

1945 年日本投降后，河南省立医院复归开封，它在接受行政院救济总署河南分署的部分物资资助的情况下恢复业务，定名为河南省立第一医院。在河南省立第一医院筹建的过程中，鉴于长期以来传染病肆虐、防治措施无力的状况，省卫生处在开封组建了河南省传染病医院，医院有医师 6 人、护士 21 人、病床 50 张；成立了两个传染病防治所——黑热病防治所和开封花柳病防治所；设小型开封产院 1 处（后改名为妇婴保健院），医生 4 人，护士 17 人，助产士 5 人。[①] 这样，到 1947 年，河南省的省市级卫生机关一共有 8 个：卫生处 1 所，省立医院 2 家，传染病院 1 家，妇婴保健院 1 家，医疗防疫处 1 所，卫生材料厂 1 处，卫生教育委员会 1 处，[②] 在全国 36 个省、市中名列第 18 位；省市级医疗机关共有病床 200 张，病床数在全国 36 个省、市中位于第 21 位。[③]

二　战后各地县级医院的重建与短暂发展

抗日战争胜利后，各地县立医院陆续重新建立，但改名为县卫生院。

抗日战争时期，在军事失利、郑州危殆的形势下，1938 年 6 月，为了阻止日军西进，蒋介石采取“以水代兵”的办法，下令扒开位于中国河南省郑州市区北郊 17 公里处的黄河南岸的渡口——花园口，造成人为的黄河决堤改道。有资料记载，花园口决口后，河南 20 个县顿成泽国，滔滔黄河水当时直接淹死和随后饿死的群众多达 89 万人。抗日战争时期，河南人民遭受了巨大的灾难，除了被征缴大量军粮支援抗战外，一部分壮丁劳力被抓派到前线直接参加战争，更有众多的无辜百姓惨遭日

---

① 开封市卫生局编：《开封市卫生志》，1990 年，第 13、15 页。
② 数字系笔者据殷梦霞、李强选编《民国统计资料四种》数字统计（第 14 册，国家图书馆出版社 2010 年版，第 489 页）整理所得。
③ 同上。

本军队杀害，还有人为的、持续无尽的水灾，以及随后的蝗虫灾害。因此，到战争结束时，河南民生已濒临绝境。"医药救济，尤属迫不容缓。"① 1946 年元旦，联合国善后救济总署中国分署在开封成立了河南分署。河南省是接受救济物资较多的省份之一，主要机构包括振务、储运、卫生、总务四组，后又增设秘书室、会计室、技术室和视察室等部门。

卫生组成员共 31 人，同时又联合救济总署驻河南办事处、国际救济委员会、河南卫生处等机构，组成卫生技术委员会。其活动主要包括两方面内容：一方面是在总署指导下，分赴郑州、安阳、洛阳、兰封、尉氏、扶沟等地难民服务处，免费为群众治病吃药。到 1947 年该项活动结束时，共施种牛痘 753120 人，注射霍乱病防治疫苗 806560 人，治疗黑热病患者 3900 人。接受药械补助的各类医疗机构免费门诊共 684688 人，免费出诊 13977 人，免费住院治疗 7200 人。②

另一方面是成立五个工作队，指导医疗卫生救济工作，支持各地医院的恢复、重建与发展，因为当时的河南，历经战乱与灾疫后，经济极度困难，各地医院破败。1946 年，河南全省各地，"公立医院和诊所只有 167 家，病床只有 1088 张，医师只有 146 人"③，而且设备简陋，如果不能支持地方先建立医院，"纵有复员药械补助，亦无适当机构可资承受"④。另，施药救急只能解一时之困，建设医院、培训人才才是长期发展要务。据统计，在救济总署活动的两年间，河南分署补助修建各地公立医院 12 所，每所配备 50 张床位的医疗设备；补助复员医院 51 所，其中 100 张床位者 3 所，50 张床位者 24 所，25 张床位者 24 所。另外，河南分署还补助河南大学医学院附设妇产科医院 6767400 元；补助开封省立医院 7554500 元，物资若干；补助省立郑州医院 50000000 元及物资一批；补助开封省立产院 1560000 元及 1000 磅水泥；补助教会医院 8 所；补助

---

① 善后救济总署河南分署：《河南救济分署周报》，1946 年第 100 期，第 25 页。

② 同上书，第 30、32 页。

③ 李思祥：《河南善后救济分署研究（1946—1947）》，硕士学位论文，河南大学，2007 年，第 52 页。

④ 《行总河南分署三十五年度业务概述》，行政院善后救济总署河南分署秘书室印，1946 年，第 7 页。

大同医院 50000000 元及物资若干；补助其他医院 5 所。①

当然，在此过程中，为了鼓励各地加快医疗卫生建设，它要求受资助的医院在领取相应补助后，必须尽快达到相应的病床等建设标准。一些县卫生院为了获得经费支持，也一度积极设立或发展县医院，但也有的不惜弄虚作假，将学校学生的床铺临时搬迁到医院，冒充病床，虚报数字，以争取物资和经费。这样，到"1947 年 6 月底，河南省共有县级卫生机关 117 家，其中县卫生院 102 家、区卫生分院 4 家、乡镇卫生所 11 家、病床 1424 张"②。县级卫生机关的总数在全国居第 8 位（前 7 位分别是广东 2158 家、四川 359 家、云南 176 家、广西 175 家、江西 171 家、贵州 137 家、浙江 122 家）。③ 但实际上，各县乡的医疗卫生所质量并不尽如人意。

抗战结束后，河南省政府利用善后救济分署的帮助，也积极开展医务人员培训活动，先后举办了化验员训练班、护士助理员训练班和保健员训练班。化验员训练班从 1946 年 4 月 28 日到 7 月 27 日，学员一部分是招考的高中毕业生，一部分是省卫生处、省立医院等保送的学员，共 17 人。学员经过三个月的理论与实践学习，考试合格后发给结业证书。"河南省卫生处保送之四名学生分返卫生处、省立第一医院、郑州卫生院及第五区公立医院服务，河南省国际救济委员会保送之学生七名，分赴河大医学院、新乡公教医院、确山信义医院、公谊救护队、开封公教医院等机构工作，本署招考之学生，亦经分别派至卫生工作队及黑热病防治队工作。"④

护士助理员训练班从 1946 年 10 月到 1947 年，共举办了两期，每期三个月。"第一期学员 20 名，由医疗机构保送 5 名，河南分署招考 15 名。第二期学员 16 名，学员大多是医疗机构保送的。学员结业后，保送生回

---

① 善后救济总署河南分署：《河南救济分署周报》，1946 年第 100 期，第 25—29 页。

② 数据源于主计部统计局编《中华民国统计年鉴》，（南京）中国文化事业公司，民国三十七年（1948 年）铅印本，第 342 页，载殷梦霞、李强选编《民国统计资料四种》第 14 册，国家图书馆出版社 2012 年版，第 490 页。

③ 同上。

④ 善后救济总署河南分署：《河南救济分署周报》，1946 年第 66 期，第 10 页。

原机构工作，其他学员派往有需要的医疗机构。"①

保健员训练班一共开办了四期，每期四个月，共训练学员 65 人。这类学员一般是当地人，结业后，除少数留在卫生工作队协助工作外，大部分仍回当地卫生医疗机构工作。

善后救济总署的这些活动，对河南一地的医疗卫生事业确实起到了救急、救济的作用；他们的免费疾病救治活动，在灾疫丛生的当时更为百姓所期盼。但是，这项活动仅开展了两年时间，因蒋介石撕毁国共谈判协议，双方内战再起，社会再度陷入动荡争战之中，百姓的生存、民生事业的发展重又成为一个奢望。

---

① 李思祥：《河南善后救济分署研究（1946—1947）》，硕士学位论文，河南大学，2007年，第 38 页。

第 六 章

近代河南私立医院

　　私立医院是指政府所创办的各级医疗机构之外的医院和诊所，既包括国民个人、团体所创办的医院和诊所，也包括外国传教士在各地开办的教会医院。因前文已对外国教会医院有专章论述，笔者在这里主要阐述国民个人或团体所开办的医院或诊所，只是在随后分析私立医院的特征时，将二者一并进行对比研究。

第一节　河南私立医院的建立与发展

一　私立医院医生群体的来源

　　中华民国成立以后，社会各界的强国强种观念陡增，要求改变国民形象，祛除"东亚病夫"帽子的声音渐趋强烈。在西医东渐的背景下，在疫病肆虐的现实面前，国人对西医的认识逐渐转变。但认可一件外来事物与学习和效法它还有着相当的差距。在晚清开启的留学热潮中，由于经济因素、思想认识等原因，起初到国外学习医学的人并不多。清末"新政"开始后，这一状况逐渐改变，不仅清政府北洋医学堂的毕业生增多，在游学大潮中，前往日本、德国、美国、法国、意大利等国家学习医学的人也不断增多。在中华民国"旧国新造"声浪中，中央卫生行政组织逐步建立，其间，留学日、德及欧美的医学人士有的进入卫生行政部门，有的被聘请到政府开办的公立医院，更多的（特别是留日医学生）干脆自行开业，成为医生。同时，外国教会医院培养的中国助手、教会学校培养的中国医学生等，他们在教会医院中通过帮助外国医生开展医疗诊治活动，耳濡目染，也逐渐掌握了一些医学技能；有的则在教会学校中通过学习与实践，掌握了一些西医知识和治疗经验后，也自行开业行医，成为医生。这些人构成了近代河南私人西医生群体的大部分。

抗日战争胜利后，国人建设意识陡增，历经战乱的人们对未来生活充满了期待，渴望能拥有健康安宁的生活，所以这一时期社会对医疗卫生供给的需求凸显。然而，国民党的军事反共政策却与国家建设的目标日趋背离。在内战阴影的笼罩下，许多国民党军队内的军医对国民党的内战政策强烈不满，他们以各种理由为借口，离开军队，到家乡或其他地方行医看病。这些人也构成了地方私立医院医生群体的重要组成部分。

总之，与全国绝大多数地方一样，河南私立医院医生的来源也主要包括三个方面：一是由教会医院、教会学校培养的地方人士因各种原因自己开业行医的人员；二是由医学院校毕业学生或医学院校的教师直接开办医院的人士；三是部队军医返乡自行开业的人员。

二　各地私立医院的基本状况

因为政治、经济、文化、卫生技术人才等原因，河南各地私立医院的发展并不平衡，一般来讲，教会医院存在较早、发展比较稳定的地区，交通比较发达、人口相对集中的地区，私立医院建立较多，发展较快，而一些贫困县域、偏远地区则发展较慢。

（一）开封地区的私立医院状况

省会开封一直是私立医院比较集中的地带。除教会人员在开封创办的医院和诊所外，各地到河南的卫生人才也多集中在开封一地，他们或被聘请到省会医院或河南大学医学院，或干脆开办私立医院，诊病救人，卖药营生，因而，到抗日战争爆发前，开封一地集中了20多家私立医院（见表6—1）。

表6—1　　　　　省会开封的各大医院概况①（1934 年 10 月）

医院别	职员人数（人）				病床（张）	诊治人数
	共计（家）	医师	看护	其他		
总计	225	84	100	41	279	9101
省立医院	69	31	28	10	90	6891
济汴医院	12	2	4	6	19	695
宏济医院	6	4	2		2	124
平安医院	8	3	3	2		109
路加医院	4	1	2	1		100
济川医院	3	1	1	1	3	9
保康医院	6	4	2		5	79
天德医院	3	2	1		5	36
德群医院	3	2	1			26
同济疗养病院	5	2		3		48
大明医院	15	4	7	4	50	59
星五医院	5	2	1			缺
德华医院	3	2	1			42
中大医院	13	4	3	6	20	128
中州医院	3	1	2		5	176
天赐医院	3	1	2			52
济生医院	4	1	2	1	5	30
寿康医院	3	1	2			48
筠亭医院	13	2	10	1	15	45
华光医院	3	1	2			1
筠亭第二分院	3	1	2			30
普济医院	3	1	2			37
三民医院	6	2	3	1	10	91
河大医院	29	9	17	3	50	246

注：本表"诊治人数"系根据 10 月份各大医院上报诊治病症分类统计表合计而来。

　　由上表可以看出，在日本侵华战争爆发前，如仅统计以"医院"为名的治病场所，省会开封一地就有 22 家，如果加上省立医院与河南大学医学院附属医院两所公办医院、外国教会势力开办的福音医院，以及天

---

① 河南省统计室编：《河南统计月报》1935 年第 1 卷第 1 期，第 79 页。

德花柳病院、周靖邦诊疗所、丹九医所等，近 30 家之多。当然，也可以
看出，省立医院因医疗设备较齐全，医师数量相对充足，前往看病的病
人最多。不过，它的施诊政策也是造成病人集中的最直接原因。而私立
医院中，比较而言，济汴医院、宏济医院、中大医院诊治病人较多。而
且，从各医院诊治病症的分类来看，外科诊治病症的数量明显多于内科：
1934 年 9—10 月，开封各大医院共接诊外科病人 10327 例，但内科循环
系统病、呼吸系统病、消化系统病、泌尿器病、新陈代谢病、五官器病、
中毒病、产妇病、传染病以及其他病症等合计才 8890 例，[①] 这反映出百
姓遇到外科枪伤、疮伤等需要外科手术者，寻求西医较多，而对一些内
科疾病，仍请中医诊治。据此可见，20 世纪 30 年代，西医当时在河南百
姓中的影响并未深入。

　　抗日战争爆发后，开封沦陷，许多私立医院也遭到不同程度的破坏。
到抗日战争胜利时，开封市区的私立医院有 10 余家（见表 6—2）。

表 6—2　　　　　　　　　1946 年开封 10 家私人医院概况[②]

名称	病床数（张）	医务人员数（人）				每月平均门诊人员数（人）
		医师	看护	其他技术人员	合计	
济汴医院	19	3	2	4	9	1027
三民医院	20	5	4	3	9	302
同济医院	20	5	8	6	19	367
路加医院		2	1	1	4	27
康平医院	17	2	2	2	6	85
星五医院		2	1	2	5	60
保康医院	4	2	1	1	4	149
平安医院	8	2		2	4	66
中大医院	20	5	2	6	13	322
大明医院	50	4	3	3	10	720
合计	149	29	26	28	83	3125

---

　　① 《开封省会各大医院诊治病症分类统计表》，《河南统计月报》1935 年第 1 卷第 1 期，第
80 页。

　　② 资料来源：开封市卫生局编《开封市卫生志》，1990 年，第 14 页；及樊乔云《开封三
民医院》，《河南文史资料》第十一辑，1984 年，第 11 页。

　　对比表6—1与表6—2中记录的这些医院诊治的病人数可以看出，这一时期，虽然医院数量减少了，但到医院看病的人数明显增加了。这一现象的出现，除因战乱伤病增加外，也反映了百姓对西医的认可度在逐渐增加。

　　从1947年到1948年间，由于解放战争的不断推进，私立医院群体也迅速扩大。主要是，一些官办医院医生迫于薪俸难于养家，一些国民党军医迫于形势日益恶化而离开部队。为另谋生路，他们也纷纷到省会开封开业行医，"使得开封城内的医疗机构发生畸形发展，除官办医疗机构外，全城私人开业医院达30所，诊所99个"①。尽管这些医生医术水平高低不一，容易形成庸医充斥市场的局面，不过，医疗机构的增加在一定程度上缓解了百姓看病难的局面。

　　这些私立医院人员与规模不等，一般有医师2—5人，病床最多的医院能达到50多张，所以，相比于一般的县立医院，这些私立医院规模较大，在百姓中的影响面也较广。如济汴医院，为刘连壁私人兴办，刘连壁是中华基督教浸信会联会成员，故医院风格欧化，医院建有一字形平面的2层病房楼，内廊式布局，外观取西欧式样，类如英国旧式建筑民居。医院拥有病床19张，3名医师。医院因刘连壁医生医术精湛、为人和善，所以一时声名远播，每月平均门诊人数达到1027人。

　　三民医院也是开封经营效果和社会影响都比较好的医院。三民医院创办于1930年，因创办者是当时河南医学界的李玉如、郭垚、周靖邦三位知名人士，故名三民医院。其中李玉如毕业于上海同济大学医学院，当时任河南大学医学院教授，在三民医院主治外科；郭垚毕业于德国哥廷根大学医科，获博士学位，时任河南大学医学院教授，兼附属医院院长，在三民医院主治五官科；周靖邦毕业于北平医专，在三民医院主治内科。为扩展医护实力，医院还另外聘请了樊矞云负责妇科、南通大学毕业的王合五任外科医师，所以，当时的三民医院虽规模不大，但医师队伍力量强、业务能力强、医术高，在社会上颇有影响。医院还设有调剂员、护士等，有病床20张。

　　三民医院开办的目的和行医方式最突出地反映了近代灾难中的国人

---

① 开封市卫生局编：《开封市卫生志》，1990年，第14页。

救国救民的人生抱负。"李、郭、周创办这个医院的目的，是想用'医学救国'的思想，改变当时一些私营诊所、医院的不良风气。所以对医德极为重视，不仅收费合理，而且对赤贫病患者酌情减免收费。技术精良、医德高尚使得该医院一开诊便赢得了百姓的认可，所以每日求诊者络绎不绝，名声渐渐传开，不仅城内患者竞相求医，附近农村甚至外县的人亦远道而来。"① 三民医院的发展过程充分表明了一个事实，到20世纪二三十年代，河南百姓对西医从内心里是非常愿意接受的——只要我们的医疗服务是真心的、有实力的。

（二）其他地区私人医院存在状况

除省会开封外，在省内其他较大的城市，私人医院也获得一定发展。

商丘市是豫东地区一个交通重镇。传教士将西医传入这里后，受教会西医药的影响，这里的私人医院发展也渐有起色。不过，民国初期，实力与名声较强的主要是杨秀峰开设的商丘医院朱集分院、温少轩开设的民生医院（后改名为华洋医院）、马育三创办的德济医院（后改名为新华医院）3家，还有温少堂开设的民生药房。抗日战争结束后，商丘西医西药也发展迅速，仅1946年新开设的医院、诊所就有14家；三年之后，私人医院、诊所发展到27户，另外还有一些有药无医生的西药房。② 有资料统计，在20世纪40年代，整个商丘地区共有私人诊所120处，从业者500多人，③ 可见发展速度之迅猛。

在豫西的三门峡市，到新中国成立前，除两所教会医院外，也有西医院16家之多。④ 该地区的灵宝、阌乡一带，西医到20世纪三四十年代也开始发展，先后有福音堂诊所（1940年在阌乡县城建立，负责人张子良）、景伊诊所（1943年在灵宝老城建立，负责人孙景伊，护理常冒业）、百灵医院（1944年在灵宝老城建立，负责人赵玄令，护理高书庆）、益民医院（1944年在灵宝老城北建立，负责人王守公，医护人员有焦坤学、范启超）、广灵医院（1944年建立，地址在灵宝老城，负责人陈

---

①　开封市史志编纂委员会：《开封市史志资料选辑》1984年第1期，第32—33页。
②　《商丘市卫生志》，1986年，第215—218页。
③　孔庆祥主编：《商丘地区卫生志》，1988年，第107页。
④　《三门峡市卫生志》，1985年，第19页。

育文，医护人员有苏思敬、王立中)、福星医院（1944 年建立，地址在灵宝老城，负责人毋福江，护理杨治田)、宏大医院（1944 年建立，地址在灵宝老城，负责人马崇德，护理张思铭)、中大医院（1944 年后建立，地址在灵宝老城，负责人陈学义，护理毛黑等三人)、安民医院（1994 年建立，地址在灵宝老城，负责人王绪武等二人)、福音诊所（1944 年后建立，地址在灵宝老城，负责人陈延友，护理崔宏恩)、济民诊所（1949 年建立，地址在灵宝川口街，负责人张金贵)、同仁医院（1944 年建立，地址在灵宝老城，负责人王如武，护理人员韩林祥、薛孝弟)、工农诊所（1944 年建立，地址在川口街)、眼科诊所（1949 年建立，地址在灵宝老城，负责人吴永栋)、光美医院（1940 年后建立于灵宝决镇大南巷，负责人魏子刚，医护人员王周学、杨思敏)、夫妇诊所（1940 年后建立于灵宝决镇，负责人温子仁夫妇二人）以及韩光喜、许自俊分别建立的诊所，以及新四军战地医院、国民党军政九十八兵站医院，共有 20 余家。①

在豫北地区，京广铁路开通运行后，特别是战争时期，地处交通线上的新乡逐渐发展，西医院也逐渐增加，到 1946 年 6 月，新乡市共有西医单位 26 个（详见表6—3)。

表6—3　　　　　　　新乡县私立医院情况（1946 年 6 月）

名称	主管姓名	年龄 （岁）	籍贯	学医经历
善城医院	郭林泉	32	武安	奉天南满医学院
中华医院	高梁栋	44	滑县	陆军三三集团军军医院学习半年
天详诊疗所	张子祥	37	滑县	河北东明发盛医院学习四年
凝详诊疗所	范凝祥	33	修武	福中公司医学院毕业
恢伦医院	邓光普	31	获嘉	军医学校学员班第九期毕业
广仁医院	李西林	26	新乡	新乡济民医院学习五年
明远医院	赵东初	30	巨鹿	河北邢台公教眼科医院学习 6 年
仁明医院	周香斋	47	保定	保定专门医学毕业

① 贾生民：《灵宝县医药发展概况》，《灵宝文史资料》第三辑，1989 年，第 104—106 页。

名称	主管姓名	年龄（岁）	籍贯	学医经历
道济医院	梁蓉塘	29	顺德	河北医学院毕业
济民医院	段耀祖	46	汲县	安庆圣公会同仁医术学校毕业
万春医院	陈永聚	32	济南	山东省立医院毕业
致儒医院	李瑞轩	33	新乡	仁明医院实习七年，陆军后方医院实习二年
民生医院	施教森	34	福建	厦门医学院毕业
森茂医院	赵茂亭	40	新乡	陆军医院新乡县立医院医师
保康医院	范宗汤	30	新乡	河南省焦作福中公司医学院毕业
济众医院	李廷杰	34	汲县	郾城县疗养医院毕业
歧庆医院	王锡全	38	新乡	天津慈善医院外科七年
仁记诊疗所	王金海	25	新乡	新乡恒春诊疗所助理五年
中美医院	董一素	43	温县	军政部军医学校廿一期毕业
公惠妇孺诊所	杨惠兰	32	汉口	卫生署公共卫生人员训练所和上海中德助产学校毕业
绍源医院	王遂源	40	汤阴	河南焦作福中医学院毕业
联友诊所	沈文平	40	沁阳	沁阳恩赐医院
泽民医院	杨泽民	37	卫辉	辉县爱生医院学徒
振华诊所	王华亭	23	潞王坟	新乡恢伦医院学习五年
国光医院	王国宝	51	汲县	山东齐鲁大学医学院毕业，医学博士卫生署登记证四一八一号
育灵诊疗所	张校鸣	34	河北大名	四十一军军医讲习班毕业

从表6—3可以看出，新乡私人医院开业者本人既是医生，也是医院的主事者，他们有的是正规医学院校的毕业生，有的在军队、教会医院或地方诊所工作多年，具有一定的从医实践经验。虽然医疗技术参差不齐，主攻方向也不尽一致，但均以西医为主。

在豫北的另一城市焦作，民国时期，私立医院发展也较快。先后在焦作开办的私人医院有铁路医院、共和医院、济豫医院、新华医院、铭德医院、新生医院、达康医院、德生医院、恒济医院、佛光医院、毅德医院、青年医院、俊峰医院、春昌医院、乡镇医院、圣德医院、炭矿医院等，共计 23 家。"另还有 7 家西医诊所。在 23 所医院中，1938 年以前就开办的有 12 家。"① 可见西医在当时的发展情况。

在豫南的信阳，除前文所述 1933 年所开办的 5 家私立医院外，还有 1945 年甘文伯由大同医院回柳林街开设的"济生诊所"，在群众中威信很高。其他由学校毕业生及军旅返乡人员所办的医院也较多，如 1929 年柳林黄文仁在江苏省南京市省立医学院学医，毕业后在柳林开设的"存济堂"西医诊所。1933 年，还乡军医刘阳超在邵阳市中山路南侧设立"中华药房"，经营西药，同时办西医训练班，招收学员 50 余人，学期两年，这批学员结业后，散布于信阳县各地行医。姚举蜂在西医培训班结业后，于中山铺设诊所行医。1935 年左法宾、左法名、陈兰春由国民党 31 师军医教练所毕业后到吴家店镇开"同仁医社"，设病床 3 张。1935 年，国民党退伍军医壬少华在吴家店镇开"华济医院"。1938 年，邢集黄书明聘请南京护士学校毕业生赖文海在邢集设"永兴医院"。1939 年，西平人李德洁（又名李文宣）于三里店陈家堂举办的红十字会西医学习班，学制八个月，培训西医数十人，何理修在学习班毕业后回平桥河口街设西药摊行医。可以说，1938 年后信阳县的大部分乡镇有西医开业。②

南阳县，1932 年时有西医医院 6 家，此后又陆续开设医院 4 家；到 1948 年，南阳县有西医人员 31 人。

镇平由部队返乡从医的人员，也构成了医院、诊所的主体，"西医药逐渐遍及全县各乡镇"。

西华也有私立西医院 7 家。③

漯河一地新中国成立前先后开办私立医院 48 家。④

各类私立医院的建立和发展，充实了近代河南民间的医疗队伍，弥补了政府所办西医医疗机构力量的不足，促进了近代河南医疗卫生事业的多样化发展。但也正因其私立特征，也难免具有自身的局限性。

---

① 《焦作市卫生志》，1985 年，第 250—251 页。

② 《信阳县卫生志》，1985 年，第 182 页。

③ 《西华县卫生志》，1985 年，第 195—196 页。

④ 刘国胜：《西医西药传入与建国前漯河西药业状况》，《漯河文史资料》第五辑，1993 年，第 103—104 页。

第二节　河南省政府对私立医院的管理与利用

一　清末民初私立医院存在与发展的无序状态

清末民初，政府虽然制定了一些对医师资格甄别、聘用的制度，但因社会动荡不安、相应地方法规不健全，再加上国人对此问题重要性的认识极不一致，所以，除了首都、省垣及一些重要的城市外，地方医师的管理非常混乱。

国民政府初期，随着私立医院的逐渐增多，私立医院的管理问题也逐渐显现。随着国民政府卫生行政体系的逐步建立，政府也逐渐意识到地方卫生管理的重要性，毕竟，医生为人生死所托，其责之重，不容轻忽，因而开始对这些私立医疗机构和医师提出具体的要求，制定和实施一定的管理制度，曾先后制定和颁布了《医师暂行条例》《西医条例》等，规定医师资格证获取的条件、西医师考取办法，但国民政府内外因中西医之争、西医界内部派系之争等，纷乱不一，贯彻不力，地方上无从执行，执行起来其力度也是因地方而异、因人而异。在绝大多数城乡地区，尤其是地处内陆或偏远的地方乡镇，实际根本未将政府条例落实执行。

按照政府的规定，私立医院属特种行业，免出税、丁。这一点在战乱年代对许多人来说具有很大的诱惑力。而且，在地方，国民政府要求，凡欲行医者，需经当地县卫生院甄审考试合格，发给行医证方可。开办医院和诊所，需要有开办人的申请，向公安局备案，由警察局登记注册。医院开诊，必须有行医证之医生3人应诊，方能备案批准开办。实际上，县卫生院都难保自身合格，如何管理众多的私立医院？所以多数医院的开办均未达到这一要求，只是一切用钱铺路，规定实属有名无实之举。缺乏政府管理的各地私立医院，经营十分混乱：医生来源渠道多样。以河南省新郑县一地为例，在20世纪二三十年代开办的私立医院中，有留日眼科博士王绍义设立的"光明医院"（1937年），有从郑州华美医院习医归来的黄桥村人黄凌汉开设的"新郑医院"（1927年），有从冯玉祥所辖第二集团军军医速成学校毕业的李慰安等4人集资开设的"惠济医院"（1930年），有由军队返乡开业行医诊病的刘五辈，也有由郑州公敦医院清洁工变身而习医的刘道恒（1933年）。[①] 总之，医生品流芜杂，不同的医学出身，不一样的学科背景，都可以在地方开设技术要求很强的医院，可见其杂乱的情状。其他各地也大致如此。对多数开业行医者而言，这只是谋生而已。

国民政府希望建立私立医院管理秩序的另一个原因是教会医院的存在。对于大量存在于城乡各地的"异己"势力建立的医院及其活动，一个"统一"的中央政府如何措置，如何管理，这成为一个非常现实的问题。

二　河南省政府对私立医院的利用和管理

1929年，河南省政府曾经专门呈文内政部卫生署，就外国人在华所设医院的性质、外国人设立医院一律适用管理医院规则一事，呈请卫生部批示。这种呈文的用词是很"机智"的，它不直接称教会医院，而言之为外国人在中国开办的医院，实际上，当时外国人在中国开办的医院，均为教会医院性质。但呈文的称谓，就掩盖了医院的"宗教"色彩，似乎无碍于政治。4月10日，卫生部复函称："外国人设立之医院，在未另定管理规则以前，暂时应一律适用管理医院规则。"[②] 11月27日，卫生部在与外交部商定后，向各省、特别市发出指令，规定"所有外国人设立之医院，当然按照中国法令与中国人一律待遇，以符中外医师一律平等之意"[③]。这则复文包含了两层意思：第一，对外国人在华所办医院应该加以管理；第二，外国医师在中国享有的权利和义务与中国医师平等。也正因此，当国民政府卫生署要求各地开展乡村卫生运动时，河南省掂量着自己的势力——卫生技术人才、经费等，最后决定将政府规定的这些卫生事项"委托私立医院协办"[④]，开始借助私立医院的力量，开展当

---

① 《新郑县卫生志》，1986年，第198页。

② 《令河南省民政厅据呈请外国人设立医院是否一律适用管理医院规则等情准暂行适用文》，《卫生公报·指令》1929年第一卷第五期，第25页。

③ 《令各省民政厅、各特别市卫生局令知外国人在内地设立医院应按照本国法令与本国人一律待遇文》，《卫生公报·训令》1929年第一卷第十二册，第31页。

④ 《五年来民政总报告·卫生》，载河南省政府秘书处统计室编《河南省政府五年来施政统计》，1931年，第7页。

地医疗卫生工作。但同时也开始加强对私立医院的规范与管理。

1934 年，河南省政府开始筹备整顿私立医院，认为"卫生行政之推进，须赖各公私立医疗卫生组织，均臻健全，群策群力，协同推进，方能达到预期目的"①。省政府随后专门拟定了《私立医院整理办法》，规定：

①取缔不合格医师。

②注意各医院医疗方面之设备，并检查一切器械用具是否消毒。

③促进协助卫生行政功令之效率。

关于此点，拟令饬于每年内，将下列事项，汇集统计，比较优劣：

①接种牛痘若干人。

②预防注射若干人。

③戒除烟瘾若干人。

④免费治疗若干人。

⑤免费接生若干人。

⑥对于环境卫生有何种改良。

⑦通俗卫生常识讲演若干次，及每次讲题之内容。

⑧统计疾病：A 各该地以何项疾病为最多。B 患者职业方面，以何种为最多。C 疾病死亡以何种为最多。D 死亡之年龄以何种为最多。

并要求各县政府应就各私立医院中办理成绩最为优良者，"呈报本府，给证奖励，或由县补助津贴，并予以种种业务上之便利，以促进其发展，而资鼓励"。② 这实际上是借整顿私立医院之名，推行政府卫生行政之实。

国民政府颁布的这些管理措施，对规范私立医院和诊所的人员资质有重要的作用，这是重视民命的前提条件。

---

① 河南省政府秘书处编：《河南省政府年刊·行政计划》，1936 年，第 115 页。

② 同上。

私立医院承担的各项卫生任务，在当时的条件下，也有助于河南省各项卫生活动的进行。在预防接种、注射牛痘苗和卫生演讲方面，许多私立医院都起到了相当重要的推进作用。尤其是当时的一些教会医院，趁机借力政府组织，开始将其宗教宣传的触角延伸至乡村各地。如在政府的组织与参与下，中华基督教青年会再次被邀请到开封，与开封市公安局及民众教育馆合作，在1934年3月11日至18日联合举行卫生展览会，公开向百姓宣讲卫生知识、疾病预防知识，此次展览会，卫生署"亦曾派员携带展览材料前往参加"①。这是支持，更是一种认可。

另外，省会之外的其他地区，教会医院也多有行动，如上文所述的安阳广生医院、卫辉惠民医院、沁阳恩赐医院等，都开展了形式多样的卫生宣传活动。

不过，到国民政府统治后期，由于战乱，政府对私立医院的管理再度松弛，但私立医院可以免出税、不出丁的政策却仍然存在，这在战乱年代大大吸引了社会人士的注意，成为国民政府统治后期私立医院快速发展的一个重要原因。

第三节　私立医院的生存与发展

在近代河南各地公立医院运行艰难、成效难见的情况下，私立医院实际上成了基层社会一个重要的医疗单元。它们在解除百姓疾疫、预防疾病和宣传卫生知识等方面，发挥了一定的积极作用，但是，在南京国民政府统治的30多年里，因政局不稳、社会动乱不安，再加上各类人士开办医院的目的不同、技术条件不一，这些医院的运营情况也各自不同。

一　私立医院的经营特征

一般来讲，私立医院经营形式灵活多样，服务态度好。这是由其私立性质和营利目标决定的。

私立医院经营的灵活性表现在两个方面。

①　《卫生事业消息汇总》，《中华医学杂志》1934年第20卷第5期，第749—750页。

（一）经营形式灵活，服务态度较好

西医传入后，按照西医经营原则，除非非常特殊的情况，一般是患者到医院或诊所接受医学化验、医疗救治等，有的还需住院治疗。但在河南这一时期开办的私立医院中，尤其是一些规模较小的医院，为求生存，一些西医生既诊治来到诊所求治疾病的患者，有时也遵循中国传统医疗方式，应患者家属之邀，到患者家中为其诊治疾病，即送医上门。这是竞争病源的需要。如1927年从医学院校毕业的王孟杰，经省公安局卫生科考试，获取医生资格后，从广州、郑州、许昌等地购盘尼西林、六〇六、破伤风抗毒素、葡萄糖、磺胺、阿司匹林、奎宁、氧霉素、次苍、红汞、碘片等新药百余种，收了郑玉亭、郑东坡两名门徒，在石固南寨北大街路东开办起长葛县首家新医院——广仁医院。该医院比长葛县立医院还早开业两年，所以王孟杰是将西医西药引入长葛的第一人。当时，长葛一地的百姓对西医毫无识见，对西医西药持怀疑态度，医院业务萧条。为了扩大医院的影响，让当地百姓了解与接受西医，王孟杰一方面积极宣讲新医新药知识；另一方面送医送药上门，热情为群众治病。随着西医疗效为群众认可，到医院看病的人随之增多，"最多时每天可达七八十人"[1]，比当时一般县立医院在群众中的影响还大。

私立医院经营的灵活性还表现在其经营策略上。为了扩大医院声誉，一些私立医院的行医原则非常接近于当时的中医：为赢得百姓的信赖和良好的口碑，以增加病源、扩大医院声誉，医生为贫者治病时，会尽量开便宜药品，有的减收医药费或免收药费，遇到特困患者时有时也会不收药费；街邻有病，医生不仅愿登门诊治，也会减免药费。如洛阳20世纪30年代初的伯谋医院，开办人张伯谋毕业于军医大学，在军队中行医多年。自己开办医院后，一贯乐善好施，为乡邻治病，所以深为百姓称颂。[2]1937年霍乱流行时，信阳县吴家店左法宾、左法名、陈兰春开设的同仁医社为扩大影响，在寨门张贴广告，宣传霍乱预防知识和方法，也施行霍乱菌苗预防注射，每瓶40毫升，每人注射1毫升，1针收费1角，

① 张可信整理：《长葛县广仁医院的创办者王孟杰》，《长葛县文史资料》第六辑，1991年，第139—140页。

② 东周：《广济医院与伯谋医院》，《西工文史资料》第八辑，1994年，第173—174页。

当时得其救治者甚众。① 这种既利己又惠人的经营理念,在当时的私立医院里还有许多,充分反映了其经营的灵活性。

还有,在一些地区的私人医院,他们以西医为主,兼售中药;或中西医兼顾,没有明确的分科。百姓走进医院之后,可以根据病人的病情和自己的经济条件选择用中医还是买西药。这些灵活经营策略,在救治周围百姓的同时,也使医院的声名迅速扩大,最终赢得医院业务的发展。

(二) 一些医生有乐善好施、济世救人之怀

这一特征集中表现在一些具有教会背景的私立医院。这些医院在国难民困的当时,基于宗教"仁爱""帮助他人以自救"等宗教精神而表现出来的医德与行医作风,成为私立医院笼络民心、服务友善的一个特征。如曾在开封福音医院师从金纯仁的何寄山医师,1912 年在周口创建博爱医院,设病床 30 张。他曾在饥荒年发放小米;在传染病流行时积极抢救病人和施舍药物;在水灾后为贫苦灾民提供食宿;对吸食毒品而无钱戒烟者,他提供免费住院戒毒的便利;在大雪封门时,他想到为周围穷困市民送钱送衣。② 在卫辉惠民医院学习、毕业于山东齐鲁医学院的王国宝,在他的国光医院内专门设立贫民病房,为穷苦患者低费或免费治疗。③④ 新蔡县冯寿芝的华康医院是该县当时声誉和技术最好的医院。冯寿芝不仅医疗技术高,待病人热情、和善,而且坚持"穷人吃药,富人拿钱"的原则,以符合基督教"广慈济世"的教义。襄城名医康仁亭在许昌西关"信义医院"学医八年,1925 年到襄城开设"福康诊所"。他诊病细致认真,用药简要准确,收费公平合理,"对贫苦病人,不但免费诊治,病愈之后有时还接济其生计"⑤。襄阳县的名医宋伯公离开教会办的同济医院后,在自己开办的"华民诊所"里,也常对穷人免收诊断费,

---

① 《信阳县卫生志》,1985 年,第 182 页。

② 何文化:《周口西医的奠基人——何寄山医师》,《周口文史资料》第一辑,1984 年,第73—75 页。

③ 卫辉市地方史志编纂委员会编:《卫辉市志》,生活·读书·新知三联书店 1993 年版,第 676—677 页。

④ 田玉生:《怀念王国宝大夫》,《红旗区文史资料》第二辑,1989 年,第 98 页。

⑤ 单文斌:《记襄城名医康仁亭》,《襄城文史资料》第三辑,1989 年,第 65 页。

药物也只收成本费或免费。① 周口市的具有教徒背景的林叶如医师也是广济好施，在行医的同时，对穷困病人不仅免费治疗，还给予生活上的补助。② 在扶沟县，开封福音医院的王右文1918年毕业后开办了爱华医院。他擅长内科，兼治外科、五官、妇、儿等科，且"医德高尚，不论贫富亲疏，昼夜随时应诊，在群众中享有较高的威望"③。豫北汲县人徐义忱1921年到新乡创办同善医院。在治病之余，医院也积极参与社会服务活动。医院配合政府的接种牛痘疫苗活动，利用政府供给的疫苗，免费为百姓接种牛痘。④ 还有周口市商水县邓城人林叶如医师。1920年，他经开封福音医院推荐到山东齐鲁医学院深造，半工半读五年；1925年，同何云山在淮阳北门里开设广仁医院；1929年返回周口开设博济医院。他先后培养学徒20多人，在培养学生的过程中，他对学徒推心置腹，授业解惑，传授医术；他要求学生既要治疗病人的肉体痛苦，又要为病人排忧解难，要态度诚恳、和颜悦色；当时花柳病患者较多，他教育学生要保守病人秘密。⑤ 总之，在近代政局动荡、社会不靖、民心纷乱的局势下，这些具有教会背景的私立医院，无论医疗技术水平如何，在服务理念上，它们都往往一边行医、一边"行善"，在客观上是对处境穷困的百姓的一种安慰。

二　私立医院的设备状况

在河南各地的私立医院中，设备与条件两极分化非常严重。医疗与其他行业不同，尤其是西医，它不仅需要技术人员，还要求有相当的房舍与检验、化验等医疗器械设备，这些与开办者的经济实力有着直接的关系，因而，私立医院之间的规模大小、设备精良与否有很大差别。

---

① 宋家瑞、宋美幻：《名医宋伯公》，《襄阳文史资料》第五辑，1990年，第248—252页。
② 林景华、刘斐然、何文化、杨衡如：《医德高尚的林叶如医师》，《周口文史资料》第一辑，1984年，第76—79页。
③ 扶沟县卫生局编：《扶沟县卫生志》，1986年，第136页。
④ 王含玉：《西医药传入新乡》，《新乡县文史资料》第三辑，1991年，第173页。
⑤ 林景华、刘斐然、何文化、杨衡如：《医德高尚的林叶如医师》，《周口文史资料》第一辑，1984年，第76—79页。

　　一般情况下，教会医院或与教会医院有直接关系的私立医院，因背后有外国教会背景，或者有外国教会医院的技术或医疗设备支持，往往技术条件较好，发展较快，盈利较多，容易进入良性循环状态。如毕业于齐鲁大学、获医学博士学位的王国宝1932年与加拿大传教士罗光普合作创办的国光医院。医院由罗光普出资，集资5万元在新乡建楼房5间，平房5间，创办国光医院。[①] 国光医院从一开始创办就成为20世纪30年代新乡规模最大、设备最好、技术最高的医院。该院医、护、药各类人员，最初有20多人，后来最多时发展到40余人；始设病床16张，兴盛时期病床多达30余张，门诊观察床2张。医院科室齐全，设有内科、外科、儿科、妇产科、耳鼻喉科、药房、化验室等科室。医院设备精良，购设有显微镜一台（最多时五台），手术床一台，冰箱、手提式高压消毒器各一个；1935年医院设30毫安X光机一部，建有X光室，后来还从加拿大引进8克用铅盒避光保存的镭锭，医治恶性肿瘤。[②] 这种医疗条件在当时是非常难见的。

　　当然，也有的普通私立医院因懂医术、善经营，也在医疗实践中不断发展。如漯河的48家私立医院中，李岐峰的广济医院开业最早，他看病卖药，零售兼批发，资本逾4000元，药房设有太阳灯和电疗机等医疗设备，另有两匹马力磨电机一部，"当时漯河还处煤油灯时代，该号却能用上电灯，李医术较全面，药房又处闹区，生意很好，日销贷额在一百四十元（旧币）上下，在当时西药业中推为首户"[③]。在周口，白彦章创办的私立同仁医院，设病床20张。"白通西医诸科，尤精外科。他在多年的医疗实践中也培养了学徒10多人。"[④]

　　但也不能不承认，大多数单靠私人资本累积而建立起来的私立医院，资本较少，多数仅几百元，规模较小，只有少数几张病床甚或没有。

---

　　① 张秉常:《西医传入新乡的前前后后》,《红旗区文史资料》第二辑, 1989 年, 第64—65 页。

　　② 张秉常:《国光医院简介》,《红旗区卫生史料》第三辑, 1991 年。

　　③ 刘国胜:《西医西药传入与建国前漯河西药业状况》,《漯河文史资料》第五辑, 1993 年, 第103—104 页。

　　④ 《周口地区卫生志》, 1987 年, 第105 页。

三　私立医院的分布状况

在近代社会动荡不安、政治统治秩序相对无序的情况下，地处内地的河南城乡各地，医院分布的最主要特征是过多集中于城镇等交通便利地区，乡村少，偏远地区更少。从上文的论述中也可以看出，这些私立医院大多设在省会、城镇和重要交通地带，乡村地区或偏僻的地方，少有私立医院。这主要有两方面的原因：一是西医药价格昂贵，乡村贫困地区百姓的购买力有限，无法"养活"一家西医院。二是中国当时生产的西医药无论种类还是数量都很少，绝大多数药物需要进口，内地人员购买须从上海、武汉等大城市邮购或派人前往购买，所以，私立医院一般集中在城市或交通发达的地区，偏僻地带经营者很少。如郑州交通逐渐发达后，这里很快成为各方医学人士感兴趣的地方，"民国二十二年（1933 年）党可均（河北省人）自冯玉祥部退役，在须水镇开设广仁医院，用凡拉蒙、奎宁、巴比妥、金鸡纳霜等治病。民国二十四年（1935年），马庄村孙海龙从国民党部队还乡，在须水镇开设'开明诊所'。民国二十六年（1937 年）河北省圃安县西医赵宗五，自荥阳县卫生院迁常庄，在须水镇开设'大安诊所'，用'六〇六''九一四'治疗性病，用新斯锑波霜等治疗黑热病。1937 年郑怀玉（安阳市人）从教会医院来古荥镇办福音堂，用西药治病"①，等等。另外，1946 年后，一些国民党军医，因战乱流落到郑州地区，也利用技术在郊区农村开设西医诊所，先后有 39 名之多，"其中 1944 年前 12 人，1945 年至 1947 年27 人"②。

私立医院或诊所集中有利于百姓的一面，但如无政府及时地规范与管理，也会产生一定弊端。最为明显的是，这些医院同居一地，都为西医，"同行是冤家"，相互竞争激烈，而在西医医疗资源集中的地区，竞争的结果不是医院降低药价，而是想方设法、假借名目挣钱。恶性竞争的结果，受难的自然是患者。而乡村诊所缺少的地带，一遇疫疾流行，百姓死亡甚多。

---

① 《郑州市郊区卫生志》，1986 年，第 147 页。
② 同上书，第 147—148 页。

第 七 章

河南百姓的就医选择与无奈

  任何人都不愿遭遇疾病，但在人的一生中谁也难以避免，所以，保障身体康健、求医问药是百姓生活中的一件重要事情。在古代中国漫长的封建社会里，尽管医生的地位在不同时期有高低差异，但在科举制度、官本位的当时，当医者的医术被视为"技""艺"时，他们的社会功用就不免被看轻。清末民初，在西学东渐、西力东侵的背景下，政府在西方各国的威压中开始改制时，不得不重拾民生、民命这一责任，卫生保障开始逐渐成为政府行政的一部分，卫生建制也从中央到地方逐渐铺展。但是，在社会与百姓层面，包括卫生格局变化在内的社会转型是一个漫长的、需要逐渐浸润的过程，它既需要政府的政策规范与引导，更需要百姓在生活实践中认可与遵循，其间必然有新与旧的重叠、交汇与重组。这一过程的快与慢、杂乱与有序、轻松与痛苦，与当地社会的文化背景、百姓的经济生产、生活状况密切相关。但同时，政府的政策导向、行政目标不可或缺，它直接关系到社会变革的效果。

  民国时期，地处内地的河南，中医药店铺与西医医院共存，教会医院、政府所办公立医院与私立医院同在，这是外力冲击下中国社会转型的一种表现。按道理来讲，这些医疗机构活动的对象均指向地方民众，百姓可以"自由"地择医而治，根据自己病情的轻重缓急和就医意愿，选择疾病治疗的方式和地点。但事实是，中国社会卫生的近代转型伴随着中西文化的冲突、中医与西医的论争，而且这些是在民族意识觉醒、救亡大潮激荡而起的"新文化运动"大背景下进行的，中国的传统医学无论是被称为"旧医"也好，还是被定为"国医""中医"也罢，它在近代卫生行政格局中被边缘化的倾向都始终存在着。在河南民间，因疫病猖獗、百姓经济拮据、就医惯性的影响，百姓对中医的需求仍非常急迫，但在中西医旷日持久的论争中，中医医疗事业遭遇了非常被动的局面。在西医精英掌控的中央卫生行政中，他们对中医的发展只有打击与压制，没有规范、引导与扶持，再加上因种种原因，中医长期以来自身缺乏技术研磨与提升的有效途径，因而，中国传统医学发展在此期间遭受到严重的挫折。政府所办医疗机构在疫病肆虐的当时可谓纾解百姓疾患的"及时雨"，但无奈人才极度匮乏、经费拮据、人浮于事，绝大多数公办医院发展无从谈起，更兼腐败蔓延，所以多数实际形同虚设。私立医院是政府医疗的有效补充，但在国家不独立、经济发展畸形、国内药厂奇缺的社会实际面前，西医药昂贵的医疗费用，早已将大多数普通百姓拒之门外。教会医院有特殊的减免政策，但其意在精神皈依。总之，生存艰难的百姓实际上并未因选项的增多而感受到就医的便捷与轻松。

第一节　教会医疗场景下百姓的选择与无奈

外国医学传教士所开办的教会医院和诊所（为行文方便，以下简称"教会医院"）是中国早期西医医疗场所，医学传教士是把近代西方医学传播到中国各地的早期主要力量。然而，他们来到中国开办教会医院、开设医学院校及护士学校的根本目标不是为了解救为疾患困扰的苦难中的百姓，而是为了传播宗教，以实现"中华归主"的文化渗透与侵略，所以，从始到终，医疗卫生工作在他们看来只不过是"福音的婢女"——不过不同时期运用的手段不同，表现出来的程度不一。在各团体竞争宗教"事工"环境的催染下，各团体的传教士们不避生存条件的艰难，在环境恶劣的内地（包括河南）、偏僻的乡邑也建立了自己的宗教基地和医疗、教育等附属机构。为达宗教传播目标，这些教会组织在行医传教时，针对不同时期各地的医疗环境、政治局势、民众情绪变化等，采取了不同的行医策略，以期收获更多信徒。

河南各地的百姓，虽然长期浸染儒家思想，受传统势力和民族情绪的影响较深，不愿意随便跪拜一个虚幻中的外来的"上帝"（而且是由一帮异族侵略势力跟在炮舰之后带来的），但在面对疾病缠身而求医不得、亲人生死离别选择时，多数人还是显得更现实，因而不得不掂量着自己的行动，进行各自的思考和选择。

一　初期免费医疗场景下河南百姓的选择

（一）教会医院的早期免费治疗

鸦片战争以后，晚清政府对外国传教士在华传教采取"明为保护，暗为防范"的策略，以达到"不禁之禁"，① 对传教士在内地非通商口岸的活动更是"悉听地方人民之处置，与地方官之裁断"的机智应对策略。② 而近代的河南，恰又民情强悍，排外情绪浓烈。缺少上层明确保护的这股异质势力进入河南后，一开始颇遭排斥与打击，尤其是义和团运动期间，河南各地人民的反洋教运动非常强烈，外国传教士的活动遭受重创，绝大多数人匆匆逃离河南。义和团运动被中外反动势力联合镇压后，在清政府与河南地方官员的明确保护下，再加上西学东渐的深入，河南百姓对宗教的认识与要求也逐渐转变，外国传教士在河南的传教活动才基本趋于稳定。

当然，外国传教士也是在做够一定"功课"的情况下才敢进入河南的。对于河南省情、民情以及将遭遇的困难，他们内心有一定的准备。在中医长期"一统天下"的河南民间社会，为了争取普通百姓的尊重与信任，吸引中国人走进教堂，并最终皈依宗教，外国传教士机智地从普通百姓的急困处切入。针对当时河南瘟疫流行、百姓普遍缺医少药的生活状况，采取"有教堂的地方，就有医院"的方式，"基督教会发展到哪里，其医务人员（同时也是传教士）就在哪里出现"③；针对河南百姓普遍贫穷的事实，早期进入河南的外国传教士采取完全免费的治疗策略。有的通过穿街走巷的形式，一边散布经文小册子，讲经布道，一边向听讲病人免费赠送药品；有的采用固定诊所的形式，在诊所的外间诊病配

---

① 王立新：《晚清政府对基督教和传教士的政策》，《近代史研究》1996 年第 3 期，第 229 页。

② 李传斌：《晚清政府对待教会医疗事业的态度和政策》，《史学月刊》2002 年第 10 期，第 43 页。

③ 王天奖：《河南大事记资料丛编（1840—1918）》，开封第五印刷厂印，1984 年，第 79 页。

药，在里间讲经布道。正如 Margaret Brown 对教会医疗活动提出的具体要求一样，"河南的医疗工作担负着两项职责：'其一，将病人带到有福音的小教堂；其二，真正地彰显基督之爱。'在这二者之中，第一个更为重要些"①。而实际上，二者不分先后主次，其目标均指向了百姓的心灵与信仰，传教士的各项医疗救治活动都只是基督教"把人引来得救的诱饵"②，为达此目标，免费还是收费、是建立医院还是诊所等，这些形式都是次要的。

（二）传统文化影响下百姓对教会医疗的态度

面对教会医疗事业，中国传统文化影响下的百姓内心存有许多矛盾与无奈。

首先，现实逼迫下百姓的信仰摇动。

河南地处中国内陆，被外国传教士视为"心脏地带"。它是中华文明的发祥地，也是受中国传统儒家文化影响最为深厚的地区之一。在漫长的封建社会，基层村落百姓实际生活在一种由家族、家长制所维持的伦理秩序中。按照长期以来形成的中国传统文化，祭拜祖先是被族人高度重视的一项活动，并在长期演变整合中形成一种文化习俗，由参与这一活动的成员所组成的家族，是中国社会中极重要的核心结构，它通过拜祀家族祖先牌位、祖坟、族谱等具体形式体现出来。反过来，参与祭祖及其他相关的宗族、社区活动（如迎神赛会、定期演戏等活动），是一个人被这个家族认同的具体表现。而基督教是一神崇拜，按照基督教的教义，教徒崇拜的对象只能是耶稣基督，因此，如果一个家族中的某人加入了教会组织，就不能再祭祖或参加各种祭拜祖先的活动。这在当时必然受到离经叛道、逆天理、背人伦的指责，等于把自己从传统的关系网络中孤立出来，成为特殊的一群人。③ 这是他们问心难安、不能不慎重考虑的。所以，在广大的乡村地区，面对外国传教士的活动，百姓面临着

① Sony Grypma, *Healing Henan—Canadian Nurses at the Northe Mission*, *1888–1947*, The University of British Columbia, 2008, p. 35.

② Ibid., p. 556.

③ 邢福增：《文化适应与中国基督徒（1860—1911）》，（香港）建道神学院，1995年，第47页。

一个伦理难题:一方面是社会动荡不安,瘟疫流行,死亡有可能随时临门的恐惧;另一方面是趁乱而至的传教士带来的能救命的西医药和裹挟而至的宗教"福音"。就百姓的感知而论,传教士带来的西医药片药力强,见效快;但从传统伦理层面讲,接受了免费赠送的药片和"福音",将来就有可能要放弃祖宗道义伦理,因而,不是每个人都能够或愿意"享受"传教士的免费待遇的。另外,西医外科手术虽然具有神奇功效,但在现实社会中,因对刀剖肉割的恐惧,以及受孝文化中"身体发肤,受之父母,不敢损伤"观念的影响,再加上外国传教士本身的宗教文化背景,绝大多数人也不愿接受这种治疗方法,不到万不得已,不肯一试。

然而,世上最困人者莫若贫,最苦人者莫若病。身体上的疾病最容易影响人们心理上的平衡。灾荒多病的年月,疫病不时侵袭,政府救助无力,中医人少,有时还救治不及,因而,在现实生存逼迫面前,外国传教士免费送来的西医西药对疾患中的百姓而言,再需要不过了。在对生的渴求面前,宗族文化束缚有时不免成为其次,最终,变化在百姓的村落中、乡民周围逐渐发生,撕裂了儒家思想固守的一角。

在宗教传播的进程上,一粒有"神奇"疗效的药片所起到的征服效果有时会更胜于传教士数日的布道演讲甚或几本福音书。外国医生(而不是传教士)神奇的西医疗效及免费施赠药品的行为,在传教士所到村庄一点点传播开来,并在那个熟人社会中很快播散。如在豫北地区的内黄县,加拿大传教士医生的到来很快轰动了附近村庄。"在一个小村庄里,史雅阁和罗维灵的周围聚拢了300多名好奇的中国人,他们中估计有7/10是需要医疗救助或手术治疗的病人。"[1] 西医药片的应用方便性、疗效快捷性和西医手术治疗的神奇性,尤其是免费治病送药的诱惑性,极大地吸引了所在地百姓的注意力。

身体的救治诱导一些患者及其家属实现了精神皈依。

"乱世人,罪过多,而妄想盛多。"中国传统儒、佛、道文化中,存在有神幻意识、人世轮回和善恶报应等内容,地处中原地区的河南百姓多受此影响,"虽号为世之贤人君子,犹皇皇然常以他事自恐,况以中人

---

① Sony Grypma, *Healing Henan—Canadian Nurses at the Norhe China Mission*, *1888 - 1947*, The University of British Columbia, 2008, p. 36.

而处乱世，其罪过可胜道哉？"于是不得不"静言思之，孰非可悔可疑可警可愕者，杂然于心目之中，思得一自赎之术而一洒之，且以中人而处乱世，其妄想可胜道哉？"① 这是民众的内心惶恐，也恰是传教士的需要。

从精神的需求而论，在中国的传统文化中，一个人的精神世界是处于孤独中的；而在宗教的团体活动中，上帝的"旨意"是与大家一起分享的：耶稣相信，"人们离上帝越近，彼此之间也就越近"。面对困难和压力，他说："凡劳苦担重担的人，可以到我这里来，我就使你们得安息"（太11：28）；面对失意与焦虑：《圣经》中说："耶和华是我的力量，是我的盾牌，我倚靠他，就得帮助"（诗28：7）；面对忧愁与苦闷，"福音书"告诉世人说："我的心哪，你为何忧闷？为何在我里面烦躁？应当仰望上帝，因他笑脸帮助我，我还要称赞他"（诗42：5）；面对人生苦难，信仰劝他说："义人多有苦难，但耶和华救他脱离这一切"（诗：34：19），"人生在世必遇患难，如同火星飞腾。至于我，我必仰望上帝，把我的事情托付他"（伯5：7—8）。即便面对人际关系，人们也可以在这里找到慰藉："无论何事，你们愿意人怎样待你们，你们也要怎样待人。"（太7：12）等等。诸如此类的心理问题，人们在《圣经》里都可以找到答案。乱世中的河南百姓，当他们在苦难中无法改变自身所处的社会处境时，教堂小环境恰给他们提供了心灵的慰藉，引导他们疏泄其负性情绪："福音"宣讲所造成的精神寄托感、吟诵《圣经》和忏悔活动所带来的精神舒缓效应、教堂小环境所营造的关爱与快乐感受等，给社会地位低下、文化生活单调而沉闷的乡民提供了一种娱乐和消遣方式，带来了良性精神状态，而良性的精神状态又可以直接或间接地有益于人的健康，增加其疾病抵抗能力，有助于疾病的康复和治疗。传教士及教徒恰把它视为神灵的作用，告诉病人：这是上帝在保佑你；只有信奉上帝，才能远离疾病忧患。尤其是，乡民中偶然的健康效验，传教士刻意进行的渲染，使民众确信"入教保安康"。此时，"从众效应"带来了群体认同，许多人是跟着别人走进教堂的，然后在《圣经》"信奉上帝今世得平安，来世得永生"的诱惑下开始信奉基督教。

相关资料显示，乡村最早的基督信徒绝大多数都与传教士的医疗活

① 新乡市档案馆藏：《新乡县志·风俗》卷二，第58页。

动有关，他们多半是在本人或其亲属被医治好疾病后，为报恩或被告知是上帝施救于他，而开始信奉基督教。如在豫北地区，最早加入基督教的两位中国人是周老昌和李奇青，他们两个人都患眼疾，在一个大型集会上遇到了古约翰牧师和孟恩赐医生，失明了七年的周老昌在重新恢复视力并戒掉了他的鸦片烟瘾后，第一个转变为基督教徒。1892 年，周老昌和他的儿子一起加入了基督教。"内黄县南伏恩村的王求贤（基督教徒，曾任斌英中学的副校长）的母亲有病，罗维灵听说后，从楚旺步行几十里亲自到南伏恩村免费为她治病，当她病好之后，全家都皈依了基督教；安阳县土楼村的张颜臣（原基督教会长老）的父亲患有严重胃病，用尽全家的积蓄也不见好转，老罗医生免费为他治好了胃病，结果全家入教；安阳县高庄乡尊贵屯的韩华庭（韩老华），原是六合沟煤矿的矿主，染上了大烟瘾，教会诊所为他戒了烟瘾，全家入教。"① 因此可以说，在贫病交加的河南，是贫困与无助将患病的百姓"逼进"了教堂，而教堂小环境又"抚慰"了多灾多难中的百姓心灵，使他们最终背离了传统的儒家文化而皈依了基督宗教。

其次，民族情感影响下百姓的"机智"选择。

与佛教在古代中国的传播不同，近代基督教传教士是跟随外国炮舰传入中国的一股异己分子、侵略势力。外国传教士的侵略者身份，他们中的一些人在河南各地划定势力范围、利用权势圈占土地建筑教堂和各种场所，② 盛气凌人、横行霸道等行为，使他们无论传教还是进行医疗，都容易让百姓与其殖民侵略相联系，从而产生一种民族排斥情绪。

另外，清末民初，随着中国人民民族主义精神逐渐生成和增长，国内的群众性排外运动时有发生，义和团运动、民初国人的反洋教运动、"五卅"运动等，都不仅打击了外国在华势力，也一定程度上影响到了与洋人有着各种关系的河南普通人。例如"五卅"运动爆发后，河南汤阴、汲县等地的群众群情激昂，集会游行，他们高唱"天昏地暗沪江边，英

---

① 刘志庆、尚海丽：《加拿大传教士在安阳四进四出及其影响》，《世界宗教研究》2000 年第 4 期，第 89 页。

② 例如美国传教士为了霸占鸡公山强取豪夺，几家农民只得到了两串钱而已。所以当时百姓中流传着"洋人夺咱鸡公山，巧用铜元两串钱，可恨知州饶瞎子，卖国奴才狗鼋奸"。参见张凤梧《美国传教士在鸡公山》，《河南文史资料》总第五十三辑，1995 年，第 212—220 页。

日逞强权，残杀我青年；弹如雨，血如泉，人死奋空前；野蛮大和魂，野蛮不列颠，同胞勿忘'五卅'日，民国十四年"的歌词，赴各地宣传，抗议帝国主义在中国的暴行。① 卫辉一地的学生（包括教会中学的学生）也不顾阻挠，纷纷走上街头，抗议帝国主义的暴行，打砸教会财产。这些运动在河南人的内心不可能不产生影响，使他们对外国人始终持有一种基于民族感情的排拒心理，不到情不得已，不愿意接受外国传教士的"施舍"，也不愿意信奉他们的宗教。还有一部分百姓，他们依凭自己的生活阅历，对参与外国人的在华活动持有自我成见，害怕以后有什么"活动"自己被牵涉进去而受害。总之，更多的河南人走进教会医院治疗疾病，只是出于一种求生愿望，或是一种"机智"策略和无奈，其内心并不愿意加入基督教。这就是为什么开封福音医院规定信教者免费治疗时，很多人就声言自己"愿意"信教，但开封福音堂教徒数量并未随之增加（后文将具体谈论）。例如，修武县的王永川是一位普通农民，他在新中国成立后回忆说，儿时曾被狂犬咬伤，一家人烧香拜佛、多方医治无效，爷爷被迫带他到焦作福音医院打针求治。成功救治后，有邻居（是一位基督教信徒）告诉他父亲说："你的孩子是上帝给救活的，你家还不入教么？因我爷爷对洋人存有介意，终未入教。"② 这种"介意"说得直白一些就是"戒心"，它源于一种民族感情，但也是基于利益增损的一种预设。可以说，王家选择教会医院治疗病却拒绝接受西方宗教的行为，代表了当时相当一部分河南人的选择。

二　收费医疗场景下百姓的无奈

20世纪二三十年代以后，教会医疗在河南许多地方都有活动。随着教会医疗事业的发展，医院规模逐步扩大，其疗效也逐渐获得了百姓的认可。与此同时，西医正在成为中国政府提倡的新的医疗方式，国民政府在省府开封和各县所创建的公立医院，正在成为与教会医院同时存在

① 尚庆恩、于保明：《基督教在汤阴的活动》，《汤阴文史资料》第一辑，1988年，第122—126页。

② 王永川：《对修武耶稣堂的回忆》，《修武县文史资料》第十三辑，1997年，第143—149页。

的医疗场所；政府所办的医学校，也正在培养着来自各地的医学生。这些都使外国传教士认识到，尽管他们所处的政治环境与晚清相比有所不同，百姓已经开始愿意接受西医诊疗，但中国人所进行的卫生体制改革与机构创建活动将会给他们的借医传教带来潜在的影响。另外，或者说更重要的是，随着医院规模的扩大，百姓就医人次的增加，医院的各项开支也迅速增加，扩充经费来源，保证医院正常运转，甚至进一步扩大借医传教成效，都成为各差会组织不得不考虑的问题。在此背景下，为了与政府所办西医院竞争病源（潜在的教徒），外国在华传教士及时转变传教策略，一方面普遍实行收费制度；一方面开始向专业化发展，争取以医疗质量吸引病人，同时也不失时机地采取灵活策略，吸引中国百姓加入宗教。其策略主要包括：

第一，改善医疗设备，提高医疗技术，以服务质量取胜。

这是教会医院专业化发展的一个重要内容，也是各地教会医院的普遍选择。开封的福音医院最初成立时，仅有 20 张床位，到 20 世纪 20 年代增加到 100 张，在 1925—1939 年英国人魏礼科主持医院时，床位更增加到 150 张，[①] 医院的发展规模可想而知。在豫北的安阳，民国四年至民国九年（1915—1920 年）间，教会医院复经英国人雷实礼、加拿大人梅秀英（女）主持重修扩建，原铸钟街专收女病人，另于北关护城河北沿购地 55 亩，新建男医院一座，当时，人们通称"东、西洋房"。30 年代初，两所医院合并，铸钟街东医院全部搬迁，并入西医院来，统称"广生医院"。教会医院最初有床位 20 张，每天应诊量 100—150 人次，后来发展到住院病人连同简易病床 80—100 人次。[②] 在当时安阳县立医院只有 1 名医生坐诊的情况下，教会医院的外籍医生有院长梅秀英、任明志、窦大夫（女）、罗光普大夫等人；护士长是加籍护士彭存修（女），此外，医院还有中国籍医生段美卿（又称段嘉彬）、李德普——二人均毕业于山东齐鲁大学医科；医院招收女护士 3 名，设备有 X 光机一架，手术台一张。[③] 安阳县立医院的技术与设备实力远不及教会医院。在卫辉，惠民医

① 傅良平：《开封福音医院》，《河南文史资料》总第五十一辑，1994 年，第 205—208 页。
② 《安阳县卫生志》，1986 年，第 467 页。
③ 同上。

院的现代化病房大楼建成后，加拿大传教士及时将其医疗中心向卫辉转移。1937 年的统计显示，惠民医院"中西大夫各一位（院长杜儒文大夫），西护士三位，华护士八位，护生十六位，高等助手两位，普通助手十四位，西总干事两位，华干事二位，化验师一位，药剂师一位，劝道员二十九位，总共八十一位"①。医院化验室能做四大常规及康华氏试验，从 1921 年起即有一台英制 100 毫安 X 光机，并带有小型发电机；1935 年又增设一台 X 光机和一台电冰箱。这在当时是非常少见的。医院的 X 光机除有人专门保养外，均由医生自己操作进行胸透及拍片，这大大提高了诊断的准确性；电冰箱储存的抗菌素和疫苗，部分解决了救治传染性疾病缺少疫苗的问题。另外在商丘、洛阳、信阳、郑州、周口等地，教会医院也有类似的发展规模与设备装置，优质的医疗设备，高水平的医师队伍，再加上具有宗教特质的护理服务，使这些教会医院在当时颇具吸引力，吸引着周围数县求医无门、治病艰难的百姓。

还有许多地方天主堂开办的教会医院，也是当地西医技术最好的医疗场所，尤其是在治疗眼疾方面，天主堂开办的医院更具有突出的优势，吸引着来自各地的患者。

总之，在国人所办医院和教会组织所办医院的比较中，后者在医疗技术、服务质量等方面处处显示出明显的优势；通过前文的叙述也可以看出，双方医疗效果也大为不同，一方是处处敷衍，一方是设法"讨好"。最终，政府所办医院多数形同虚设，而教会医院却在日本侵华战争爆发前达到其发展的"黄金时期"。

第二，收费制度下教会医院的灵活策略。

19 世纪末 20 世纪初，传教士在华所办教会医院规模扩大，同时又新建了许多医院和诊所，教会医疗事业开始向专业化方向发展，② 教会医院也开始改变原来的不收医药费原则，适当收取医药费。20 世纪 30 年代以后，受世界经济危机的影响，欧美各国经济衰退，对教会海外传教事业

① 王志士：《河南协会报告书》，中华基督教会全国总会年议会录·第四、五届（1937 年、1948 年），第 100 页。
② 详见田涛《清末民初在华基督教医疗卫生事业及其专业化》，《近代史研究》1995 年第 5 期。

的支持力度下降，在华传教士薪金缩减，来华传教士人数减少。[①] 为了解决人手问题，尤其是经费问题，在华教会医院决定缩减医院预算，将教会医疗活动推向教堂外的社会各界，同时开始完全向病人收取费用，有的教会医院甚至比别的私立医院收费更为昂贵。根据 1932 年美国平信徒调查团的调查报告，这一时期，教会医疗事业的经费来自医院收入的约占 51%，各种捐款收入占 49%，[②] 可见医院收费收入已经占据了大部分经费收入的比例。

教会医院的住院收费标准，根据各医院病人的多少、周围百姓的负担能力，各地多有差别。

20 世纪 30 年代，福音医院是当时开封最大的医院，在河南省也屈指可数。不过，这一时期，福音医院的收费也是比较高的。医院病房分等级收费，特等床位每天收银洋二元，一等床位每天收银洋一元五角，普通床位每天收银洋五角。[③]

卫辉惠民医院"住院收费分一、二、三等。重病病人或传染性病人住一等单人房间、有专护；2—3 人为二等房间；大病房为三等房间，收治普通病人。一等房间收费（银洋）五元，二等房间收费（银洋）二元，三等房间收费（银洋）四角。病人饮食基本上是按照病情需要，供应不同质量的饭菜，以质论价，伙食昂贵"[④]。基于宗教目标，对于远路而来的轻病患者，医院允许他们住在门诊病房，但门诊病房设备简单，只有板床，病人自带被褥，每日收费（银洋）一角，患者白天到门诊挂号就医，夜晚在门诊病房住宿。[⑤]

在郑州的华美医院，1923 年医院扩建后，即开始采取收费制度，且价格昂贵。教会的病房也分五等：特等病房为单间，有特护，可以点饭，但住院费极高，每日（银洋）五元；一等病房也是单间，每餐四菜一汤，日收（银洋）四元；二等病房四人一间，每餐二菜一汤，日收（银洋）

---

① Sony Grypma, *Healing Henan—Canadian Nurses at the Northe Mission*, *1888 - 1947*, The University of British Columbia, 2008, p. 109.

② 《美国平信徒调查团报告》第 5 卷第 2 部分，1934 年，第 440—441 页。

③ 傅良平：《开封福音医院》，《河南文史资料》总第五十一辑，1994 年，第 205—208 页。

④ 《新乡医学院第一附属医院院志·惠民医院》，第 5 页。

⑤ 同上书，第 6 页。

三元；三等病房十几人一间，大锅菜，日收（银洋）一元；普通病房是大房间，日收（银洋）五角（包括伙食）。①

在潢川的美国"信义施医院"1922年扩建后，也规定了收费制度：住院费每天银洋四角，挂号费每人次收银洋一角。住院病人的病房也分四种：一等病房，每房间住一人，每天收银洋三元；二等病房，每房间住二人，每天每人收银洋二元；三等病房，每房间住多人，每天每人收银洋一元；特殊病房（特等病房），每房间住一人，病房设备较完善，医疗护理条件较好，每天收银洋五元。②

信阳大同医院，门诊挂号也有明确的收费标准，他们将门诊挂号分为寻常挂号、优先挂号、特别挂号、回号、优待号和白号六种级别来进行不同的收费（见表7—1）。

表7—1　　　　　　　　信阳大同医院挂号收费等级与标准③

挂号级别	收费标准
寻常挂号	凡在规定诊病时间内依次求诊者每名收挂号费铜元十五枚
优先挂号	凡在规定诊病时间内求急诊者每名收挂号费铜元五十枚
特别挂号	凡在规定诊病时间外求诊者每名收挂号费大洋一元
回号	病人曾经本院诊治持有单据复来求诊者每名收回号费铜元十枚
优待号	凡对本院曾经捐款五十元以上之各善士及驻防军警概不收取挂号费以示优待但须有公函或凭单
白号	病人确系赤贫无力者求诊时免收挂号费

在漯河，美国教会医院也将病房分为四等，每日收费银洋五角至五元不等。④

① 侯天德、邢秀英：《郑州华美医院的创建与兴衰》，《郑州文史资料》第三辑，1993年，第141页。
② 年惠民、蔡学志、程永祥、罗作舟、丁秀荣口述：《潢川美国医院》，《光州文史资料》第九辑，1993年，第76页。
③ 《河南信阳豫南大同医院开幕报告书》，民国十二年（1923年），第15页。
④ 刘国胜：《西医西药传入与建国前漯河西药业状况》，《漯河文史资料》第五辑，1993年，第97—105页。

可见，到 20 世纪二三十年代，教会医院的病房都按服务质量分为几个等级，每日住院收费从几角到五元银洋不等，有的住院费包括饮食，有的却不包括，但无论如何，这种收费水平都与河南普通百姓相距甚远。20 世纪 30 年代，一个普通的中国百姓受雇于美国传教士从事挖土建房的劳力活，每天所挣得的血汗钱仅二角银洋（不管吃饭），[①] 他们如果到其他工厂中做工，工资待遇则更低，然而，一旦患病，他们要想住进一所教会医院看病，一天最低也须耗费五角银洋，普通人如何能拿得出？又如何忍心花费？即便条件稍好的人家也是住不起的。一位河南的士绅在回忆录中写道：他到开封后，需住院割治痔疮，但他的治病感受是"柯大夫、金大夫手术颇高，人亦慈善"，但"住院需费太多"，所以住 15 天后，他主动要求出院，在一处中医诊所调养。[②] 连士绅都感到了费用的昂贵，普通百姓的承受能力更无须再论。

但是，宗教传播的终极目标，让这些教会医院在收费的同时，积极寻求灵活的收治原则以"拯救"民心。

其一，他们"对少数极端贫困者施医给药，但必须以信教为条件"[③]。例如在开封的福音医院中，他们为照顾贫苦病人，吸引更多的患者走进医院，在病房楼周围的平房内，布置板床，不收床费（专为贫苦病人而设）。[④] 在豫北教会医院，极端贫困的病人经院长批准，可以减免一半的费用，有的甚至可以全部免费，但必须以信教为条件。洛阳的福音医院为了宣传福音，相对来说收费比外面还低一些，且对个别确实无钱者也给予免费。[⑤] 郑州华美医院则对特种病种实施减免政策，如霍乱病流行时，他们对霍乱病房的病人免费治疗；日本侵犯河南初期，对伤员席棚的病人也给予了免费医疗并供给饮食。新乡天主教公教医院也规定，穷人如果申请，"经院长批准可减去一半或一半以上的费用"[⑥]；公教医院附设

---

① 张凤梧:《美国传教士在鸡公山》,《河南文史资料》总第五十三辑, 1995 年, 第212—220 页。

② 《雪苑戆叟忆往》,《河南文史资料》第三十五辑, 1990 年, 第43 页。

③ 顾长声:《传教士与近代中国》, 上海人民出版社 2004 年版, 第259—260 页。

④ 傅良平:《开封福音医院》,《河南文史资料》总第五十一辑, 1994 年, 第205—208 页。

⑤ 申云章:《我对洛阳福音医院的片断回忆》,《洛阳文史资料》第二辑, 1987 年, 第84 页。

⑥ 赵连泰:《新乡公教医院的始末》,《新乡文史资料·民族宗教专辑》第 11 辑, 2000 年, 第120 页。

的平民医院，"有一、二名护士专门负责贫民治疗，免费施舍药品，特别是对患黑热病（即大肚皮）病人治疗不收费"①。在信仰与生命面前，百姓的选择是实际的。他们在贫困无依而生命不保时，只好走进教会医院，一些人在被治好病后皈依了宗教。

可见，教会医院的策略是，对有钱的病人收取高昂的住院费、医药费，以弥补对贫民减免费用的损失，并同时利用各种优惠条件吸引病人入教。

其二，将宗教"关爱"体现到疾病医疗过程中。基于宗教信仰要求，无论是早期教会医院的免费治疗，还是后来的收费治疗，无论是对富贵之户，还是面对穷困之人，传教士医护人员都对他们一视同仁，"悉心"照顾，处处体现出基督教的宗教关爱。"通常，传教医师特别注意医院留给病人的第一印象，不论是门卫还是挂号人员都会给病人客人般的接待。有的医院还配有专门的教士，倾听每一个病人的心事和疾苦诉说，这样，病人的陌生感和畏惧情绪就会慢慢消除。"② 有的医生还深入到患者家中，"治疗并安抚他们的心灵，诊治他们的身体，耐心倾听患者反复诉说的重重心事：因病痛带来的苦恼和忧郁，用同情的语言抚慰、鼓舞患者。陌生人立即觉得医生是个朋友，是可以信任、倾诉的，从而获得慰藉"③。这也是传教士经常采用的"收获"灵魂的一种手段。

其三，河南百姓的选择与无奈。在时间流转和求医过程中，河南百姓也逐渐意识到：外国医术（尤其是外科手术），优于中国旧有；外国教会医院有组织的治疗程序，也优于中国无序的游医散医；外国磺胺类药物在减轻疾病痛苦、救治夭亡的效果上，有时也比中国传统的中药快捷、便于服用。但是，走进教会医院，要么付出高昂的医药费，要么背负背弃传统文化的代价，使百姓难以选择。在开封福音医院最初实行免费治疗时，久为疾病困扰的百姓很快感受到了西医的优势，到医院看病的人

① 赵连泰：《新乡公教医院的始末》，《新乡文史资料·民族宗教专辑》第11辑，2000年，第120页。
② 郝先中：《西医东渐与中国近代医疗卫生事业的肇事》，《华东师范大学学报》（哲学社会科学版）2005年第1期，第27—33页。
③ Sir. A. Ljungesedt, "A Brief Account of an Ophthlmic Institution, Bra Philanthropist Canton 1834", *Chinese Repository*, Vol. Ⅱ, p. 270.

越来越多,福音医院的免费政策难以为继,于是医院就做出新规定:凡信教的,看病吃药免费,对不信教的病人收费。为了获得救命的药片,机智的百姓纷纷称自己信教,以致福音医院无法辨认真正的信教者,且无法承担仍然过大的医药费用,不得不改为全面收费,只对特别贫困者留下"优待"的木板床。郑州天主堂医院建院初期,因其免费诊治的特色,日门诊量为 134 人次,① 而到医院扩建并实行收费制度后,到这里看病的患者并没有随之而增加,这也是一例。尽管教会医院出于宗教宣传目标,也各自有形式灵活的"优惠"策略,吸引穷困的百姓走进教会医院,聆听"福音"宣讲,但许多百姓仍深感踌躇。

在教会医院,候诊室一般都设在"小礼拜堂",由专门的布道员向病人传播福音,散发教义传单、宣传册等印刷品,然后才能看病。病房内的传教更受重视,医院中有专门负责宗教的人员,每天走进病房,对病人及其家属进行宗教宣传,"加籍牧师也常去医院布道,男女护士负责傍晚在病房里祈祷"②。在行动不自由的病房内,于疾病困扰之时,面对设法救治自己疾患的医护人员,病人与家属即便不愿意听他们念经传道,也不能当面拒绝。

"五卅"运动以后,国内日益高涨的民族运动和非宗教运动使在华教会势力不得不慎重考虑其行为方式。在教会医院,他们逐渐取消门诊和病房直白且具有强迫性的传教方式,改为间接或隐性方式,通过在教会医院开展各种宗教活动,营造氛围,熏染人心。

可见,因为教会医院的医生一般都有较高的医疗水平,西医药方便又快捷,所以河南当地的百姓愿意选择这些外国传教士带来的西医治疗,但面对异族人士带来的宗教游说与祈祷活动,他们内心又非常纠结。无奈之下,一些人在遇到疾病侵袭时,会仍旧首先寻求周围中医治疗,只是在中医诊治无效的情况下,才被迫转向教会医院。

但无论如何,从时间的纵轴上看,由于外国传教士准确地把握了当地百姓的医疗需求,以较高的医疗手段、灵活的收费和管理策略为诱饵,在满足百姓救急、救命需要的同时,不失时机地用基督福音"教化"民

---

① 《河南统计月报》1935 年第 5 期,第 53 页。

② 宋家珩主编:《加拿大传教士在中国》,东方出版社 1995 年版,第 105 页。

众，用教堂小环境笼聚民心，巧妙地实现了自身的传教目标。各差会组织的报告显示，他们的宗教宣传活动到 20 世纪 30 年代都得到了快速的发展。

第二节　传统中医场景下河南百姓的选择与无奈

中医是我国源远流长的文化精华之一，经过几千年发展已经自成体系，深入民间。在医理上，中医强调整体，它把人看成了神圣的乾坤体，出现病症必然是失去平衡的表现。在治病方法上，中医通过望闻问切，辨证病之表里、虚实、寒热、阴阳，然后辨证论治，对症用药，施以治疗，恢复身体所谓的"平衡"。在疾病护理上，中医一般采用居家护理的方法，由亲人或侍者根据医生的嘱咐，按时按量熬汤煎药、端水服侍。

长期的生活和实践，使中医及其文化为广大百姓所认知和熟稔，从而成为多数百姓祛病护身依赖的主要对象。在传统中国，中医多数生活在百姓周围，彼此或为族人，或为乡邻，或为朋辈。在地方上，有名望的医生是很受当地百姓尊敬的；百姓一遇疾患，择医而治时，往往首选他们熟悉的或他们内心认可的医生，带着病人到医生家中或中药店中拜请医生诊视；遇到特殊的病人，医生也会"来到病人家中探访，因而有机会了解病人的居家环境与社会关系，倾听并了解病人对自感症状的描述，也较有时间和病人交换对病情的意见"[①]，这种较尊重病人的医病关系让医生易于把握病情来由，以便针对风、热、湿、寒对症下药，调理阴阳，对病人来说也具有一定安抚作用，容易接受。

一般来说，中草药价格便宜，因而更为经济条件差的乡村百姓所接受。相对于西医来说，中医药价要便宜得多。有的医生面对贫苦患者，还常采用偏方、单方、验方来治病，让百姓不花钱即可治愈疾病。中医的这种平民化特征，让百姓更容易接近它。但是，到了近代，在民族危

---

① 雷祥麟：《负责任的医生与有信仰的病人——中西医论争与医病关系在民国时期的转变》，载李建民主编《生命与医疗》，中国大百科全书出版社 2005 年版，第 465 页。

机、社会转型、中西医论争、政府卫生制度转换等激流冲荡下,河南百姓面对着曾经熟悉和习惯的中医,也开始表现出选择中的无奈。

一　民国年间河南中医的发展

清末民初,随着科举制度的废除、社会转型的逐渐深入,人们对医生地位的看法开始转变,一向被社会鄙视为"医技"的医疗技术逐渐获得了人们的青睐。进入民国以后,因灾荒增多,战乱不断,百业凋敝,百姓生存艰难。但它反过来促进了百姓对医学的现实需求,并进而诱导一些人开始转攻医术、专研医理。这是中医自身随社会需求变化而产生的进步。

促动民间中医发展的另一股力量是它的对立物——西医。民国初年开始的中西医论争以及废止中医浪潮,反而刺激了中医学界的危机意识,"逼迫"他们有意识地发展自己的力量与组织,寻求自身的优势。如应全国中医学会的要求,河南中医界人士也组织了中医学会河南分会。尽管与上海、北京等大城市相比,河南分会活动不多,作用相对有限,但它们在中医自卫、自救大势驱动下,也不断组织起来,反对政府打击、抑制中医的种种政策,呼吁政府重视中医,保障民生,一定程度上促进了河南中医人员由原来的散乱无序、各自为营向组织化发展。有的借鉴西医开办医学堂的做法,创设中医学堂,培养中医学生。一些药店、药堂开始有意扩大招收徒弟的数量,因而,在民国初年的一段时间内,中医人数开始呈现出上升的趋势。开封县的中医到1948年竟有462人之多。①

在豫北,清代年间,卫辉府的浚县县城、集镇有中医仅13名,中药店11家;到民国初年,县内中医数量增加到21名,中药店增加到18家,其中县城有中药铺10家、中医11人。②卫辉县城的变化更大,到民国二十年(1931年)前后,卫辉全县中药店堂发展到54家,中医90人,其中较有名气的中医就约有60多人,中药店铺达38家,其中不少中医是诊病兼营中药,或在中药店铺坐堂行医。卫辉府府治所在地汲县县城北屯子集一个小村落,民国时期也有药店5家、中医7人,而且中医技术也较

---

① 《开封县卫生志》,1985年,第158页。
② 《浚县卫生志·中医》,载河南省卫生厅卫生志编辑室编《卫生战线编史修志工作》,1984年,第174—175页。

高，其中余祥甫自设仁义堂，治疗"葡萄胎"远近闻名，[①] 崔香亭、雷超凡素称妇科之王，日诊数 10 人。[②]

沁阳县中医数量也增长较快：清代末年，沁阳全县仅有中药店铺 8 家，即城内的"刘氏堂"，东关的"永春堂""乔二师药店"，崇义的"同和堂""长春药店""春生堂"，葛村的"永活堂"和柏香的"同仁堂"。开业、坐堂医生 15 人。到 1945 年沁阳解放时，全县计有中医药人员 81 名，中药店铺 33 处，有些针灸医生和中医外科医生也相继开店。

到 1949 年新中国成立前，济源县全县"约有中药店铺 205 家；医生 356 名"。其中较有名望的有：下冶乡东河村李茂三、大岭村聂怀宝、大峪乡董岭村原传京、城关乡西水屯村赵得贵、辛庄乡任寨村中医任世州等。[③]

另外，安阳县 1946 年也共有中医 64 人。[④] 到新中国成立前，温县中医据不完全统计，达 93 人。[⑤] 武陟县有中药铺、店 92 家，占所有医药机构的 94.8%；246 名医药人员中有中医中药人员 239 人，占总人数的 97.1%，[⑥] 无论中医药人员数与店铺量都占据绝对的数量优势。

在豫南一带"医圣"张仲景的家乡南阳，中医的数量更是突出。1949 年统计，全地区有中药铺 790 个，中医药人员 3011 人。[⑦]

漯河的郾城县"民国时期，城镇和农村的私人药铺及私人开业医生也有所增加，据调查，当时全县共有规模大小不一的中药堂 186 家，从业人员 550 余人。其中城内药堂 19 家，人员 126 人，各集镇有药堂 167 家，人员 424 人（不包括漯河镇）"[⑧]。

信阳县在清朝末年仅有名医 13 人，而至民国年间，这里"中医计

① 《浚县卫生志·中医》，载河南省卫生厅卫生志编辑室编《卫生战线编史修志工作》，1984 年，第 174—175 页。

② 同上。

③ 《济源县卫生志》，1987 年，第 185—186 页。

④ 《安阳县卫生志》，1986 年，第 587 页。

⑤ 《温县卫生志》，1985 年，第 95 页。

⑥ 《武陟县卫生志》，1986 年，第 225—226 页。

⑦ 王利平主编：《南阳地区卫生志》，1986 年，第 98 页。

⑧ 《郾城县卫生志》，1985 年，第 148 页。

262 人，药铺堂店计有 160 家"①。这些中医各有所长，经营也多有特色。

豫西洛阳市宜阳县"民国年间，中医药铺（店）51 家，行医人员 72 名。到新中国成立前夕，中药（铺）店发展到 151 家，行医人员 241 名，其中职业医 78 名、世医 56 名、儒医 33 名、草医 66 名、游医 8 名"②。

在豫东地区，近代的中医也有许多发展。永城一县到新中国成立前共有中医药店铺 90 多家，仅城关一地就有 20 多家医药铺，坐堂中医既开药方又在该店卖药的有 36 人。③

即便是偏僻小县，中医人数也逐渐增多。如宁陵虽为豫东小邑，地瘠民贫，但中医却发展较好。清光绪年间，全县已有中医 38 名，中药店铺 29 家。至民国末年，全县中医已发展到 118 名，中药店、铺 65 家。④

在药材店铺比较集中的豫中禹县，清道光二十年（1840 年）至宣统三年（1911 年）间，禹县知名的中医有 182 人；从 1911—1920 年，知名中医人数已经上升到 211 人；而 1921—1930 年，仅 9 年时间，这一数字又发展到 281 人；1931—1940 年更增加到 393 人；1941—1947 年再度发展，达 416 人；1948 年，这一数字是 385 人。⑤ 可见，在民国三十多年里，禹县一地的中医数量与宣统年间相比增加了两倍多。

在交通逐渐发达的郑州城乡地区，中药店铺也由清末的 37 家，发展到 20 世纪 30 年代的 169 家（其中乡镇 133 家）。⑥

总之，民国时期，河南各地的中医人数较清末有较大的发展，呈上升态势。

一些地方中医行医的灵活性，也让许多百姓相信它。例如开封的"同德堂"药店开张后，成为全国总店，省内的洛阳、许昌、商丘、安阳、南阳、陕州、周家口等城市，以及鲁、晋、陕、京、津等地都有它的分店。这种膏药对医治筋骨疼痛、跌打损伤以及内科和妇科等疑难病

① 《信阳县卫生志》，1985 年，第 159、164 页。
② 《宜阳县卫生志》，1986 年，第 175—176 页。
③ 《永城县卫生志》，1986 年，第 173 页。
④ 县志总编室供稿：《宁陵县中医事业发展的历史与现状》，《宁陵文史资料》第一辑，1990 年，第 62—65 页。
⑤ 胡一三：《禹县中医简况》，《禹县文史资料》第二辑，1986 年，第 82—85 页。
⑥ 王天翔：《郑州药业见闻》，《河南文史资料》第三十七辑，1991 年，第 32 页。

症疗效突出。尤为突出的是，它经营灵活，百姓只需掏3元钱贴上一张膏药，无论走到哪里，只要进"同德堂"膏药店，医生只要看你贴的膏药是"同德堂"的字号，光换膏药不要钱，直到病好为止，① 因而生意兴隆。当时民间有一句俗言：仁义在心里，道德在外表。仁义在心里，是指北京"同仁堂"的十大王牌内服药过硬；"道德在外表"是指河南"同德堂"的膏药享有盛誉。可见它在百姓中拥有的良好信誉。1936年，开封人夏锡畴的同德堂膏药店在许昌成立后，竟使由许昌专员兼许昌县县长徐亚屏亲自操办的县立医院门庭大为冷落。② 这是百姓选择的结果。

但是，河南百姓的就医选择仍然存在许多无奈之处。

二 百姓面对中医的选择与无奈

中国卫生体制的近代化转型始于晚清"新政"时期，其时，由于种种原因，清政府创设的内外城官医局尚能中西医兼顾，共同为百姓治病。进入民国以后，在拯救民族危亡的激进思潮影响下，中华民族传统文化受到多方面的质疑与挑战，中医也未能幸免。在西学大潮影响下，一些受日本近代废"汉医"言论影响的留日人士，首选对中医发起斥责与挑战，中西医之争由此开始，且绵延整个民国年间。其间，无论中央卫生行政大权由留日人士还是留学欧美的精英执掌，尽管内部存有严重的派系之争，但在否认中医价值方面，却存在共同的特征。他们无视长期以来中国百姓的行医习惯和中医学特色，盲目移植日本、欧美既有卫生行政体系，希望在中国尽快建立一套所谓的现代化卫生行政体系。在他们构建的中央卫生行政体系内，中医被边缘化，并一直处于被打压状态。按照汪精卫及一些留洋归国西医人士的认识，中医应该被逐渐淘汰，被西医取代。因中医界人士的奋力抗争，在国民党内政界人士的干预下，中医虽摆脱了被废除的命运，但在实际的制度安排上处于被动局面，中西医之争因而成为中医界人士为保留自己的生存权利而做的斗争。在组织保障方面，《中医条例》迟迟难以颁行，全国中医学会因为没有政府经费和行政权力，在各地行政机构中没有任何实际权力，几同虚设，中医

① 李太和：《同德堂高药店》，《魏都文史资料》第四辑，1994年，第79—80页。
② 同上。

的组织发展、技术研究与传承遭遇严重的障碍。

中西医之争同样严重影响到了河南省中医的发展。在国民政府先后开办的各级公立医院里,因政府要求所聘请的医生必须是医学校毕业的、经过正规培训的医疗卫生人才,而中医仿照西医开办学校的请求历经整个国民政府时期都没有获得通过,所以这实际等于从制度上将中医排斥于外。由于中医界人士的抗争,也因河南省灾疫频发、医疗任务繁重,省政府后也建议公立医院聘请一名中医,但通过上文的分析可以看出,政府面对同样治病救人的中医医士和西医医师,待遇有厚薄之别。具体到各地,在许多县份,县立医院只是聘请一位中医在位,以符合省政府要求,但中医的作用发挥较少,实际利用率极低;① 有的干脆就没有中医的科室,自然也不必聘请中医。抗日战争爆发之后,在政府命令设立的县卫生院中,绝大多数便不再聘请中医;即便有中医的县立医院,从设备配置到薪俸的发给,仍远远不及西医。

毋庸讳言,由于长期缺乏政府指导与制度规范,中医有许多不足之处。理论发展与治疗手段提升迟滞,再加上古代巫医不分,一些中医理论近乎玄虚,更加为一些主张废除中医的人士提供了攻击的靶子。作为一种自成系统的民族医学文化,在面对西医异质文化的刺激、冲击和挑战时,已经本能地开始进行自我调适。但这个过程需要有社会的容纳,更必须有政府的适度保护、指导和规范。然而,近代以来,无论是北洋政府还是国民政府,主流人士对中医采取的都是打压、限制甚而消灭政策。因此,尽管国民政府时期河南中医界一度出现了发展的大好势头,但它主要是社会动荡以及战争这种非常环境引发的市场竞争的结果。即便如此,因国民政府的限制与打压政策,到国民政府统治后期,我国中医人数的下降趋势已非常明显——从清末民初的 80 万人,减少到 1949 年

---

① 在政府所开办的县医院中,药材更为便宜,百姓治病的需费更少。如 20 世纪 30 年代,郑州有家小孩患伤寒病,各医院医治无效,听说巩县县立医院有名中医卢树芝,便带数百元前来为其治病,结果诊后取药,开价仅七分。孩子家长以为核错价位,不敢相信;二诊时药价仅六分,服后孩子即能进食,服完五剂药,不到一周,小孩病复原。参见尚子万《北官庄村的名中医》,《巩县文史资料》第六辑,1990 年,第 38—43 页。

的50万人。① 在河南一些地区，中医人数减少的现象更为突出，如荥阳、广武、汜水一带，"民国二十四年上半年（1935年），荥、广、汜共有中医386人，占医务人员的90.8%。民国三十五年（1946年），荥、广、汜有中医206人，占医务人员的81%"②。十年之间，中医减少180人。南召县在国民政府时期，"民间散在中医有310名，到中华人民共和国成立前夕，仅有民间中医235名"③，减少了75名中医。虽然，各地中医人数仍占医生数目的绝大多数比例，但在医学发展的大背景下，中医人数非但没有增加，反而日渐减少，其深处的影响可见一斑。而且，在民间，中医仍处于散在状态，中医的开业行医、医病质量仍未改变传统的自由状态——政府的管理，只是在对中医药人员收取考核费时，才能显示其存在。

长期以来，缺医少药是中国农村的一种常态，河南省更甚。近代政府既然标榜将百姓医药卫生事业的发展作为自己的职责，就应该正视自身实际，体察国情民生，真正为民所想，支持中医发展。当然，在近代疫情肆虐的残酷现实面前，在"科学"大昌的时代里，引进与发展西医顺应了时势，顺应了民情，也符合科学发展的规律，但学习和引进他人的东西时，真正的智者不能忘却了自我；面对中医与西医，政府应该搭建适合它们生存与发展的平台，让中医与西医在同等的平台上自由竞争，在竞争中寻求发展，以共同维护百姓的生命与健康。毕竟，正如章太炎先生所言："夫医者以愈病为职，不贵其明于理，而贵其施于事也，不责其言有物，而责其治有效也。"④ 言虽浅显，理则实然。医的功用，不正是如此吗？对于患者而言，他们不需要很多的道理，但必然有自己的杠杆——谁治病花钱少，谁能治好他们的疾病，他们便选择谁。西医有西医的优势，中医有中医之价值，中西医学各司其职，各奋其力，医学才能达到其救死扶伤的最终目的。因此，笔者认为，如果国民政府能够正视中国传统医疗的价值，认真研究中医与中国社会现实的关系，在学习、

---

① 王慧、吴洪洲、叶兴华等：《略论民国时期西方医学对中医的影响》，《南京中医药大学学报》（社科版）2011年第12卷第2期，第76页。
② 《荥阳县卫生志》，1986年，第108页。
③ 《南召县卫生志》，1985年，第141页。
④ 恽铁樵：《伤寒论辑义按·章太炎序》，《苏州国医杂志》1936年第10期。

引进、发展西医的同时，提出适合中国国情的发展中医的措施，中医的发展将会更健康。然而，历史没有假设。相对西医的发展状况来说，中医发展的迟滞，让百姓有时真的难以有效选择。

第三节　多元西医医疗场景下河南
百姓的选择与无奈

　　西医对近代河南百姓来说是一个新鲜事物。它在外国炮舰势力之后，随着传教士的脚步踏入中国的心脏地区——河南，又在国民政府的医疗卫生体制改革中进入河南各县和部分乡镇。私立西医院的发展，又补充了政府医疗机构数量的不足，使西医在各地的普及速度加快。相对于理论玄虚、药效缓慢、熬制药汤较繁的中医中药来说，西医的便捷性和速效性是显而易见的。西医传教士巴慕德认为，现代医学有两项革命性的突破："一项是对准确真实性的寻求，即由于生物化学等学科的出现，人体已被展示为一个清晰的图像，透过这类图像，医生可以解释病人机理的变化，通过显微镜的观察，就可尽量避免错误的判断，使医疗高度接近于真实"，第二个突破是托管制医院的出现。① 巴慕德的表述实际道出了现代西方医学与中医相比较的优势：病灶准确、医院诊治，所以，许多地方百姓对西医选择的倾向性还是比较明显的。但在河南，尤其是乡村农民，晏阳初先生所总结的中国百姓"贫、弱、愚、私"四大弱点表现更加突出。贫是指生活穷困；弱是指身体虚弱，不懂也不讲究卫生，疾病率高，死亡率高；愚是指文盲，没有知识；私是指有私心，缺乏公德。这四者互相影响，交错作用，使这里的农民生活非常艰难，求医之路更是充满无奈。

一　公办医疗机构面前百姓的无奈

（一）县级医疗卫生机构与百姓

民国初年，由于政局混乱，卫生组织建制不顺畅，政府所办医疗机

---

　　① 郝先中:《西医东渐与中国近代医疗卫生事业的肇事》,《华东师范大学学报》（哲社版）2005 年第 1 期, 第 28 页。

构在河南一地只有省会开封一处，且名称变化不定。在百姓眼里，它更像是一处挂着类似慈善招牌的政府机构而已，解决不了病痛。国民政府初期，政府开办了"平民医院"，1933年后又改为"县立医院"，其目的，是希望通过医药"实报实销"政策，让贫困的百姓"疗病有所"，[①]能在此获得疾病救治。但实际却乱象丛生，成效有限。

　　由于卫生经费主要是在县政府经费项下开支，很少一部分来源于省卫生处的补助，所以，在灾害频繁、经济拮据的河南，各县办医院的共同问题是卫生经费的数量不够，但又因上级政治任务的压力，必须维持和经办，为此，县行政部门和各地县医院或是弄虚作假，或是向百姓摊派卫生费，使得百姓还未享受到新医的"优待"，即已被迫缴款。如新野县"民国二十五年（1936年）卫生工程及设备经费大部分以摊派手段向人民劝募。民国三十三年（1944年）的卫生经费据《民国三十四年志》记载：全年为81000元。其支出情况是：县立医院62600元；卫生所17400元；卫生事业费250000元，药品器材购置费为250000元。超支599000元（以上款数为旧币制），其超支部分仍靠向人民摊派弥补。劝募活动此起彼伏。民众因受其累而恶之"[②]。一个"仍"字，表明这既是惯性，又是常态。

　　在更多的地方，由于县长更迭频繁，"父母官"常存"五日京兆"思想，不图有功，但求无过，对于新增的卫生款项，本着"上有政策下有对策"的态度，能拖便拖，实在拖不过再议，所以处处经费欠缺，设备简陋，管理混乱，卫生活动寥寥，医院几成虚设。

　　让百姓更加痛恨和无奈的是官吏的贪污行为。因县医院医药费实报实销，百姓免费医疗，有的县医院干脆看人给药，一方面推诿百姓，另一方面医院就是官府人员的药房。医院的活动与百姓疾病预防和治疗关系不大，[③][④][⑤] 仅有的活动，也只是春秋两季按照上级指示，施种牛痘疫苗。而河南一地的众多百姓，对注射疫苗少有听闻，更不了解，平民医

---

①　河南省政府秘书处编：《河南省政府年刊·工作报告》，1932年，第16页。

②　《新野县卫生志》，1985年，第287页。

③　同上书，第14—15页。

④　《登封市卫生志》，2003年，第8页。

⑤　《宁陵县卫生志》，1985年，第209页。

院的种痘效果可想而知。更有甚者，公立医院和私立医院协同作弊，损公济私。因为各县政府建立医院只是为了完成上级的政治任务，所以公立医院监管不到位，私人医院或诊所往往从中取利。如在新郑县，1930年，第二集团军所辖军医速成学校毕业生张新臣、张书勤、李成功、陈存初四人于蒋、冯、阎大战后，集资在北街路东开设"惠济医院"。翌年，因政府要求建立县立医院，政府在一无医务人员、二无适宜场所的情况下，在该医院的后院设立医疗机构"新郑县医院"，首任院长即是私人医院惠济医院院长陈存初。由于公私不分，而公立医院药品实报实销，所以"药品互相挪用，主要为政府官员服务，有钱者往诊，辄以医药不全为辞推到私人医院从中牟利"[①]。他服务政府官员，是为了能够笼络官员，从而获得权力保护下的私利；而他将病人推到私人医院，则又是为了自己能"生意"兴隆。还有开封陈留县"平民医院"，其院长王泽甫也是私人医院的开办者，人员及设备丝毫未曾改变，经营过程也与上述类似。可见，县立医院的腐败最终将苦难中的百姓推到医疗保障之外。虽然政府有努力，有投入（尽管这些投入不多），但平民能够获益者甚少。

当然，普通百姓如果到政府开办的公立医院救治，医药费用免费，但是，且不论公立医院的医疗技术，仅政府规定的挂号费，就成为普通百姓就医时首先需要思考的现实问题。私立医院的挂号费更高。例如，1914年河南省巩县孝义兵工厂内附设一家诊所，后改称职工医院。该医院对厂外人员就医收取全费。医院的"号金分为三种，初诊两角，复诊一角，规定时间以外为特诊，号金五角"[②]。一个挂号费即需几角洋钱，而当时河南一个男性工人的日工资最高每日也不过三五角洋钱，最低的还不到一角洋钱（当时许昌日工仅0.05元），百姓岂敢轻易前往求治。

如前文所述，河南农民的土地收入普遍不高：正常年份，甲等田亩产量2.95公斗、乙等田2.48公斗、丙等田1.85公斗、丁等田1.42公斗、戊等田1.15公斗、己等田1.01公斗、庚等田0.61公斗。[③]而且，不

① 《新郑县卫生志》，1986年，第14—15页。

② 但功泽：《同学通信·河南通信》，上海国立同济大学医学院同学会《同济医学季刊》1936年第6卷第1期，第130页。

③ 殷梦霞、李强选编：《民国统计资料四种》第11册，国家图书馆出版社2012年版，第624—625页。

同地区，由于土地富饶与贫瘠程度不同、丰年与灾年的状况不一，收成也会有高低；按市价麦子每斗值1元2角洋钱，谷子每斗可值8角洋钱，百姓收入拮据，丰岁仅可糊口，凶荒哪里有余钱。有余力而无土地者只能受雇于人求得生存，但收入也是少得可怜。以土地贫瘠的临颍县为例，一个农民受雇于人，终年劳作，寻常每年每人除管饭外，才得薪金大洋30余元，平均每日可得1角洋钱；农忙时节，每人每日除管饭外，也只是可得2角5分洋钱；[1] 如果在更加贫瘠的泌阳县，"寻常时期雇农工资，一年最多不过十八元，其余五、六、七、八元不等，农忙时期雇农工资，每天除伙食外，可得洋五角"[2]。这样算来，挂一个号就需要农民半亩麦子的收入或半斗谷子的价钱，或者是雇农数日的工资（遇到灾荒年，更不待言）。求医结果未卜，挂号钱须先支付，他们哪里舍得？其结果只能是，穷困患者因掏不起挂号费而不敢进医院诊病，即便拿出了挂号费也无法享受到免费治疗的优待。真正享受到免费待遇者，恰恰是那些有钱或者有权之人，政府的济贫政策在执行过程中被扭曲。

在医疗资源紧缺的地方，百姓就医的艰难程度更难以想象，如果不幸身患重病，要请一名医术较高的医生到家问诊，是非常困难的。例如，在镇平，"当时的县医院和侯集中医院，专为官僚资本家服务，根本不给穷人治病，如果请医生出诊，得有三个条件：车子、大烟、棒子（即昂贵的诊费），一次需很多钱"。所以最终的结局是，尽管医药费免付，但三个条件不是一般人能拿得出的，因而"穷人根本请不起"[3]。

而他们去中医诊所或到中医家中看病，是不需要交付挂号费的；他们把自己的亲人带回家中，熬药端汤，也不需要花钱；中药虽难熬制，但多数时候中药资费还不足挂号费的一半，困扰中的穷苦百姓自然倾向于选择中医中药。他们如果到西医院，即便拿出了挂号费，医生水平高低、护理质量优劣、服务态度好坏，他们都不得而知，再加上就医场景不熟悉，所以内心不免惴惴，不敢轻易踏入。

---

① 阎理之：《民国时期临颍县田赋与摊派散记》，《临颍文史资料》第六辑，1989年，第136页。

② 《民国二十三年泌阳县社会调查》，《泌阳县文史资料》第一辑，1989年，第95页。

③ 《镇平县卫生志》，1986年，第33页。

　　(二) 省立医院与百姓

　　政府所办的省立医院也一样让百姓望"门"兴叹。如上文所言,省立医院有一定的优惠贫民政策,即每日上午 7 时半至 10 时为送诊时间,对挂上号的 300 名患者的挂号、药资、敷料等费,一概免收。[①] 但总费用有限,每人仅合药资洋 5 分左右,如果遇到重症或急病,仍然无济于事。一旦需要住院治疗,高昂的住院费用是患者必须交付的。1934 年 11 月,河南省立医院养病楼建成。虽然条件优越,有会客室、储藏室、浴室、割症预备室、暖气室、地下室等,病房从特等病室到公共病室分有五个等次,药品及饭菜包含在不同等级的住院费中,但每日的住院费用,[②] 对一般人来讲也绝对不菲。贫苦病人若须住院治疗,只能住在改造后的男女施诊病室,虽然免费,但条件差,医护不到位,且各种病人杂处,很容易造成交叉感染。

　　因此,国民政府统治时期,一方面是政府进行医疗卫生机构建设,一方面是民间各地瘟疫流行。

　　有的人在谈论近代中国西医发展迟滞时,往往称中国农民居多、思想守旧,接受新事物——西医慢,实际绝非如此。1931 年国民政府救济水灾委员会的灾区卫生防疫工作组成立后,卫生署派出医师 160 多人、护士 170 人,与卫生稽查及其他工作人员沿扬子江一带,到各处实地工作。卫生组工作人员取得了三点经验,其中第三点是"农民对于现代的医学卫生工作,很肯接受;恐怕比城市里还要容易——只要很忠实替他们去做"[③]。话语表达非常明确,农民需要的是真正为他们服务的医疗机构,不是徒有虚名的华美名词。

二　"贵族化"的西医药与百姓的距离

　　民国时期,河南一地的私立医院发展很快,它们服务态度好,经营形式灵活。不过,医疗服务的本质是能让百姓看得起病、看得好病,而当时河南的私立西医诊所,其弱项也多在此。正如上文所言,河南一地

---

① 河南省政府秘书处编:《河南省政府年刊·工作报告》,1935 年,第 146—148 页。

② 同上。

③ 章元善、许仕廉编:《乡村建设实验·引言》第一集,中华书局 1934 年版,第 120 页。

的西医生，或是教会医院助手，或是医学校毕业生，更多的是军队医护人员。从医院的总数看，这些地方西医诊所与医院虽数量不少，但也存在弱处：一是医疗服务质量参差不齐；二是管理混乱，药价昂贵，呈"贵族化"倾向。贵族化的西医将河南一地的普通百姓拒于门外，百姓的经济实力距离用西医西药诊病救命着实还有相当的距离。

（一）西医昂贵的药价

民国时期，河南一地的西医药，至1930年以前全由上海、广州、天津购进，绝大多数是舶来品。多采取函购邮寄，也有少数经外出采购获得。1930年后开始有国产药品出现，但在百政失修的当时，制药工业无论从规模、产量到质量都不能满足临床的需要。到1936年时，国内规模较大的制药厂，只有"新亚""信谊""民生""福康""五洲""中法"几家，但它们"出品不多，信用不著，多数医师尚不敢用，只好以西货以代之"[1]。所以当时销售的西药多从外国进口，且种类不多，价格昂贵。不过各地因经济水平、百姓购买能力及交通顺畅与否等不同，西医药的价格也有差异。20世纪30年代是国民政府的建设时期，国内经济相对稳定，所以，我们以这个时期的药价为例，从中可以看出医药的贵族化倾向。

在豫北地区的焦作，"一支德国产'六〇六'针就需小麦一石五斗（约合370余斤），一支美国产的'青霉素'需小麦四斗（合100斤）"[2]。对于如此高昂的药价，广大老百姓是不敢问津的。在郑州，药价需用银元支付，"1支六〇六针剂即实价银元5元，当时花柳病（性病）流行，六〇六销量也大，紧俏时1支在5元以上"[3]。在卢氏县，注射一支六〇六要一斗半麦子。[4] 在豫东地区的柘城县，种一颗牛痘需20斤小麦，治一名黑热病患者需400斤小麦，注射20万单位青霉素需100斤小麦。[5] 因为西药价格太高，有的百姓竟因此倾家荡产。在豫南南阳市的镇平县，

① 叶植生：《为研究新药者进一步的介绍》，《新医药刊》1934年第14期，第8页。

② 《焦作市卫生志》，1987年，第250—251页。

③ 王天翔口述，魏树人整理：《解放前郑州的药业》，《郑州文史资料》第五辑，1989年，第23页。

④ 《卢氏县卫生志》，1985年，第170页。

⑤ 《柘城县卫生志》，1985年，第165页。

贾宋街有个张姓西医,"使用圣露斯涕新,医治黑热病,治一个病索麦2石至3石或银洋50块至100块。楼子王村农民安林会之子患黑热病,花50块银洋和小麦2石,先交给张,结果病未治好而死,安林会迫不得已,乞讨外乡。张林有个西医注射1支六〇六针,要麦1石,1支葡萄糖要麦2斗。就这样不知有多少人为治病而被逼得倾家荡产"①。

　　过高的西医药价对初入中国内地的西医发展也产生了负面影响。因为西医药价高出百姓实际支付能力过多,穷苦百姓面对西医只能"敬而远之",所以西药销售量也极微,后来干脆有的地方就专门"以治疗花柳病为主。据调查占当时门诊、住院量的80%以上",成为为富人服务的西医药。

　　(二) 西药恶性竞争导致药价不稳

　　国民政府统治后期,由于缺乏政府管理,我国药品行业市场混乱,一些药商为追求暴利,在售卖过程中竟以假充真、以次充好。国民政府统治后期,国内物价最不稳定,西药价格变动更大,一种药品往往一日之内数易其价。② 反过来,也正因为药价不稳,药商趁机漫天要价。最终的受害者只能是患者。在郑州,"不仅店与店之间一日之中药价不同,即一店之内也,一个人卖一个价,施展坑骗手段。因人定价多卖钱,认为谁卖的多价格高,谁的本事大,毫无信用;如遇回头客,便趁顾客在别处买不到,重新提高价格;如有外县来采购的或其他大宗买卖,则把市上常销明码药品划价压低,作为诱饵,并酒饭招待,暗中把多数药品加价,使之上当。这类顾客多是外县乡镇零售摊贩,卖时当然转嫁给用户,因他们多是乡镇独家经营,用户不买不行,这样外县乡镇的西药价格常比郑州高出数倍"③。在销售方面,"中药堂与西药房相比,以西药盈利和赚钱较多(指20世纪40年代以后)一般要超过中药堂的两倍。西药商诡秘狡黠,多能善变,为达赚钱目的,掩人耳目,变换字号又是西药商的一个特点,经营方式灵活,为中药商所不及"④。

――――――――――

① 《镇平县卫生志》,1986年,第173页。
② 王天翔口述,魏树人整理:《解放前郑州的药业》,《郑州文史资料》第五辑,1989年,第23页。
③ 同上书,第24页。
④ 刘国胜:《西医西药传入与建国前漯河西药业状况》,《漯河文史资料》第五辑,1993年,第105页。

西药商的恶性竞争，带来了西药价格的不稳与上升，各私人医院为了赢利，也不惜采用各种手段提高药价，即便在抱着"医药救国"目标的国光医院，也不得不在定价时因病情而异，药品价格随购价和购时而异。这也是普通百姓不敢问津西药的一个原因。

另外，一些西药商趁乱抬价也是导致西医价格不稳、百姓遇病用不起的一个重要原因。例如，在河南南部，1929—1930 年霍乱流行时，有一种百姓称为"大健凰"的西药，实际也就是磺胺类药物，可以治疗这种疾病，效果较好，但私营药商趁机抬价，"价格奇贵，要两块银元一片，且药物又少"①，穷人怎能买得起？

这种胡乱要价、趁病人危难发财的医疗机构在当时的河南并不少见。这让一些有良知的医者非常痛恨。开封三民医院的多名河南大学医学院医生，就是为了改变当时一些私营诊所、医院的不良风气而专设一医疗机构为民治病。在医院中，他们重视医德，收费合理，对赤贫病患者酌情减免费用等。尽管百姓受益，医院颇受欢迎，但几个人的力量是无法改变整个为利益所驱的医药发展方向的。五年之后，该医院也不得不停办。

西医药贵族化的结局是，在河南，尤其是乡村，尽管一些地方药铺、药房众多，行商来往频繁，但老百姓得利甚微。一遇烈性传染病泛起，尽管有医有药，但百姓无钱治病，许多人因贻误诊治而丧生；也有一些人无奈之下拜请巫婆祈祷求神，被捉弄而死；也有一些人因病到庙中拜神求佛，却因人群聚集而使疫情迅速扩散，死亡更多；也有众多人因病魔缠身，用西药救命而穷困潦倒。正因为西医是贵族化的医药，所以，西医院、西医诊所绝大多数分布在城市和大的乡镇，农村地区很少——小农经济、糊口经济下的穷苦百姓根本养活不起这些"洋医生"，而乡村一向是疾病流行的场所，所以穷苦的百姓遇到疾病，死亡甚多。

国内各地（包括河南）西医的贵族化倾向，让一些有志于改进中国医疗卫生事业的人士非常担忧。毕业于北京协和医学院，之后又远赴美国哈佛学习归来的公共卫生专家陈志潜曾就此问题批评说："最漂亮的医生，应用最漂亮的器具与言语，专门伺候社会上极少数的阔老爷和阔太

---

① 张国珍：《三十年代的一次霍乱大流行》，《光州文史资料》第八辑，1992 年，第90—92 页。

太,是今日社会中大多数知名医师的勾当。这种欺骗与装饰的形态,绝对是一种科学商业化后的结果,与中国人民健康毫无关系,与国家办医学校送留学生的目的是毫不相干的。"① 但在当时的社会条件下,这些苛责的声音对于改变混乱的社会现象丝毫不起作用。

三　西医人才匮乏面前百姓求医的艰难

在近代中国,西医发展不足的首要原因是医务人员严重匮乏。

清末民初,我国3亿多人口,西医不过几十人,到1932年增至4000人,1949年8.7万人。② 虽然单从数字上看,增加量不少,但是,我国人口众多,平均千人拥有医师量还远远达不到标准。在河南省,西医师增长速度更堪忧。1929—1932年,河南省登记的助产士只有9人,③ 其中3人毕业于河南大学医学院附设助产学校;④ 河南省政府登记的中国籍医师人数,仅14人,占全国医师人数的0.48%。⑤ 到1946年,河南全省医师人数有146人,护士172人,助产士96人,药剂生72人。⑥ 尽管四五年时间医师人数、助产士人数都增长了多倍,但因起始人数太少,最终的人数也仍不多。有的西医院或诊所尽管有所谓的西医人员,但多是教会医院、私人医院的学徒出身,实际水平参差不齐,多数难以达到医师水平,没有政府相关部门的登记和医师资格证书,只是通过各种关系,在县医院内开一证明,即开门行医。

因为缺乏西医发展最重要的人才资源,西医医院的发展缓慢。一般来讲,医院的病床数量是反映西医发展状况的一个重要指标,但直至1946年,河南省共有公立医院与诊所167家,在全国29个上报的省份中

---

① 陈志潜:《请医药卫生技术人员下乡》,《民间》1934年第1卷第7期,第1—6页。

② 王慧、吴洪洲、叶兴华等:《略论民国时期西方医学对中医的影响》,《南京中医药大学学报》(社科版)2011年第12卷第2期,第76页。

③ 张研、孙燕京主编:《民国史料丛刊·政治 政权机构·内政部调查统计表》第75册,大象出版社2011年版,第50页。

④ 同上书,第54页。

⑤ 同上书,第67页。

⑥ 资料源于主计部统计局编:《中华民国统计提要·表68:公立医院与诊所》,1947年,第119页,载殷梦霞、李强选编《民国统计资料四种》第13册,国家图书馆出版社2012年版,第641页。

位列第 6 位（排在前 6 位的依次为：广东 629 家、四川 291 家、江西 216
家、湖南 188 家、湖北 178 家，云南省也有 167 家，与河南并列）；[①] 有
病床 1088 张，虽然从数目上看，河南省在全国居于第五位（排在前四位
的依次为台湾 2265 张、广东 1707 张、广西 1263 张、四川 1131 张），[②] 但
当年河南省的人口是 26994209 人，[③] 这样合计，平均每 2.5 万人才可拥
有 1 张病床，如此的供需矛盾，很难为普通百姓服务。

　　由表 6—2 可知，1946 年，河南省初诊人数是 1133020 人，复诊人数
是 1801928 人，但住院人数却仅有 6545 人。[④] 诊疗人数多而住院人数少，
说明医院发展实力不足，床位实际利用效果差。其个中原因，是穷困的
近代河南百姓无力承担高昂的住院费用，百姓遇病等死的情状由此可见。

表 7—2　　　　　　　　　　　1946 年全国医疗防疫与保健情况

卫生署直辖及省别	应报机关数		呈报机关数		医 疗		
	省级	县级	省级	县级	初诊人数	复诊人数	住院人数
总计	284	917	131	693	5233268	9161070	189027
浙江	10	76	8	69	191253	322587	3735
安徽	12	62	11	48	267442	341936	8554
湖北	17	74	15	74	513923	1108278	10820
四川	22	127	13	114	786113	2232627	11414
西康	4	22	3	21	64305	112140	2230
山东	6	32	3	11	124721	128066	3729
山西	3	46	2	43	43199	82372	427
河南	24	112	—	—	1133020	1801928	6545
甘肃	7	54	2	52	282248	—	2231
青海	3	11	2	4	24231	28925	321

---

　　① 资料源于《中华民国统计提要·表 68：公立医院与诊所》，1947 年，第 120 页，载殷梦
霞、李强选编《民国统计资料四种》第 13 册，国家图书馆出版社 2012 年版，第 642 页。
　　② 资料源于《中华民国统计提要·表 68：公立医院与诊所》，1947 年，第 119 页，载殷梦
霞、李强选编《民国统计资料四种》第 13 册，国家图书馆出版社 2012 年版，第 641 页。
　　③ 资料源于《中华民国统计提要·表 2：全国户口》，1947 年，第 2 页，载殷梦霞、李强
选编《民国统计资料四种》第 13 册，国家图书馆出版社 2012 年版，第 524 页。
　　④ 资料源于《中华民国统计提要·表 71：医疗防疫与保健》，1947 年，第 123 页，载殷梦
霞、李强选编《民国统计资料四种》第 13 册，国家图书馆出版社 2012 年版，第 645 页。

续表

卫生署直辖及省别	应报机关数		呈报机关数		医　疗		
	省级	县级	省级	县级	初诊人数	复诊人数	住院人数
福建	11	68	9	67	108197	143940	2689
广东	15	103	12	92	519159	590555	17895
云南	9	125	2	98	89645	66164	19561
绥远	5	2	4	2	44230	104991	2264
宁夏	4	3	1	3	5181	6063	8523
南京	26	—	20	—	150999	211096	46315
上海	44	—	—	—	145905	199101	12374
北平	22	—	—	—	78343	227518	5142
天津	15	—	4	—	37216	328648	4443
重庆	25	—	20	—	115504	121339	4244

　　注：卫生署统计室根据各直辖医疗机关及各省市卫生处局卫生状况年报表之材料编制。

　　总之，民国时期，尽管中国医疗卫生体制发生了许多变化，西医的医疗机制在各地基本建立，但在疫病流行、穷困无助的河南百姓那里，他们一遇疾病，多数情况下仍首先求助于中医，在中医救治无效时，他们才选择西医；面对西医中的教会医院、政府所办医疗机构以及私立医院或诊所，他们总是无奈地在考虑自己经济实力的前提下进行选择。有一些人为求得一名技术较高的医生诊治疾病，不得不远走几百里地；也有许多普通人，为求救亲人一命，或卖田卖房，或倾家荡产。总之，在他们的求医路上，充满了辛酸与无奈。

结　语

近代中国社会处于一个在外力、内因交互促动下的大动荡、大变化、大转型时期，社会的许多方面在西学东渐冲击下急速西化，医学这个中国传统文化的最后阵地虽然没被西医同化，但也颇受冲击。在西方传教士组织的在华宗教传播活动中，西方医学成为一种媒介、一种手段被利用。它沿着外国在华殖民势力扩张的路线由沿海到内地渐次扩大，并且采取由下而上的路径，逐步延伸到社会的各个阶层。

地处内地的河南是西医传播较晚的省份。在外国教会医院活动的影响下，国民政府时期，由于政府的提倡和行政要求，河南各地的公、私立西医院（诊所）得到了一定发展。西医传入河南之后，西药的便捷与疗效、西医手术的直观形式与"奇特"疗效，让河南百姓逐渐改变了他们对西医的排斥态度，并进而开启了仿效、学习及建设的过程。这是西医在地方逐渐普及的基础。在民困病繁、缺医少药的河南百姓面前，西医的传播与发展，究竟多大程度上缓解了民众求医问病艰难的状况，还是一个有待更加深入研究的问题。但是，当我们今天站在医学发展的历史长廊里，仔细审视近代中国的这段医学文化变迁史时，仍觉不免有一些缺憾，令人深思。

第一，百年中医之殇是西医的冲击，更是政府政策规划的失败。

由于组织初创，更主要的是因为技术人才极度匮乏、经济拮据，民国时期，我国绝大多数县级以下行政区中未设公立医疗单位，私人西医院也因交通不便、生存成本过大以及国人意识等因素，数量严重不足。河南也不例外。一直到新中国成立前夕，河南百姓治病求医主要依靠的对象实际仍是中医。但遗憾的是，在近代激进的社会思潮激荡下，民国北洋政府及国民政府相关部门均采取了"弃中扬西"政策。国民政府时期,统领全国卫生行政的卫生部(署)构建的卫生行政框架几乎没有中医的位置;政府采取的歧视、废除中医的政策,在对中医发展造成很大阻梗的同时,也限制了西医在基层社会推进的速度。政府政策往往是社会发展的导向标。受此影响,中国传统医学少有研究与发展,许多中医验方没有得到很好地保护和继承。医为治病之术,本不应分中西新旧,更不能相互排挤,而要互取所长,共同发展,共同护卫百姓健康,解除疾患。这是医之根本,也是为政者必须掂量的民生工程之一。因此,百年中医之殇表面看是西医冲击的结果,实质是为政者在"进化"招牌下寻求私利造成的,是政府政策规划的失败。

今天,百姓"看病难""看病贵"仍在一定程度上困扰着中国和谐社会建设进程,西医药和西医耗材价格昂贵仍是不争的事实,西药的毒副作用更是隐于每一位患者的内心深处。在社会各界共同寻找纾困之匙时,很多人想起了中医中药。"发展中医","振兴民族医学"随之成为正在进行时。中医也在近阶段获得了快速发展,这是中国之幸。当然,这是历史画出来的一个弯路!

第二,在百姓卫生服务方面,政府发展公立医院的同时,还应积极扶持与有效利用私立医院。私立医院是卫生服务市场最灵动的因素,利用和发挥好私立医院的作用,让它与公立医院形成平等、良性竞争的格局,对社会的文明、医疗卫生技术的进步、百姓享受卫生服务的水平,都将是大有裨益的。有效利用这些存在于民间的各种卫生力量,服务社会,是政府的责任,也是对政府担当能力的考验。但私立医院的趋利性也不可避免。20世纪30年代中期,鉴于自身实力的局限,河南省地方政府利用教会和其他私立医院的力量,在乡村各地一度开展了形式多样的卫生运动。客观而论,它在向普通百姓宣传卫生知识、预防疾病、提倡卫生等方面,都起到了一定的积极作用。但是,地方政府明显在这场运动中没有处理好自己的角色,缺乏规范、引导和利用这些外部力量以为自己服务的经验、智慧和胆识,因而,最后的结果是,外国传教士借助中国政府的卫生活动平台,运用自己的技术与资金优势,充分而直接地接触各阶层民众,并在宗教教义的"关怀"下,利用关心百姓身体健康、教育百姓远离疾病的现实利益输出过程,逐渐让百姓感受到了宗教的

"温情"。最终，一些人改变了自己的思想，走进教堂，皈依了宗教。他们与政府的距离却越来越远。这大概是为政者初未料到的结局。因此，如何积极有效地利用私立医院的卫生服务功能、尽可能避免其消极方面，是到目前为止我们都正在努力探索的一个问题。

　　第三，在社会改革、发展的关键期，稳定的社会环境尤为重要。地方卫生制度的构建，是政府职能现代化转型的一个标志，是政府民生建设的一项重要内容。在疫病肆虐的近代中国，无论国民政府发展地方卫生事业的真正目的何在，它的重视预防、重视基层医院设施建设的行为，基本符合我国当时的社会实际和民众需要。但是，由于日本侵华战争的步步逼迫，蒋介石政权不得不一再加速推进地方公立医院建设，以为战争服务。但是，医疗卫生服务要顺利进行，一要有人才，二要有经费，三要有热心于事之人。但南京国民政府显然是三者皆无。匆促而进的结果，只能是弊端重重。这些弊端带来的消极社会影响，需要用更长的时间慢慢消解。另外，在河南省的发展规划中，刘峙也曾在 1935 年拟订《乡村保教合一设施计划大纲》，要求各联保自 1936 年起要统一进行军事训练、义务教育等，还要求各乡村设立乡村病院一处，以逐渐服务百姓身体之康健，这也需要一个建设、运行、整顿等逐步规范与提升的过程。但是，日本 1937 年的全面侵华战争打破了这一进程。抗日战争结束后，在联合国善后救济总署的帮扶下，河南省部分县医院、一些较大的私立医院也逐渐得到恢复，然而，随着蒋介石挑起的内战再起，地处内战中心的河南，地方卫生建设之梦被彻底击碎。因此，社会稳定是任何改革的前提，也是百姓能够享受到改革成果的重要保障。

参考文献

一　档案、方志类

《世界红卍字会中华总会录集各地水旱灾患概况总册和各省县灾况分表》，
　　　1934 年，上海市档案馆藏：Q120—4.224。

吕实强主编：《教务教案档》第五辑（二），（台北）台湾"中央研究院"
　　　近代史研究所，1977 年。

新乡医学院一附院院志编撰委员会：《新乡医学院第一附属医院壹佰壹拾
　　　年志》，2006 年。

开封市地方史志编纂委员会：《开封简志》，河南人民出版社 1988 年版。

商丘地区地方志编纂委员会：《商丘地区志》，生活·读书·新知三联书
　　　店 1996 年版。

赵家珍主编：《开封市民族宗教志》，（香港）天马出版社 2000 年版。

卫辉市地方史志编纂委员会编：《卫辉市志》，生活·读书·新知三联书
　　　店 1993 年版。

郑州市第三人民医院院志编写组编：《郑州市第三人民医院院志》，内部
　　　资料，1985 年。

蔡健主编：《洛阳市第一人民医院院志》。

洛阳市地方志编纂委员会：《洛阳市志》，中州古籍出版社 1998 年版。

河南省政府秘书处编：《河南省政府年刊·工作报告》，1932 年。

河南省政府秘书处编：《河南省政府年刊·工作报告》，1935 年。

河南省政府秘书处编：《河南省政府年刊·行政计划》，1936 年。

新乡市档案馆藏：《新乡县志·风俗》卷二。

《中华基督教会全国总会年议会录》第四、五届（1937 年、1948 年）。

县志：《开封市卫生志》《沁阳卫生志》《河南省人民医院史（1901—
　　1984）》《河南省新乡市卫生志（1368—1985）》《新乡县卫生志》
　　《信阳县卫生志》《新野县卫生志》《鄢城县卫生志》《扶沟县卫生
　　志》《信阳县卫生志》《安阳县卫生志》《卫生战线编史修志工作》
　　《柘城县卫生志》《焦作市卫生志》《唐河县卫生志》《尉氏县卫生
　　志》《汤阴县卫生志》《西峡县卫生志》《兰考县卫生志》《修武县卫
　　生志》《周口市卫生志》《杞县卫生志》《通许县卫生志》《临汝县卫
　　生志》《荥阳县卫生志》《三门峡市卫生志》《商丘市卫生志》《商丘
　　地区卫生志》《镇平县卫生志》《南阳县卫生志》《新郑县卫生志》
　　《郑州市郊区卫生志》《温县卫生志》《济源县卫生志》《杞县卫生
　　志》《武陟县卫生志》《宜阳县卫生志》《永城县卫生志》《荥阳县卫
　　生志》《南召县卫生志》《登封市卫生志》《宁陵县卫生志》《卢氏县
　　卫生志》。

二　文史资料

《河南文史资料》第十七辑，1986 年。

《河南文史资料》第三十七辑，1991 年。

《河南文史资料》总第五十一辑，1994 年。

《河南文史资料》1995 年第 1 期（总第五十三辑）。

《开封市文史资料》第十辑，1990 年。

《新蔡县文史资料》第三辑，1991 年。

《泌阳县文史资料》第一辑，1987 年。

《临颍文史资料》第五、六、七辑，1987 年、1989 年、1991 年。

《南阳文史资料》第七、八辑，1991 年、1992 年。

《泌阳县文史资料》第一辑，1989 年。

《修武县文史资料》第四、十、十三辑，1988 年、1994 年、1997 年。

《汤阴文史资料》第一辑，1988 年。

《滑县文史资料》第四、八辑，1988 年、1995 年。

《鹤壁文史资料》第六辑，1992 年。

《安阳县文史资料》第二辑，1989 年。

《新安文史资料》第二辑，1989 年。

《桐柏文史资料》第二辑，1988 年。

《中牟文史资料》第五、七辑，1992 年、1996 年。

《林县文史资料》第四辑，1989 年。

《长垣文史资料选》第四辑，1987 年。

《鲁山文史资料》第八、十、十二辑，1992 年、1994 年、1996 年。

《偃师文史资料》第四辑，1991 年。

《新华区文史资料》第二辑，1990 年。

《栾川文史资料》第八辑，1993 年。

《正阳文史资料》第一辑，1988 年。

《孟津文史资料》第二、三、四辑，1988 年、1989 年、1990 年。

《新县文史资料》第三辑，1989 年。

《信阳县文史资料》第三辑，1987 年。

《内乡文史资料》第五辑，1987 年。

《郸城文史资料》第一辑，1987 年。

《周口文史资料》第一辑，1985 年。

《漯河文史资料》第一、五辑，1987 年、1993 年。

《禹县文史资料》第二辑，1986 年。

《汝南县文史资料》第三辑，1987 年。

《郑州文史资料》第三、五辑，1987 年、1989 年。

《项城文史资料》第七辑，1999 年。

《新乡县文史资料》第四、五辑，1993 年、1998 年。

《义马文史资料》第一辑，第 1988 年。

《洛阳文史资料》第二、十五辑，1987 年、1994 年。

《新乡文史资料·民族宗教专辑》第 11 辑，2000 年。

《光州文史资料》第一、九辑，1985 年、1993 年。

《许昌县文史资料》第四辑，1991 年。

《商丘文史资料》第二辑、第七辑，1990 年、1993 年。

《上蔡县文史资料》第三辑，1990 年。

《光州文史资料》第八辑，1992 年。

《汲县文史资料》第一辑，1988 年。

《濮阳县文史资料》第四辑，1988 年。

《博爱文史资料》第七辑，1992 年。

《长葛文史资料》第六辑，1992 年。

《邓县文史资料》第二辑，1985 年。

《襄城文史资料》第三辑，1989 年。

《商水文史资料》第三辑，1989 年。

《新郑文史资料》第四辑，1994 年。

《淅川文史资料》第一辑，1985 年。

《河南文史资料》第一辑，1979 年。

《民权文史资料》第四辑，1996 年。

《巩县文史资料》第六辑，1990 年。

《林县文史资料》第四辑，1989 年。

《新县文史资料》第二辑，1988 年。

《许昌县文史资料》第五辑，1991 年。

《灵宝文史资料》第三辑，1989 年。

《漯河文史资料》第五辑，1993 年。

《西工文史资料》第八辑，1994 年。

《红旗区文史资料》第二辑、第三辑，1988 年、1991 年。

《襄阳文史资料》第五辑，1990 年。

《新乡县文史资料》第三辑，1991 年。

《修武县文史资料》第十三辑，1997 年。

《宁陵文史资料》第一辑，1990 年。

《禹县文史资料》第二辑，1986 年。

《魏都文史》第四辑，1992 年。

《镇平文史资料》第九辑，1991 年。

三　报刊、杂志、汇编资料

《申报》。

国民政府卫生部：《卫生公报》。

上海申报年鉴社编：《申报年鉴》，1933 年铅印本。

《申报年鉴全编》，国家图书馆出版社，2010 年 8 月。

《中华医学杂志》1916 年第 2 卷第 1 期。

《河南官报》光绪三十一年（1905 年）。

《河南统计月报》（1934、1935、1936 年）。

《中华基督教会年鉴》，中华续行委办会编 1916 年版。

殷梦霞发、李强选编：《民国统计资料四种》第 14 册，国家图书馆出版社 2012 年版。

实业部中国经济年鉴编纂委员会编：《中国经济年鉴（1934—1936）》第 11 册，国家图书馆出版社 2011 年版。

《东方杂志》1929 年第 9 期。

《新运导报》1937 年第 2 期。

《中国丛报》1835 年 12 月。

王志士：《河南协会报告书》，中华基督教会全国总会年议会录·第四、五届（1937 年、1948 年）。

中华全国基督教协进会主编：《中华归主》（*China for Christ*）月刊 1938 年第 187 期。

主计部统计局编：《中华民国统计年鉴》，中国文化事业公司，民国三十七年铅印本。

河南省政府秘书处编：《河南省政府年刊·行政计划》，1935 年。

河南省政府秘书处编：《河南省政府年刊·工作报告》，1935 年。

河南省政府秘书处编：《河南省政府年刊·本省总概算》，1935 年。

河南省政府秘书处编：《河南省政府年刊·行政计划》，1936 年。

《中华医学杂志》1937 年第 23 卷第 11 期。

内政部年鉴委员会编：《内政年鉴》，商务印书馆 1936 年版。

《中国卫生杂志》1931 年第 2 年合集。

河南省政府秘书处编：《河南省政府年刊·行政计划》，1933 年。

恽铁樵：《伤寒论辑义按·章太炎序》，《苏州国医杂志》1936 年第 10 期。

张研、孙燕京主编：《民国史料丛刊·政治政权机构·内政部调查统计表》第 75 册，大象出版社 2011 年版。

郭霭春：《中国医史年表》，黑龙江人民出版社 1984 年版。

四　著作类

李刚已编：《教务纪略》（四卷），载沈云龙主编《近代中国史料丛刊三编》第 45 辑，（台北）文海出版社 1974 年版。

陈邦贤：《中国医学史》，商务印书馆 1937 年版。

Sony Grypma, *Healing Henan—Canadian Nurses at the Northe Mission, 1888 – 1947*, The University of British Columbia, 2008.

薛建吾：《中国乡村卫生行政》，商务印书馆 1936 年版。

杨念群：《再造"病人"——中西医冲突下的空间政治（1832—1985）》，中国人民大学出版社 2010 年版。

甄志亚：《中国医学史》，人民卫生出版社 1991 年版。

赵洪钧：《近代中西医论争史》，安徽科学技术出版社 1989 年版。

邓铁涛、程之范：《中国医学通史》，人民卫生出版社 2000 年版。

宋家珩主编：《加拿大传教士在中国》，东方出版社 1995 年版。

利玛窦、金尼阁：《利玛窦中国札记》，何高济、王遵仲、李申译、何兆武校，中华书局 1983 年版。

陈志潜：《中国农村的医学·我的回忆》，四川人民出版社 1998 年版。

章元善、许仕廉编：《乡村建设实验》第一集，中华书局 1934 年版。

夏明方：《民国时期的自然灾害与乡村社会》，中华书局 2000 年版。

王鑫宏：《民国时期河南省水灾概述》，《安徽农业科学》2010 年第 38 卷第 34 期。

章有义编：《中国近代农业史资料》第 3 辑，生活·读书·新知三联书店 1957 年版。

宋致新：《河南大灾荒》，湖北人民出版社 2005 年版。

王士性撰，周振鹤点校：《五岳游草　广志绎》，中华书局 2006 年版。

张鸣：《乡土心路八十年：中国近代化过程中农民意识的变迁》，上海三联书店 1997 年版。

《宋会要·职官》。

宋廉：《元史》卷九，中华书局 1976 年版。

薛福成：《出使四国日记》，湖南人民出版社 1981 年版。

冯和法编：《中国农村经济资料》，上海黎明书局 1935 年版。

顾长声：《传教士与近代中国》，人民出版社 2004 年版。

顾卫民：《基督教与近代中国社会》，上海人民出版社 1996 年版。

中华续行委办会调查特委会编：《1901—1920 年中国基督教调查资料》
　　（原名《中华归主》）下，中国社会科学出版社 1987 年版。

齐小新：《口述历史分析——中国近代史上的美国传教士》，北京大学出
　　版社 2003 年版。

蒋梦麟：《西潮·新潮》，岳麓书社 2000 年版。

河南省地方史志编纂委员会编纂，邵文杰总纂：《河南省志·宗教》第九
　　卷，河南人民出版社 1994 年版。

索惠斌：《古约翰牧师介绍》，内部资料，2006 年，河南省安阳市档案
　　馆藏。

王天奖：《河南大事记资料丛编（1840—1918）》，河南省地方史志编纂委
　　员会，1984 年。

刘志庆、尚海丽：《河南天主教资料辑注》，宗教文化出版社 2011 年版。

李亚丁主编：《华人基督教史人物辞典》（*Biographical Dictionary of Chinese
　　Christianity*）http：//www. bdcconline. net/2h-hans。

Mrs. Howard Taylor, *Guinness of Honan*, London：The China Inland
　　Mission, 1930.

［美］费正清：《中国：传统与变迁》，张沛译，世界知识出版社 2002
　　年版。

韩延龙、苏亦工：《中国近代警察史》（上册），社会科学文献出版社
　　1999 年版。

本书编委会：《安阳市宗教资料汇编》，内部资料，1988 年。

金宝善：《旧中国的西医派别与卫生事业的演变》，载《中华文史资料文
　　库》第 16 卷，中国文史出版社 1996 年版。

中国文化建设协会编：《抗战十年前之中目（1927—1936）》，载《近代中
　　国史料丛刊续辑》第 9 辑，（台北）文海出版社 1966 年版。

薛鸿猷：《乡村卫生·概论》，（南京）正中书局 1936 年版。

陈明光主编：《中国卫生法规史料选编（1912—1949. 9）》（共三册），上
　　海医科大学出版社 1996 年版。

傅惠、邓宗禹：《旧卫生部组织的变迁》，《中华文史资料文库·文化教育

编》第十六卷，中国文史出版社 1996 年版。

李廷安：《中国乡村卫生问题》，上海商务出版社 1935 年版。

张在同、咸日金编：《民国医药卫生法规选编（1912—1948）》，山东大学
　　出版社 1990 年版。

张大庆：《中国近代疾病社会史》，山东教育出版社 2006 年版。

王天奖：《河南大事记资料丛编（1840—1918）》。

邢福增：《文化适应与中国基督徒（1860—1911）》，（香港）建道神学
　　院，1995 年。

《河南信阳豫南大同医院开幕报告书》，民国十二年（1923 年）。

李建民主编：《生命与医疗》，中国大百科全书出版社 2005 年版。

王锡彤：《抑斋自述》，郑永福、吕美颐点注，河南大学出版社 2001
　　年版。

何小莲：《西医东渐与文化调适》，上海古籍出版社 2006 年版。

王治心撰：《中国基督教史纲》，上海古籍出版社 2004 年版。

刘天路：《身体·灵魂·自然：中国基督教与医疗、社会事业研究》，上
　　海人民出版社 2010 年版。

区结成：《当中医遇上西医》，生活·读书·新知三联书店 2005 年版。

李经纬：《中外医学交流史》，湖南教育出版社 1998 年版。

王立新：《美国传教士与晚清中国现代化》，天津人民出版社 1997 年版。

陈存仁：《银元时代生活史》，广西师范大学出版社 2007 年版。

刘理想：《中医存废之争》，中国中医药出版社 2007 年版。

王治心：《中国基督教史纲》，上海古籍出版社 2004 年版。

王铁崖：《中外旧约章汇编》第 1 册，生活·读书·新知三联书店 1957
　　年版。

五　期刊论文

（一）中华人民共和国成立前

朱季青：《我国历年来公共卫生行政的失策》，《医学周刊集》1929 年第
　　2 卷。

金宝善：《北京之公共卫生》，《中华医学杂志》1926 年第 12 卷第 3 期。

作者不详:《中央防疫处长之易人》,《民国医学杂志》1923 年第 1 卷第 1 期。

陈志潜:《卫生行政应特别注意之事项》,《医学周刊集》1929 年第 2 卷。

杨济时:《建设时代之公众卫生》,《中国卫生杂志》1931 年第 2 年合集。

黄子方:《中国卫生刍议》,《中华医学杂志》1927 年第 13 卷第 5 期。

陈公鲁:《卫生部裁并之吾见》,《医药评论》1930 年第 46 期。

真霉:《一年来卫生部工作的回顾》,《医药评论》1930 年第 47 期。

恽铁樵:《伤寒论辑义按·章太炎序》,《苏州国医杂志》1936 年第 10 期。

俞凤宾:《保存古医学之商榷》,中华医学会:《中华医学杂志》1916 年第 2 卷第 1 期。

杨郁生:《希望国人对于医药应有新认识》,《医药评论》1929 年第 2 期。

天津市国医研究会编:《国医正言》1935 年第 9 期。

庞京周:《拉西曼来华以后》,《医药评论》1930 年第 25 期。

江晦鸣:《一年来之中国医药卫生》,《医药评论》1935 年第 7 卷第 2 期。

国宾:《新医学输入中国百年来进步迟钝之原因》,《医药评论》1935 年第 17 卷第 10 期。

叶植生:《为研究新药者进一步的介绍》,《新医药刊》1934 年第 14 期。

上海国立同济大学医学院同学会:《同济医学季刊》1936 年第 6 卷第 1 期。

《民间》1934 年第 1 卷第 7 期。

（二）　中华人民共和国成立后

田涛:《清末民初在华基督教医疗卫生事业及其专业化》,《近代史研究》1995 年第 5 期。

武艳敏:《国民政府时期（1927—1937）河南省自然灾害特点及原因研究》,《华北水利水电学院学报》（社科版）2010 年第 26 卷第 4 期。

李风华:《民国时期河南灾荒频繁的社会因素》,《江汉论坛》2011 年第 9 期。

梁其姿:《宋元明的地方医疗资源初探》,《中国社会历史评论》第三卷,中华书局 2001 年版。

刘理想：《我国古代医生社会地位变化及对医学发展的影响》，《中华医史杂志》2003 年 4 月第 33 卷第 2 期。

刘志庆、尚海丽：《加拿大传教士在安阳四进四出及其影响》，《世界宗教研究》2000 年第 4 期。

余新忠：《历史情境与现实关怀——我与中国近世卫生史研究》，《安徽史学》2011 年第 4 期。

黄庆林：《国民政府时期的公医制度》，《南都学坛》2005 年第 1 期。

王立新：《晚清政府对基督教和传教士的政策》，《近代史研究》1996 年第 3 期。

李传斌：《晚清政府对待教会医疗事业的态度和政策》，《史学月刊》2002 年第 10 期。

郝先中：《西医东渐与中国近代医疗卫生事业的肇事》，《华东师范大学学报》（哲学社会科学版）2005 年第 1 期。

王慧等：《略论民国时期西方医学对中医的影响》，《南京中医药大学学报》（社会科学版）2011 年 6 月第 12 卷第 2 期。

冯秋季：《"疗灵"与疗身：近代加拿大传教士在卫辉的借医传教》，《史学月刊》2010 年第 4 期。

冯秋季：《加拿大传教士与近代豫北医学话语权的进与退》，《宗教学研究》2011 年第 3 期。

六　学位论文

（一）博士学位论文

武艳敏：《民国时期社会救灾研究——以 1927—1937 年河南为中心的考察》，博士学位论文，复旦大学，2007 年。

吴郁琴：《公共卫生视野下的国家政治与社会变迁——以民国江西省为中心》，博士学位论文，上海师范大学，2011 年。

李传斌：《基督教在华医疗事业与近代中国社会（1835—1937）》，博士学位论文，苏州大学，2001 年。

胡勇：《传染病与近代上海社会（1910—1949）——以和平时期的鼠疫、

霍乱和麻风病为例》，博士学位论文，浙江大学，2005 年。

胡宜：　《疾病、政治与国家建设》，博士学位论文，华中师范大学，
　　　2007 年。

郝先中：《近代中医存废之争研究》，博士学位论文，华东师范大学，
　　　2005 年。

尹倩:《民国时期的医师群体研究（1912—1913）——以上海为中心》，
　　　博士学位论文，华中师范大学，2008 年。

刘霁堂：《明清（1368—1840）医学道德发展史研究》，博士学位论文，
　　　广州中医药大学，2005 年。

傅荣校:《南京国民政府时期（1928—1937 年）行政机制与行政能力研
　　　究》，博士学位论文，浙江大学，2004 年。

潘荣华：《中国近代报刊传播西医研究》，博士学位论文，安徽大学，
　　　2010 年。

马金生：　《沉寂与凸显：中国社会医病纠纷现象历史诠释（1500—
　　　1937)》，博士学位论文，中国人民大学，2009 年。

杜志章:《基督教在华医药事业与中国医学早期现代化》，博士学位论文，
　　　武汉大学，2007 年。

甄雪燕:《近百年中国传染病流行的主要社会因素研究》，博士学位论文，
　　　华中科技大学，2011 年。

苏新留:《民国时期水旱灾害与河南乡村社会》，博士学位论文，复旦大
　　　学，2003 年。

张华军:《民国河南县政研究》，博士学位论文，南开大学，2009 年。

董延寿:《基督新教在河南的传播与发展研究（1883—1949)》，博士学位
　　　论文，南开大学，2005 年。

（二）硕士学位论文

郭锋:《南京国民政府初期的医疗卫生事业》，硕士学位论文，广西师范
　　　大学，2007 年。

彭媛媛:《南京国民政府前期卫生立法研究（1927—1937)》，硕士学位论
　　　文，重庆医科大学，2010 年。

马光霞：　《处境与发展——民国初年基督教在华医疗卫生事业述论

（1912—1927）》，硕士学位论文，山东大学，2008 年。

谭晓燕：《民国时期的防疫政策（1911—1937)》，硕士学位论文，山东大学，2006 年。

徐敬文：《民国时期的疫疠与防治述略》，硕士学位论文，吉林大学，2006 年。

后　记

本书是以我的博士论文为蓝本，根据答辩导师组的指导意见，再加上3年来资料的进一步收集、充实和完善，才最终定稿问世的。

回首过去的6年，酸甜苦辣咸，多少艰辛路，弹指一挥间。3年的博士生涯，学生时代的回归，穿梭于教室、图书馆和资料室之间，经过1100余天的忙忙碌碌，2014年顺利通过博士论文答辩，尤其论文查重，几个主题章节为零，让我尤感欣慰。又经过3年的书海沉浮，多少个不眠之夜的煎熬，我的拙著即将在雄鸡高唱的丁酉之年，沐浴着党的十九大的东风，呈现在读者面前。

在本书即将付梓之际，我并没有陶醉，而是陷入了苦苦的沉思之中。

回望2011年，考取博士对已过不惑之年的人来说，也许已没有什么耀眼的光环。但对我来说，登上学子之巅，却是实现了自己的理想夙愿，圆了我的青春梦。报到时一位老师的话语，至今让我难以忘怀："让孩子自己报到就行了，家长就不要来了。"这成为我的人生笑谈。

我要真诚感谢学识渊博、和蔼可亲的李学智导师。李老师严谨的治学态度和研讨式灵活教学的方式让我受益匪浅；在李老师的悉心指导下，我结合医学院校工作实际，融合历史学专业方向，适应河南医学社会史研究发展需要，初步选定了"民国时期河南医疗状况研究"这一选题。李老师的一席话，至今还萦绕在我的耳畔："万富，选题很好，这是好的开端，资料难求呀，可要注意身体。"借此机会，我想对李老师说一句，正是您的呕心沥血、悉心点化，我才能在写作的道路上得以顺利前行，博士论文基本成型，一篇篇核心文章得以顺利发表，学生在此真诚地道一声："谢谢您！李老师，您辛苦了！"

　　我要感谢论文答辩主席——南开大学历史学院的江沛教授、天津社科院历史研究所张利民研究员、《历史教学》杂志社任世江编审在我的博士答辩会上提出的宝贵指导意见。

　　历史文化学院侯建新院长语重心长的话语，田涛教授的谆谆教诲，还有潘荣教授的耐心指导、肖利军老师的不吝赐教、邓玉娜老师的倾情指导、赵旸老师的热情帮助以及学院其他老师的关爱，都在我心中留下了深深的印象，这里的人文情怀感染着我，这里的知识雨露滋润着我，成为我焕发青春的又一故乡。

　　中国社会科学院近代史所的左玉河研究员、当代史所的王瑞芳研究员在选题、论文设计及思路处理上也给我提出了许多宝贵的意见，对此，我内心有道不尽的感激之情。

　　我还要感谢同处师大这片热土的师兄、师姐以及博士同学们。感谢同门师兄王继鹏、隋亮在校期间对我的关照和鼓励，岳红廷师姐现已到河南师范大学任教，感谢她近在咫尺的相助。感谢南开大学汤锐博士为我查找资料提供帮助。同入历史文化学院的十二位博士同学沈航、康瑞林、王社庄、高鹏、张金平、贾亚斌、马涛、张尚莲、张慕洋、刘晖、但柳松、黄莉萍，无不时时事事支持着我这位老大哥，为我忙前跑后。尤其是要感谢高鹏同学在我查阅天津档案期间给予我的特殊关照和方便；非常感谢我的小师妹池惠将自己辛辛苦苦收集的民国资料提供给我。

　　我也十分感谢郑州航空管理学院的崔跃峰副教授，这位北京大学历史系毕业的博士，毫无保留地将自己的学习经验传授给我，并将自己整理的大量近代史资料拷贝于我，同时协助我收集近代河南的地方资料。一并感谢河南师范大学的李文平师兄、苏全友教授、任同芹副教授给予我的大力帮助。

　　我能有幸脱离工作岗位、远赴天津学习也离不开新乡医学院领导、老师的关怀和同事们的大力支持，尤其是原校办主任刘国庚教授和张宝林教授先后为我能够顺利完成学业分忧解愁，减轻了我的工作压力，自己承担了本不应承担的工作，办公室的其他诸位同事也都在我写作的过程中给予了大力支持，在此一并表示谢意。

　　当然，我也要把我的拙作奉献给我的母校——河南大学历史系的马小泉、翁有为、程遂营等诸位老师以及河南师范大学编辑部的王记录教授，他们始终在我的写作道路上给予关怀和指导。

　　最后我要把这部拙作奉献给我的家人。感谢父母含辛茹苦把我培养成人！感谢我的爱人冯秋季为了我顺利完成学业，帮助我筛选、查找资料并承担了全部的家庭重担！感谢我的儿子郗宸尧为我的拙作锦上添花，考取了自己理想的大学！

　　雄关漫道真如铁，而今迈步从头越！我将立足医学社会史研究新起点，胸怀求真求实的精神，秉持上下求索的态度，百尺竿头更进一步，为历史研究尽我的绵薄之力，回报关心、支持过我的每一个人。

郗万富

2017 年 9 月 9 日星期六